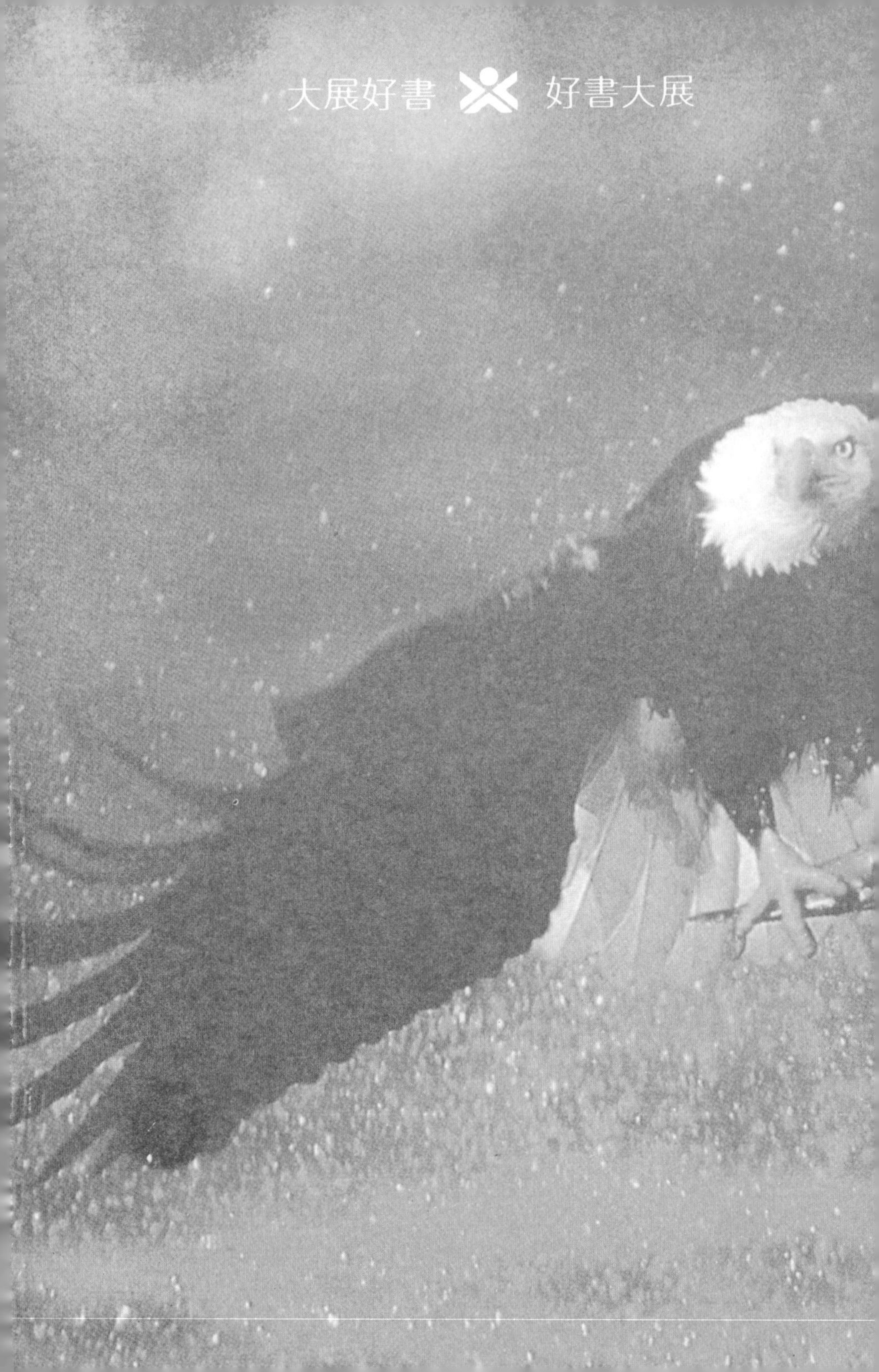
大展好書 好書大展

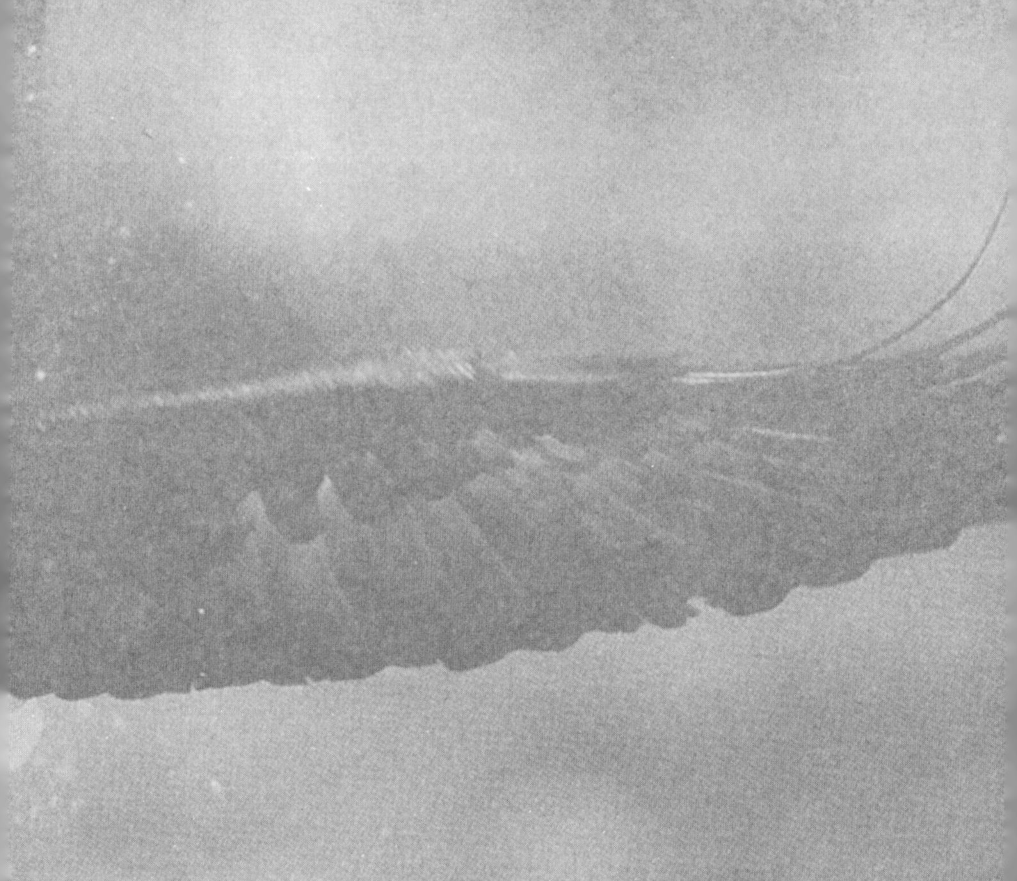

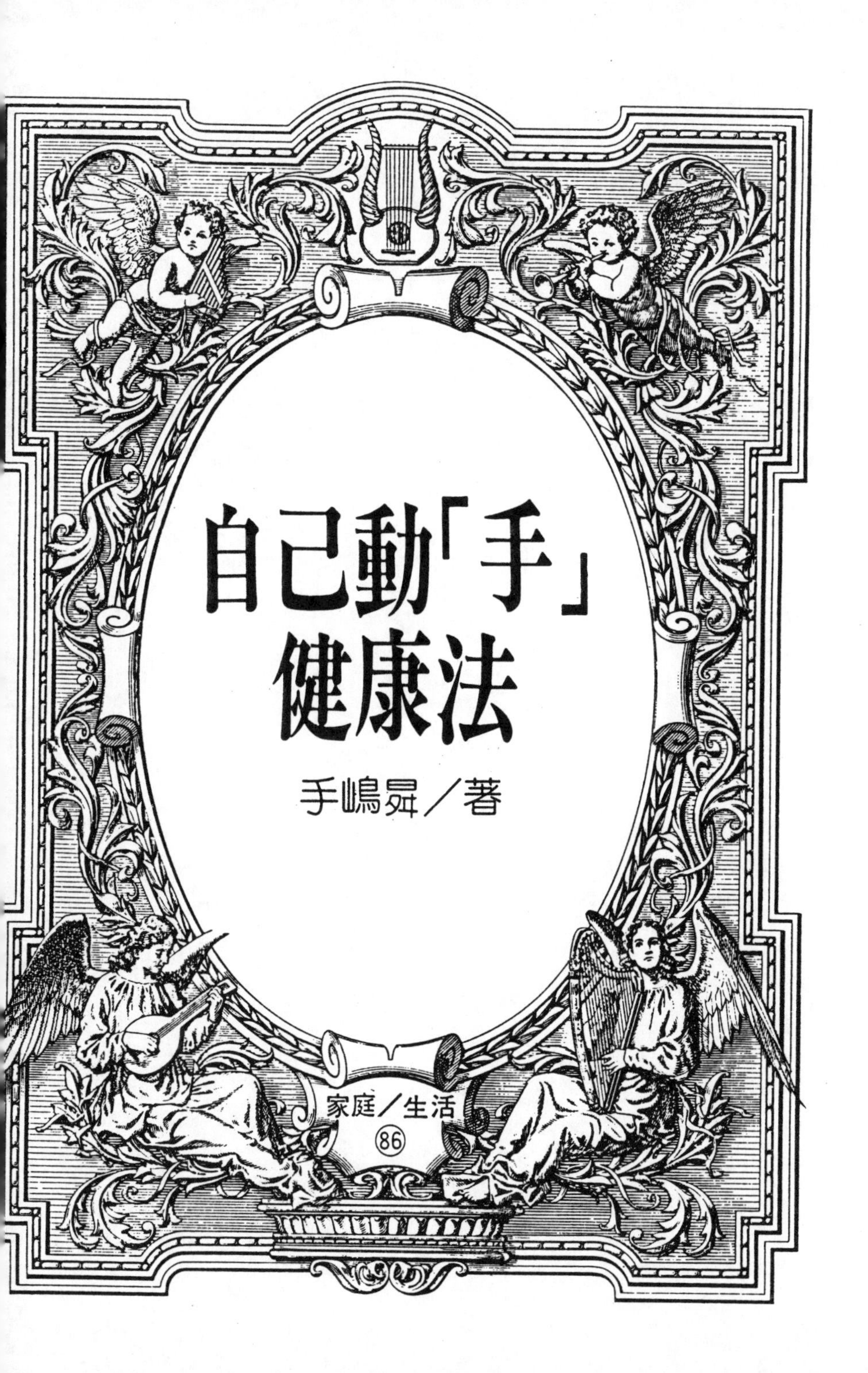

自己動「手」健康法

手嶋昇／著

家庭／生活

86

前言

我自從前著的『能輕鬆進行的腳底健康法』出版以來，就下決心要研究「手」。因此，涉獵自古以來有關「手」的研究成果與文獻，並且努力收集美國、歐洲、中國與「手」有關的研究書。

以這些資料為基礎，再加上我自己的研究，當成前著的姊妹書出版本書。

提高腦功能的手、與內臟關係密切的手、控制與支配內臟的手、以醫學觀點來看手、手與文化、國人與手，關於手的字眼，多得令人咋舌。

對於鑽研體育、運動的我而言，希望創造健康強壯的身體，是平日的夢想。若藉著刺激手，或多或少對此夢想的實現有所助益，那就太好了。因此，閱讀各種解說書，實地施行，重複調整，不斷地研究。

這種反射區的刺激療法始於中國，於歐洲及美國得到確認，至今，普及於全球。

然遺憾的是，國人以西洋醫學為主，多數人認為東洋醫學是非科學的做法，而我以掌握整體的方式來處理穴道刺激或反射療法的問題，且認為在各方面都展現優秀的結果。在不久的將來，希望兩者在學問（醫學）的領域互相切磋琢磨，共同為發展醫療而努力。

1992年11月　　作者

目　錄

1 開啟生命之扉的手

(1)手具有湧現喜悅的力量

人類自從脫離動物的行列改以雙腳步行之後，前足不需用以移動；相反的，會做出「抓」、「放」、「合攏」、「旋轉」、「壓」等動作，用手製造工具，捕獲獵物、耕田、燃火、建造小屋，慢慢地開創文化。因此，動物與人類區別的第一指標即在於手。

動物受到自然環境的支配而生存，而人類則學會利用及適應自然環境的方法。人類的手不斷地創造新的文明來。思考的工具藉由手製造出來並加以使用，使腦顯著發達。人類的腦應該是為了活動手而存在的，手腦因相互作用而緊密結合，愈是活動手，愈能促進腦部的發展。

手掌能迅速反應出內臟的變化，因此，觀看手掌，即可了解內臟失調的狀況。內臟的些微變調，也難逃手掌心的控制。一旦刺激手掌，當然就能強化內臟。

手是大自然所賜予的，在自然的功能中，能促進健全的活動，能配合自然的節奏，健康地過著日常生活，則腦和手都能保持年輕，表現出滿足的喜悅。

自己動「手」健康法，乃是始於從日常生活中察覺到手掌的重要性。

不過，由於我們總是無意識地使用手，所以對於手與腦的關連及手指的功能完全不表關心。而如果依循自然的規律，每天享受喜悅的生活，則手能夠隨時保持新鮮年輕的姿態。

手訴說著一個人的人生，因此，想要知道手相與健康狀態，是自古以來很多人研究的課題。有人說手能散發出能量，如果在自然的規律中下意識地多活動手，就能夠將健康、淨化的血液輸送到全身各地。此外，也能使手到腦的傳達更為發達，能夠控制內臟。

例如，我們在黑暗中展現行動時，就會利用手腳來摸索，充滿恐懼與不安。腳雖著地，但如果手無碰觸他物，就會感到惶恐。在黑暗的世界中，會受到妄想的支配，對於不存在的危險，會因心中恐懼而一步也動彈不得。

而堪稱最接近身體的天線的手，如果不觸及他物，也無法發揮作用。手與頭腦最為接近，會增長不安，或傳達「難以言喩」的喜悅之情。

手或手指是自古以來創造各種表現或人際關係時不可或缺的重要工具，十分發達。在舞蹈的世界中，手或手指的動作表達某些意思，手成為表現的工具，而產生了「手語」，利用手的形態與動作，可以表現日常的一切言語。手或手指也可以當成日常生活的訊息或象徵來加以活用。人能夠巧妙地使用手或手指，表現出心靈或美麗。任何國家都有其獨特的手或手指的表現。

由此可知，手或手指具有湧現喜悅的力量，同時，也是一種語言的表現。

(2)手腦連動

人類脫離了由四隻腳行走的生活而改用雙腳站立以後，能夠過著自由活動手的生活，甚至不使用手，就無法過日常的生活。而腦的部分也變得十分發達，一旦更下意識地積極使用手時，就更能使腦受到刺激，益加地提昇機能。

手與腦相連而展現活動，這是經由大腦生理學而闡明的事實。目前，也得知手與身體所有的機能都有關，尤其與臟器之間，有相互影響的關連，故堪稱為「臟器之窗」。

人類手運動的第一基本即是「抓物」與「捏物」。能夠用單手抓物的只有靈長類，其中，拇指特別發達（彎曲、伸展、外轉、內轉、對立）的，除了人類之外，其他的靈長類未有此例出現。

利用手接觸到的外部環境變化，能夠直接被吸收到生物體內，因此，一旦活動手時，腦一定會發揮作用。成為神經細胞集合體的腦內，神經細胞如網目般地接合，細胞間進行神經刺激的傳達。

成為感覺器官的手，主要功能為觸覺；但被暫時觸摸或持續按壓時的感覺，則稱為壓覺。另外，熱、冷、疼痛等，都是獨立的感覺。其他還有一些不具清楚意識的感覺，例如將肌肉與關節的狀態告知腦，進行運動調節，這就是所謂的第六感。手是接受刺激最初的窗口，也是將諸多情報傳達到腦的最敏感皮膚。對於刺激的種類或強弱，手能夠敏銳地感覺到。

感覺最敏銳的部位為指尖，其中，以食指、中指最敏銳。大腦縱分為二，是成為二個碗形的半球合成的球形。

右手能使腦的左半球活性化，左手能使右半球活性化。右半球與左半球的作用各自獨立，分擔不同的機能，而由腦幹連接左右腦的作用，使兩者互補。

用手握物的運動，是與生俱來就有的反射運動，但可強調這個運動，利用意志來使其活動。手的反射包括當成脊髓反射的運動調節，與當成大腦皮質反射的對於外界的作用。手藉由重複學習而促進腦的發達，使腦對於來自外界的刺激進行反應，促進腦部的發達。

我們使用手時，經常由神經使手和腦建立良好的關係，腦接受到來自外部的情報後，發出指令，而能夠使手巧妙的運用。手能夠巧妙地運用，乃是因為腦能夠巧妙運用的緣故，在腦中有發揮這種作用的場所。

成人的腦重約1400公克，為3000年前人類腦的3倍重。換言之，用雙腳步行後，人類開始用手製造工具，學會說話。腦的構造中占有較大位置的，即是使用手的部分及使用語言的部分。逐漸增大的腦的半數以上，都是為了使用手而形成的。所以光是活動一隻手或一根手指，大腦中的「手的運動野」與「感覺野」的神經細胞就會展現較大的活動。

僅僅屈伸食指，大腦的「手的運動野」之血液量增加30％，感覺野也增加17％。

在日常生活中，手會不經意地流汗，焦躁時會握手或揉搓手，這都是自律神經的作用，這個自律神經集中在手掌和腳底。

腳底有「第二心臟」之稱，對人體而言，是重要的部位。相對的，手掌直接與腦相連，控制體內的器官，能夠迅速反應內臟的異常，並傳達到腦。因此，可以說是掌管內臟的腦的直屬機構。

下意識地積極使用手，就能使腦得到刺激而提昇機能。手與腦是利用100萬條神經纖維緊密結合而展現連動關係。因此，手有「突出於外的腦」、「腦的分店」、「頭的入力裝置」、「外部的腦」之稱，故要經常維持良好的感度。

手藉著伸出５根手指，再加上附加機能，而具有能在瞬間推測出所接觸對象為何物的能力。在接觸的瞬間，就能傳達於腦，由腦加以判斷。這的確是具有驚人價值的能力。

手指由手分出，手為手指的總合。手指所感覺到的東西，直接經由腦而由手指來思索。所以手指是將感覺情報傳達於腦而具有優秀想像力的感覺者。

(3)手是知性的工具

手能夠完成「抓」、「放」、「合」、「拉開」、「旋轉」、「壓」等動作。包括「抓」的動作在內，「摸」、「捏」、「握」、「拿」等等動作，都是複雜分化的作用。這種分化的手之功能使腦不斷地發達。而腦的發達，更能促進手的作用。由手觸摸的外部環境的變化，被吸收到生物體內而使手發揮作用時，腦也一定會發揮作用。

幼兒隨著發育，會做一些複雜的手或手指的運動，經由發育，好像加速這些運動的產生似的，會玩手指或手。故下意識地讓幼兒的手得到刺激是必要的。現在的幼兒教育，絕對不會輕忽此時期玩手的教育。

將觸摸遊戲（觸覺），當成感覺來加以訓練，而以「粘土」為教材進行訓練，藉此就能夠做「搓圓」、「拉長」、「滾動」、「拍打」、「捏」、「握」等動作，產生美麗的粘土作品。

另外，從「製作娃娃」、「折紙」、「拉線」、「寫字」等行為中，會自然地培養出各種感情來。

大人在孩提時代，也曾玩過許多使用手的遊戲，像「打彈珠」、「滾陀螺」等。同時，使用小刀製作「竹蜻蜓」，利用鋸子製作「竹馬」等玩具。

最近的孩子，手變得不靈活，甚至連鉛筆都不會削。由於推行「不拿刃物的運動」，因此，很多學校不准學生帶小刀到學校去。最近的幼兒手變得不靈活，也是無可厚非之事。不使用手，就無法進行使用手的學習，手當然無法靈活。

從幼兒時期開始，透過重複練習彈奏鋼琴，就能促進手的活動，甚至連細微之處都得以伸展。年齡愈小，愈能發展這種運動，這是根據多數人的經驗所得到的法則。

讓幼兒自然地學會由手玩遊戲，了解到動作是表現感情的方法，在仔細的觀察之下，能使手成為「喜悅的手」或「忿怒的手」、「悲傷的手」。

透過這些手指遊戲，能夠學習如何使用工具，漸漸地，就能學會很多事物了。

(4)盡量使用手能延年益壽

我們居住在狹地中，利用自己的手耕種、闢地，開闢水源，種植稻米，長期間以來，成為農耕民族而屹立在這個世界上，創造出一個「稻米文化」、「手的文化」等不同於歐洲諸國的文化圈。

在印度、歐洲諸國，從事逐水草而居的遊牧、畜牧生活，或進行到處打獵的狩獵生活，產生了「腳的文化」。

我國自昔日就利用手工作，除了手以外，幾乎得不到擁有金錢或食物的機會。歷史的事實證明，經常使用手的人，較為長壽，這是因為手腦具有密切的關係。經常使用手的人，腦的功能良好，就能延遲老化的速度。

隨著不斷地用腦，能夠延遲腦的老化。腦的功能降低，是由於血液循環不良或營養及氧不足所致。掌管手的中樞，占據大腦廣泛的部分，經由活動指尖，就能促進腦的血液循環，使大腦活性化。

自昔日開始，大多數的藝術家都能夠享有天年，即是因為能夠有智慧地使用頭腦，隨時追逐夢想，沈迷於自己所追求的事物中，做很多使用手的工作。

例如，繪畫、雕刻、寫作、彈奏樂器、製作手工藝品或美味佳餚等，必須要用腦來思考，用手來表現，比起單純活動手的效果，兩者截然不同。

此外，一些雕刻名匠，即使年紀老邁，也不易罹患痴呆症，能夠充滿元氣地終老，這是因為經常使用手所致。一旦用手，則表現於手的反射區全部都能夠得到刺激，藉此提高腦的功能，使內臟活性化。即使年齡增長，也能防止腦功能的減退。

刺激手，能夠防止腦的動脈硬化，預防腦梗塞及腦溢血，並促進荷爾蒙的分泌，對於全身機能，都有好的影響。經由活動手，能使腦發揮作用，這一點必須銘記在心。

2 漢方與手

(1)手的經絡與穴道

自昔日開始，就有很多人手持「鐵膽」不斷地轉動，藉此刺激並強化頭與內臟的機能。東洋醫學認為在手之中除了腦以外，也擁有全身臟器的「穴道」，刺激此處，就能夠治病。

摩擦雙手，能夠促進手的血液循環；揉捏指尖，能夠穩定臟器。在手掌側有二十多個與臟器有關的主要穴道；在手背側則有三十多個穴道。只要刺激這些穴道，就能展現很好的療效。

當身體的某處出現異狀或疼痛時，就會本能地用手抵住該部位。這也是一種醫療的方式。例如，指壓、按摩等療效，就是經由刺激「穴道」，使經絡的氣順暢流通，而引導出健全的狀態來。

在手掌、手背的「穴道」與「反射區」，和身體所有的器官直接、間接相連。在我們的日常生活中，經常將手指或手掌當成眼睛，指尖能夠將從經絡或神經傳來的情報傳達於腦，而分布於手掌的「穴道」或「反射區」，也能夠將同樣的情報傳達於腦。腦藉著這些情報察知內臟的狀況是否良好，發現變調時，就能促進臟器的活動，送出更多的能量及血液。

所謂經絡，簡言之就是氣血（相當於自然界中大氣的特殊能量與相當於血液的體液）的通道。如果氣血無法順暢循環，就是罹患疾病。而這個氣血容易停滯的點，即為「穴道」（經穴）。

在手的氣血流通方面，共分布如下的六種經絡。

拇指……肺經（始於少商）……呼吸器官系統、感冒、氣喘、支氣管炎。

食指……大腸經（始於商陽）……消化器官系統、控制大腸功能、消化不良。

中指……心包經（始於中衝）……心臟、循環器官系統、壓力、下痢。

無名指……三焦經（始於關衝）……淋巴、循環、荷爾蒙系統、內臟機能的平衡、眼、耳。

小指……心經（始於少衝）……心臟、循環器官系統、內臟、眼。

小指……小腸經（始於少澤）……小腸、血液循環系統、偏頭痛。

(2)手的經絡、穴道的效用

經 絡	經 穴	部 位	效 用
1 肺 經	少 商	手掌拇指第一關節的外側	呼吸器官、胃腸、喉頭、咳嗽
2 肺 經	魚 際	手掌拇指丘的下部	拇指痛、拇指腱鞘炎
3 肺 經	太 瀏	手掌拇指丘的根部	五十肩、過敏性鼻炎
4 大腸經	大 腸	手掌第二指第一關節的中央	胃腸、下痢、腹脹、噁心
5 心包經	心 穴	手掌第三指第一關節的中央	頭痛、焦躁、蕁痲疹、過敏性鼻炎
6 心包經	勞 宮	手掌第三指下掌的中央	假性近視、多汗症
7 心包經	大 陵	手掌第三指手關節的根部	頭痛、五十肩、焦躁、低血壓、面皰
8 三焦經	肺 穴	手掌第四指第一關節的中央	睡擰脖子、肌層乾燥、蕁麻疹
9 三焦經	肝 穴	手掌第四指第二關節的中央	牙痛、睡擰脖子、蕁麻疹
10 心包經	多汗點	手掌中央稍下方	抑制發汗作用、壓力
11 心包經	胃腸點	手掌中央稍下方	胃潰瘍、胃痛
12 心 經	腎 穴	手掌小指第一關節的中央	更年期障礙、肌層乾燥、下痢、牙痛、耳鳴
13 心 經	命 門	手掌小指第二關節的中央	寒冷症、白髮
14 心 經	老眼點	手掌小指第三關節的內側	老花眼
15 心 經	心悸點	距離老花眼點 2cm下方	肩膀酸痛
16 心 經	神 門	小指丘的根部	心悸、低血壓、暈車
17 肺 經	眼 點	手背拇指第一關節的內側	去除眼睛充血、明目
18 肺 經	大骨空	手背拇指第一關節的外側	眼痛
19 大腸經	商 陽	手背第二指甲下方右側	眼睛疲勞、瞼腺炎、噁心、牙痛、扁桃腺炎
20 大腸經	二 明	手背第二指第一關節的外側	眼睛疲勞、假性近視
21 大腸經	前頭點	手背第二指第二關節的外側	頭痛
22 大腸經	二 間	手背第一關節與第二關節正中央	便秘、面皰
23 大腸經	三 間	手背第二關節與第三關節外側	胃腸、氣喘
24 大腸經	合 谷	手背第一指、第二指的V字型中央	頭痛、感冒、牙痛、胃弱、肩膀酸痛、瞼腺炎、五十肩、鼻蓄膿症、過敏性鼻炎

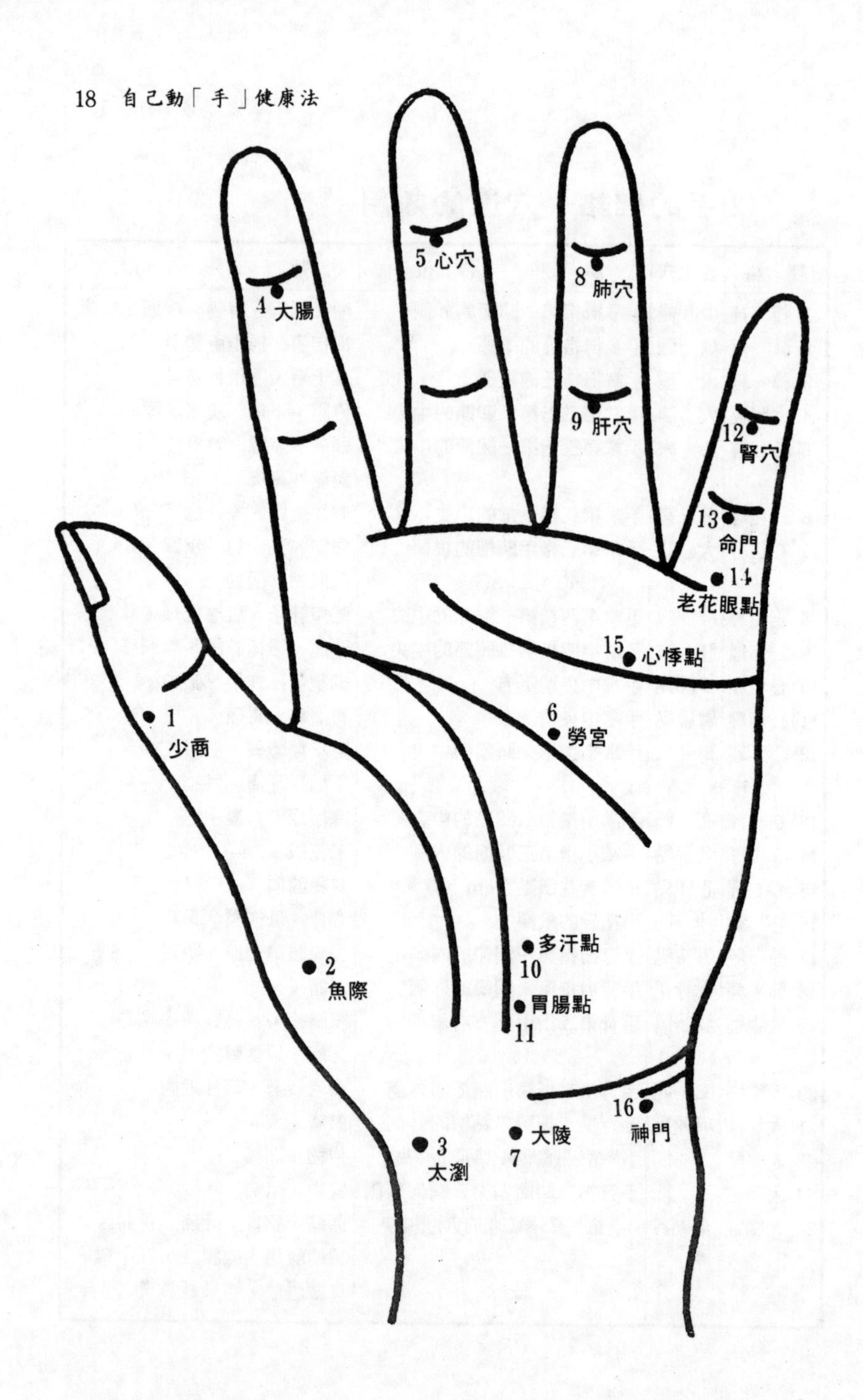
4 大腸
5 心穴
8 肺穴
9 肝穴
12 腎穴
13 命門
14 老花眼點
15 心悸點
6 勞宮
1 少商
2 魚際
多汗點 10
胃腸點 11
16 神門
大陵 7
3 太淵

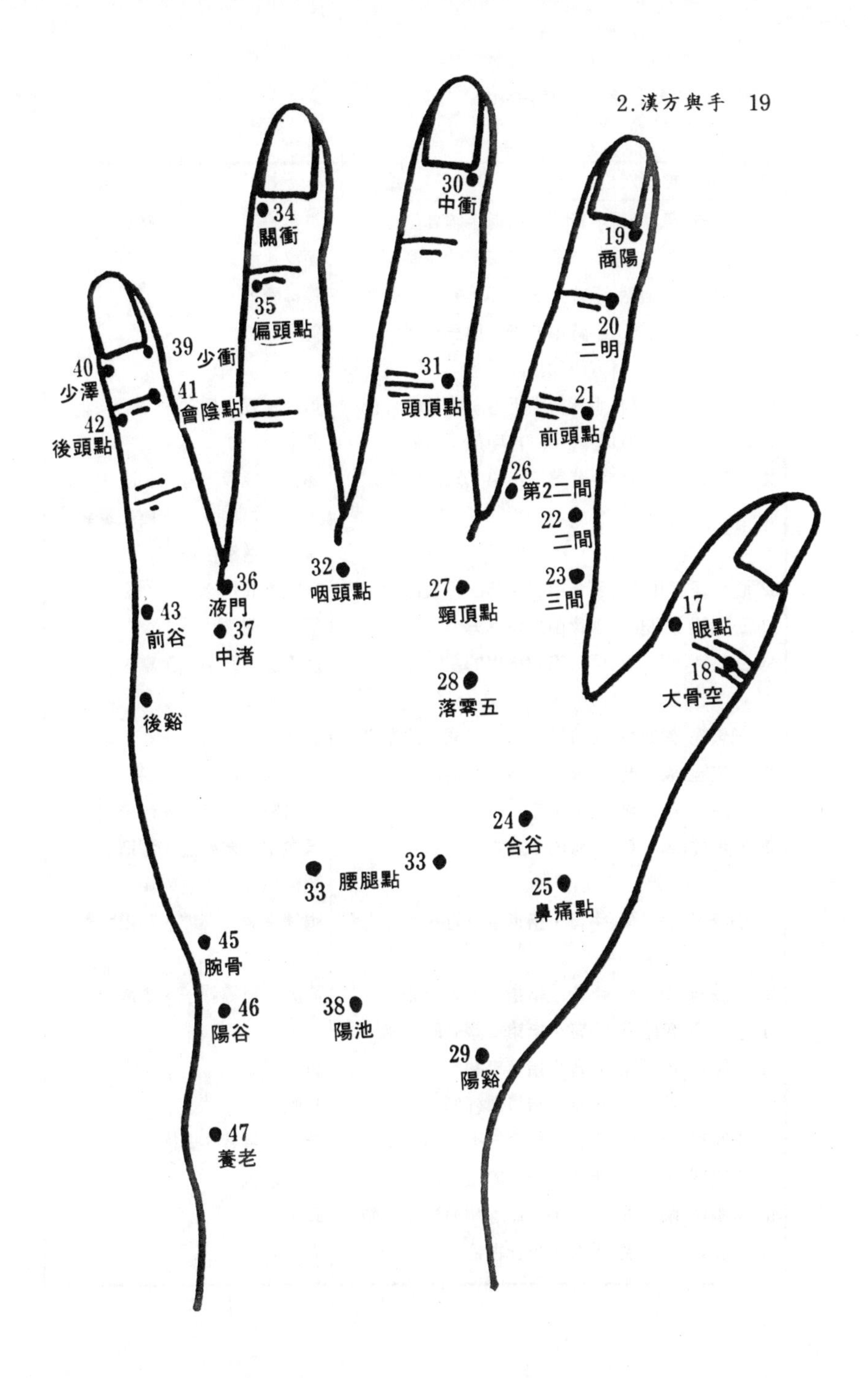
30 中衝
34 關衝
19 商陽
35 偏頭點
20 二明
39 少衝
40 少澤
41 會陰點
31 頭頂點
21 前頭點
42 後頭點
26 第2二間
22 二間
32 咽頭點
36 液門
27 頸頂點
23 三間
43 前谷
37 中渚
17 眼點
18 大骨空
28 落零五
後谿
24 合谷
33 腰腿點 33
33
25 鼻痛點
45 腕骨
46 陽谷
38 陽池
29 陽谿
47 養老

經絡	經穴	部位	效用
25 大腸經	鼻痛點	手背第一指與手腕外側根部	鼻蓄膿症、過敏性鼻炎
26 大腸經	第2二間	手背第二指根部的左側	便秘、面皰
27 大腸經	頸頂點	手背第2二間下方	睡擰脖子
28 大腸經	落零五	手背第二指、第三指下方的頸頂點下方	胃痛
29 大腸經	陽谿	手背拇指下方腕關節的外側	焦躁、五十肩
30 心包經	中衝	手背第三指甲的下右側	頭痛
31 心包經	頭頂點	手背第三指第二關節的右側	心悸、呼吸困難、失眠、焦躁、白髮、五十肩、鼻蓄膿症、過敏性鼻炎
32 心包經	咽頭點	手背第三、第四指根部稍下方	喉嚨的異物感
33 心包經	腰腿點	手背中央稍下方	腰痛、閃腰
34 三焦經	關衝	手背第四指甲的左下方	寒冷症、耳鳴、暈車、頭昏眼花、白髮
35 三焦經	偏頭點	手背第四指第二關節的左側	頭痛
36 三焦經	液門	手背第四指左側根部	五十肩、頭暈
37 三焦經	中渚	液門下方	低血壓、頭暈、身體倦怠
38 三焦經	陽池	手背的手腕中央	低血壓、寒冷症、蕁麻疹、關節風濕、肌膚乾燥
39 小腸經	少衝	手背小指指甲下方左側	眼睛疲勞、心悸、呼吸困難、焦躁
40 小腸經	少澤	手背小指指甲下方右側	心臟、睡擰脖子、焦躁
41 小腸經	會陰點	手背小指第二關側的右側	痔瘡
42 小腸經	後頭點	手背小指第二關節的左側	胃痛
43 小腸經	前谷	手背小指根部外側	耳鳴
44 小腸經	後谿	手背小指根部下方的外側	流行性感冒、頭痛
45 小腸經	腕骨	手背小指丘的正中央	假性近視
46 小腸經	陽谷	手背小指側腕關節根部外側	耳鳴
47 小腸經	養老	手背小指丘根部	老花眼

(3)手的刺激之順序

①揉手

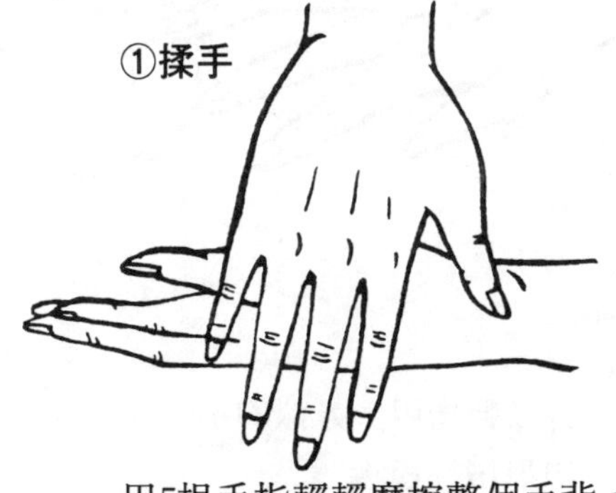

用5根手指輕輕摩擦整個手背。

②手掌按摩

用拇指壓推揉整個手掌。

③手背按摩

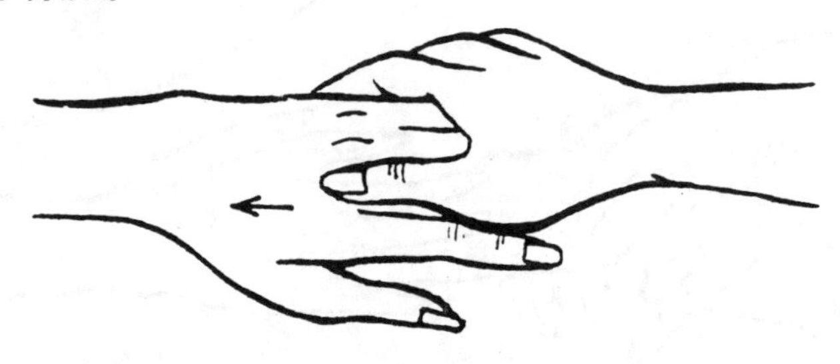

依箭頭所示的方向，用拇指推揉手背。

④手指按摩

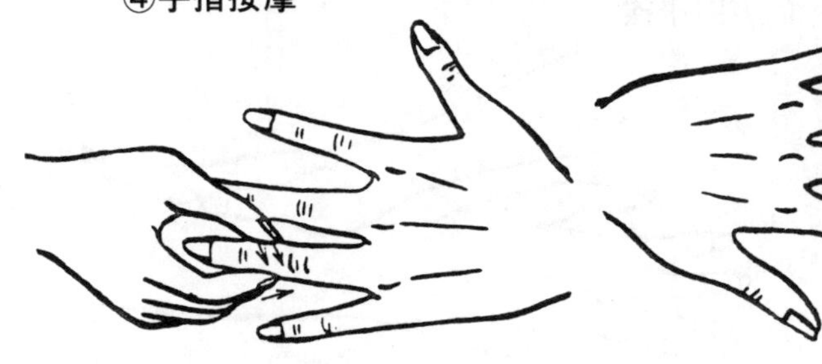

用拇指與食指夾住手指進行扭揉。

用拇指與食指依箭頭所示的方向推拉揉捏。

⑤指尖按摩

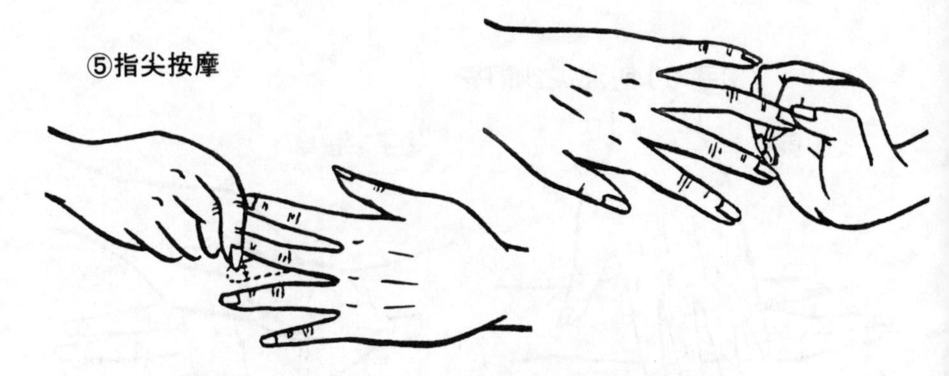

依箭頭所示的方向，用食指揉捏。

好像彈指甲上方似的，用拇指推揉。

⑥手腕按摩

⑦前臂（從手腕到手肘）按摩

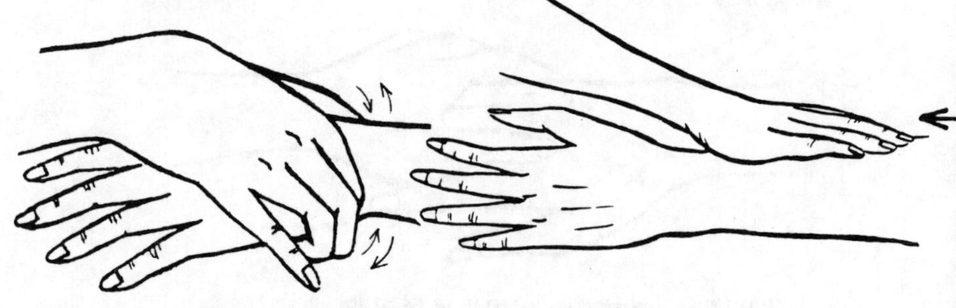

用拇指與食指抓住手腕，朝箭頭所示的方向扭揉。

右手的情形

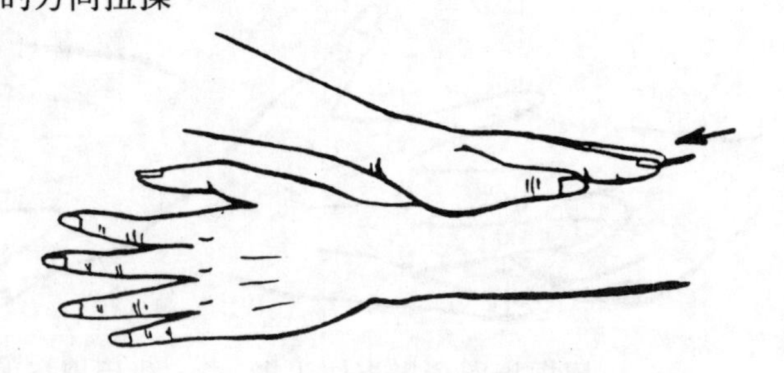

⑧揉手

輕輕摩擦整個前臂。

左手的情形

3 反射帶療法

(1)反射療法的由來

反射帶療法自古以來是印度、中國、美國、印地安人中廣為流傳的民間療法，到了本世紀，再加入手足的反射點刺激，通過反射神經，促進血液活性化，給予刺激，2～3分鐘內，就能大量地增加紅血球數，使得心臟的節律恢復正常。

由此可知，手足的各部分與身體的各部分、軀幹、臟器的部分，具有特殊的反射關連作用。

對於手足的反射帶進行按摩，能夠治療身體的異常，同時，能夠有效地防治疾病，故目前受到世界各國的矚目。當內臟或器官異常時，相關的體表會出現硬塊或疼痛，此即稱為「內臟體壁反射」。

而手的反射帶療法，即是借助出現於手的內臟體壁反射所進行的療法。

在人的手部，會出現頭、內臟、軀幹、肌肉與身體所有部分的反射區，而對應的部分（反射部分）稱為反射帶（反射區）。仔細按壓異常的部分（按壓時感覺疼痛的部分），就能去除在此部分的身體老廢物或乳酸、尿酸等，使其排出體外。

(2)反射區治療法

1917年菲茲杰拉爾德博士將人體以10根線加以區分，位於該區分內的器官與延長其線的手足部位之間有互相影響的關係。例如，某一區發生病變時，在同一線上的內臟器官等身體的部分就會產生影響。

利用這位博士所提倡的體反射帶進行皮膚刺激療法，橫切

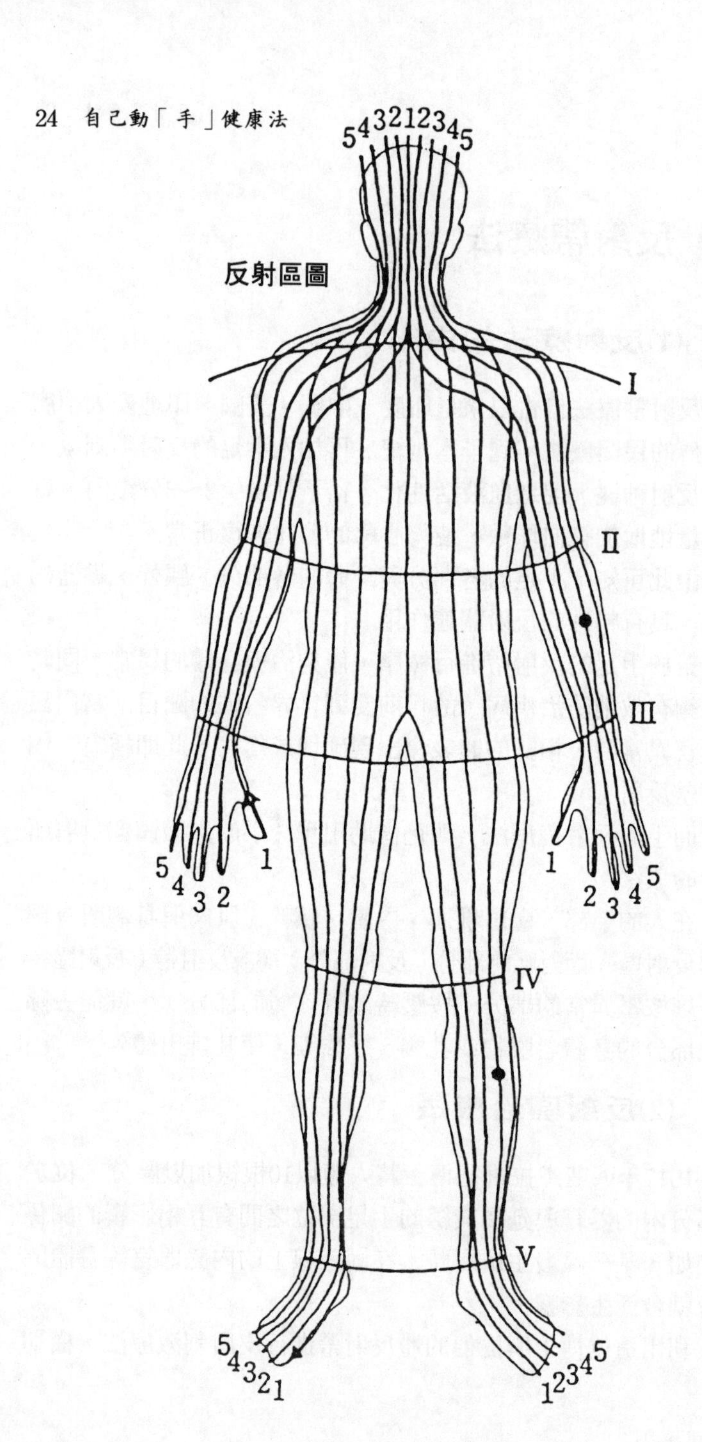
反射區圖
54321 2345
I
II
III
IV
V
1
5
4
3
2
1
2
3
4
5
54321
12345

上身的部分的橫軸第一線稱為Ⅰ線，通過肋骨下緣的中軸為第Ⅱ線，通過骨盤下方的橫軸為第Ⅲ線，依序形成頭頸部；胸部、上腹部；腹部、骨盤部這三部分。

所謂直線區，就是手的拇指與足的拇指形成縱軸第一線1，依序到小指為止分別為第二線2，第三線3，第四線4，第五線5。

例如，橫軸第Ⅱ線為上肢的手肘部分通過的線，其關連部分則是下肢膝關節的橫軸Ⅳ線。上肢的手關節通過橫軸第Ⅲ線，下肢的對應則是通過下肢足關節的橫軸Ⅴ線，這是手足關節重要的原則。

手足相關適用範圍

手上肢	手指					腕關節	前腕	肘關節	上腕	肩關節	頸部	肩胛骨
	拇指	食指	中指	無名指	小指		橈骨（外）					
							尺骨（內）					
足下肢	拇趾	食趾	中趾	無名趾	小趾	足關節	（內）脛骨	膝關節	大腿	股關節	尾骨	骨盤部
							（外）腓骨					
	足趾						下腿					

一般治療疾病的原則是，如果左側罹病，則以左側為診斷、治療的對象；背部疼痛時，則治療背部；腹側疼痛時，則觀察腹側。但是，手足的相關治療法是，上肢生病則治療下肢；下肢無法自由活動時則以上肢為主要的治療區。

例如，足出現病變時，則對於對應的手的相關部位之肌肉進行局部觸診時，就會感覺鬆弛、肥厚、緊張、腫脹等，刺激時，會感覺疼痛。

一旦某部分出現不良的反應時，只要治療相關部分，即可展現療效。如果手、前臂、上肢出現問題，則觸摸足、脛、大腿，就能輕易找到疾病的部位。

左手臂第4線、橫軸第Ⅱ～Ⅲ線發生病變時（・處），則進行脛的第4線與橫軸Ⅳ～Ⅴ線之間（・處）的治療。

此外，如果問題發生在右手拇指時（▲處），由於是在橫軸第Ⅳ線下方，因此，治療右足拇指（▲處）右第1線與橫軸第Ⅴ線的下方點。

(3)手足相關的關連圖

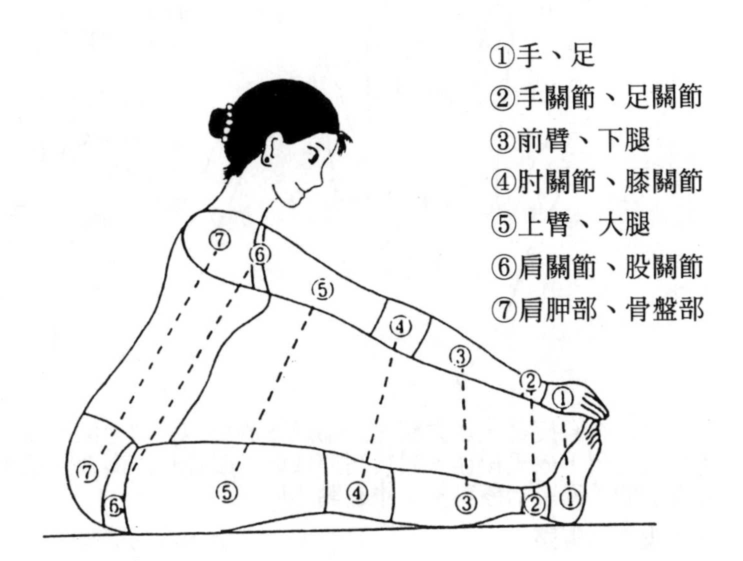

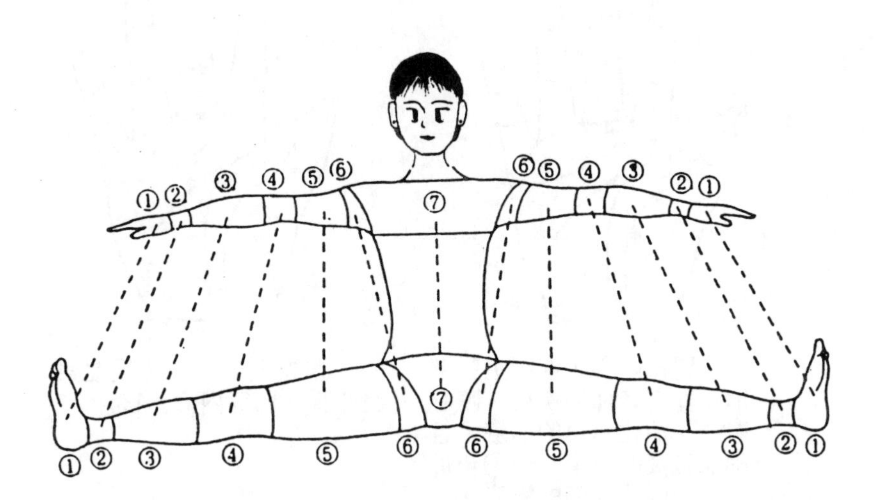

(4)手的反射帶操法(治療法)的基本

①下半身的調整

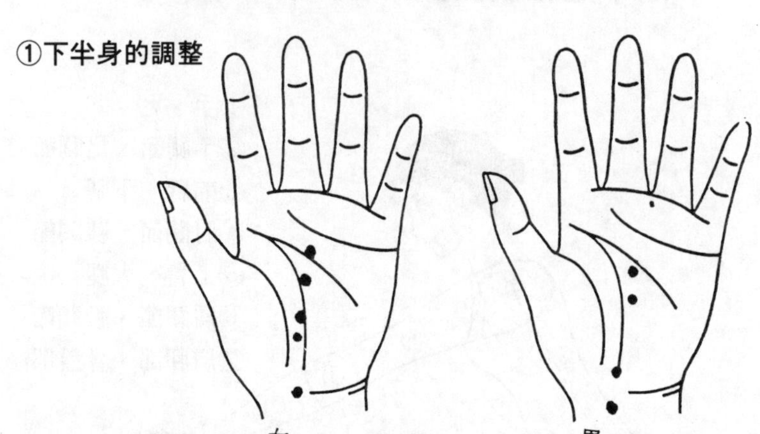

對於全身疲勞、無力感、腰部以下的鬆弛、精力減退時,可加以應用,效果極佳。對於宿醉或頭昏眼花也能奏效。依男女性別的差異,治療點多少也有點不同。

②上腹部的調整

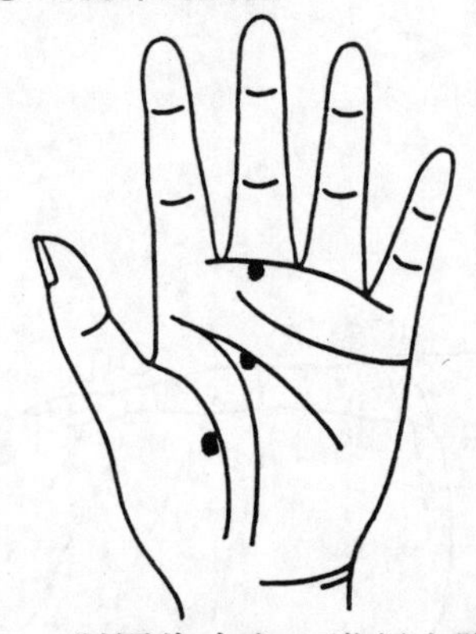

以胃為中心,進行上腹部、消化器官各種的疾病、噁心、鬱悶、消化不良的治療,且具神清氣爽的效果,與①合併進行,能強化身體的機能。

③上半身的調整

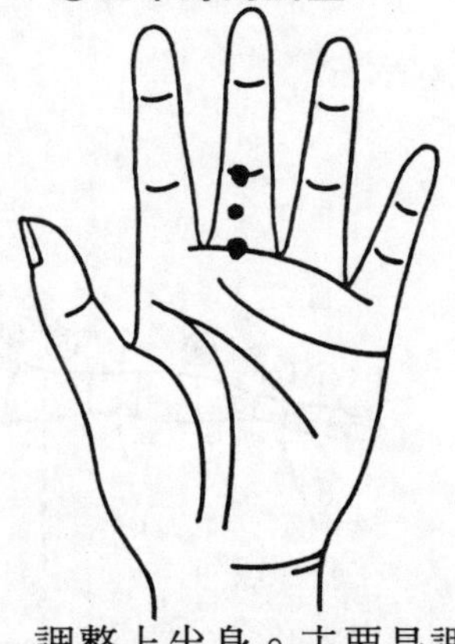

調整上半身。主要是調整心臟、肺等內臟器官。

④下腹部的調整

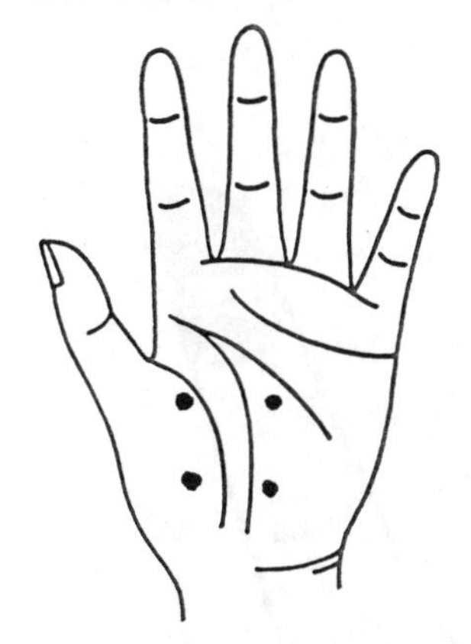

能夠改善所有腹部的疾病，例如，胃炎、下痢、腹脹、便秘等。與腰痛的穴道併用時，效果加倍。

⑤神經系統的調整

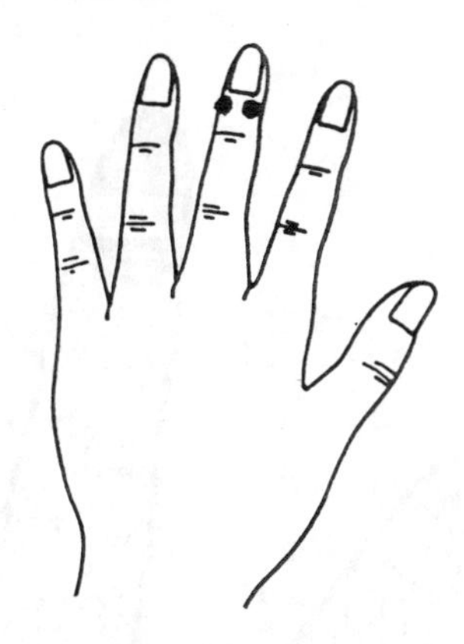

能緩和、鎮定神經系統的疾病。

⑥腰的調整

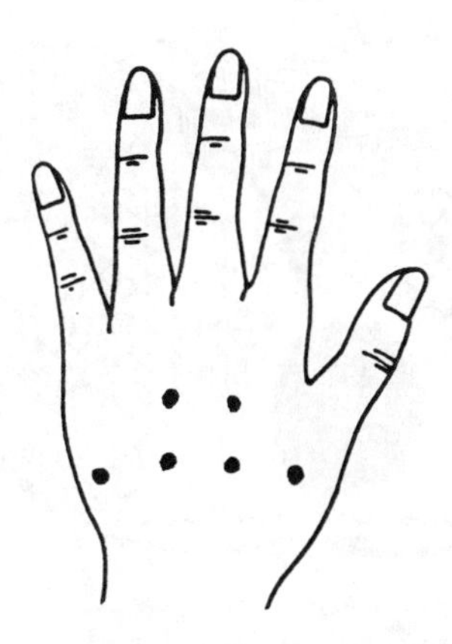

腰痛時，刺激或按摩反射點，抑或是按摩產生腰痛的病因之反射點，能夠紓解症狀。

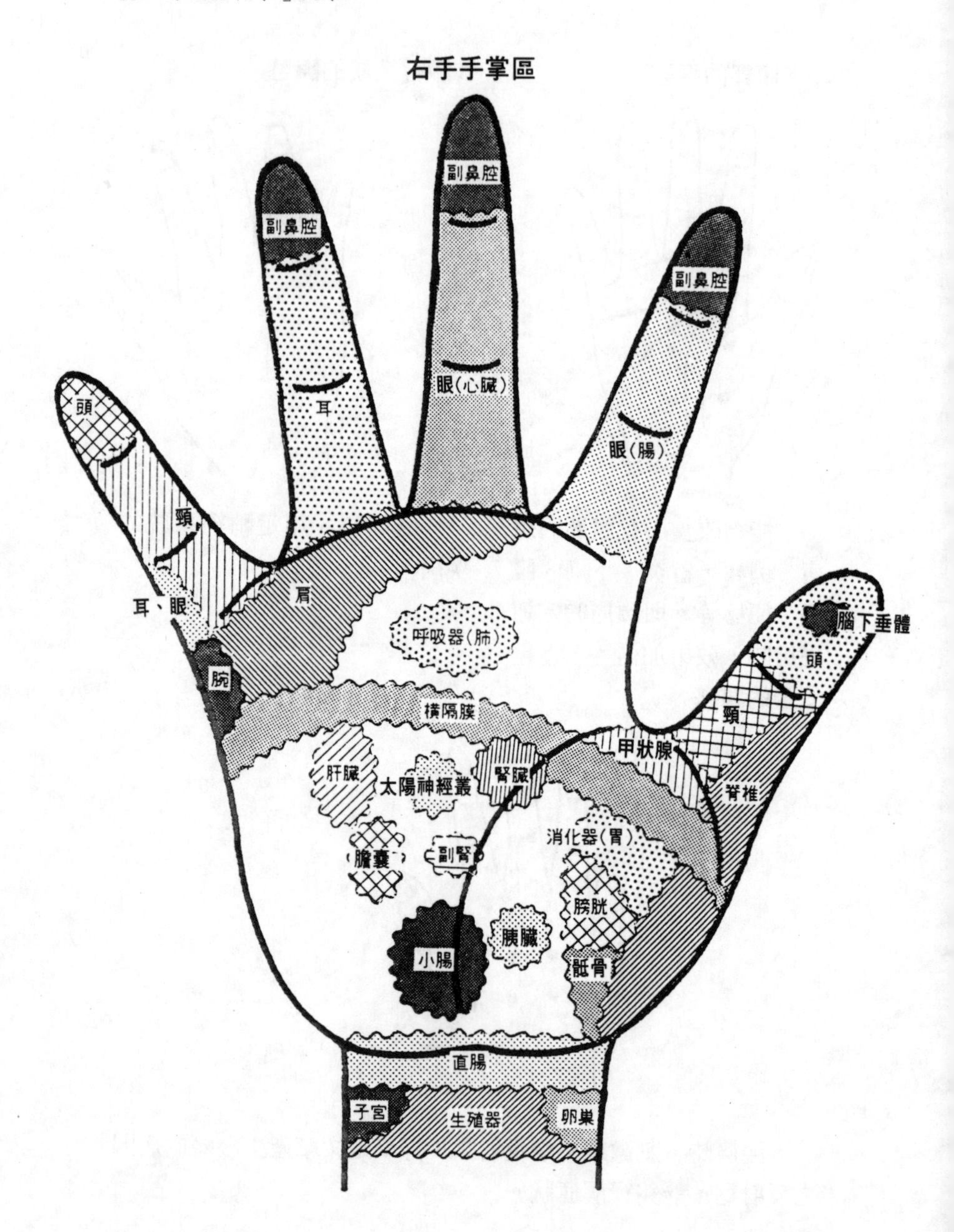
右手手掌區
副鼻腔
副鼻腔
副鼻腔
眼(心臟)
耳
眼(腸)
頭
頸
肩
耳、眼
呼吸器(肺)
腦下垂體
頭
腕
橫隔膜
頸
甲狀腺
肝臟
太陽神經叢
腎臟
脊椎
消化器(胃)
膽囊
副腎
膀胱
胰臟
小腸
骶骨
直腸
子宮
生殖器
卵巢

左手手掌區

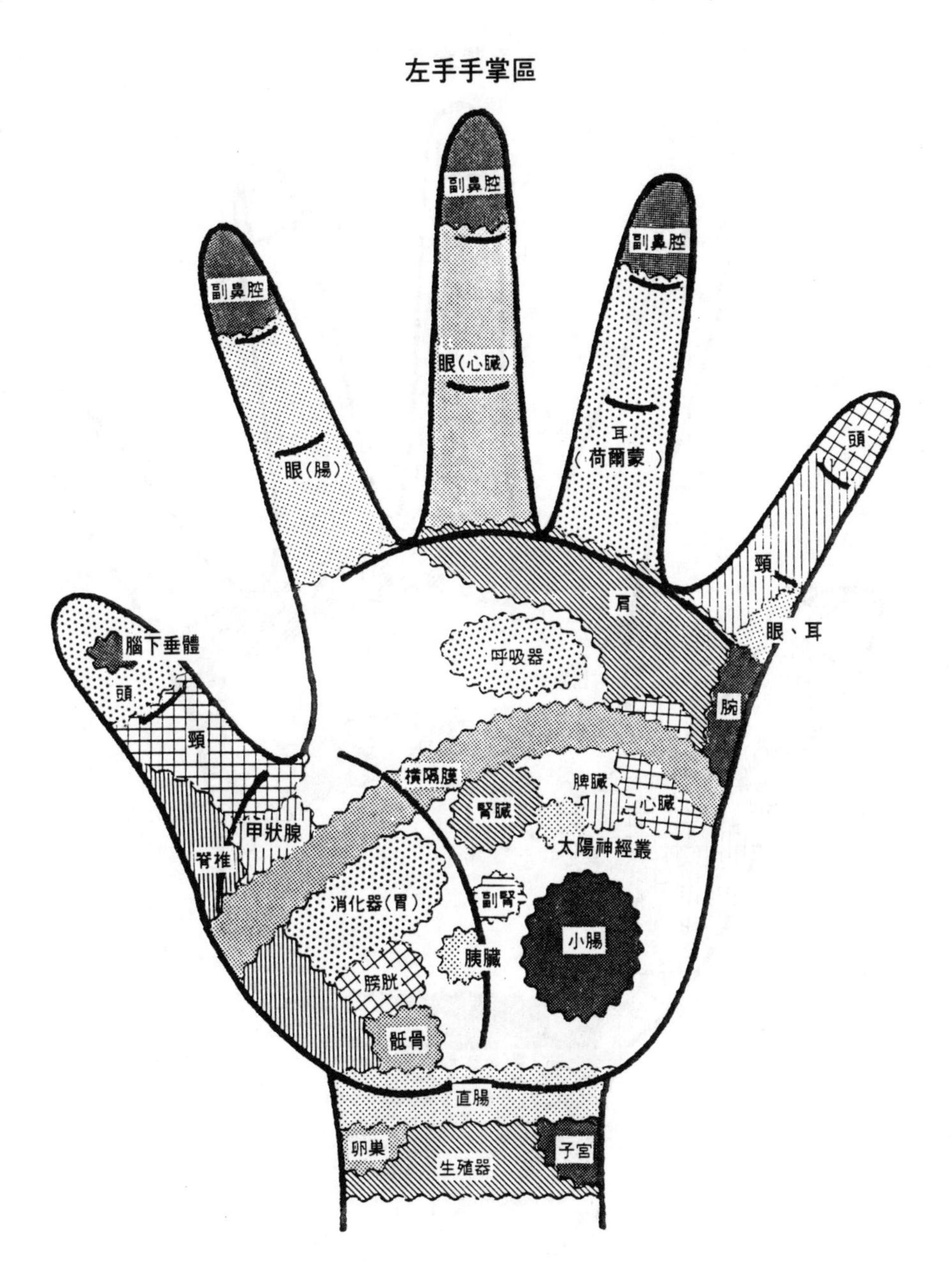
副鼻腔
副鼻腔
副鼻腔
眼(心臟)
眼(腸)
耳
(荷爾蒙)
頭
頸
眼、耳
腦下垂體
頭
頸
肩
呼吸器
腕
橫隔膜
脾臟
腎臟
心臟
甲狀腺
太陽神經叢
脊椎
副腎
消化器(胃)
小腸
胰臟
膀胱
骶骨
直腸
卵巢
子宮
生殖器

右手背掌區

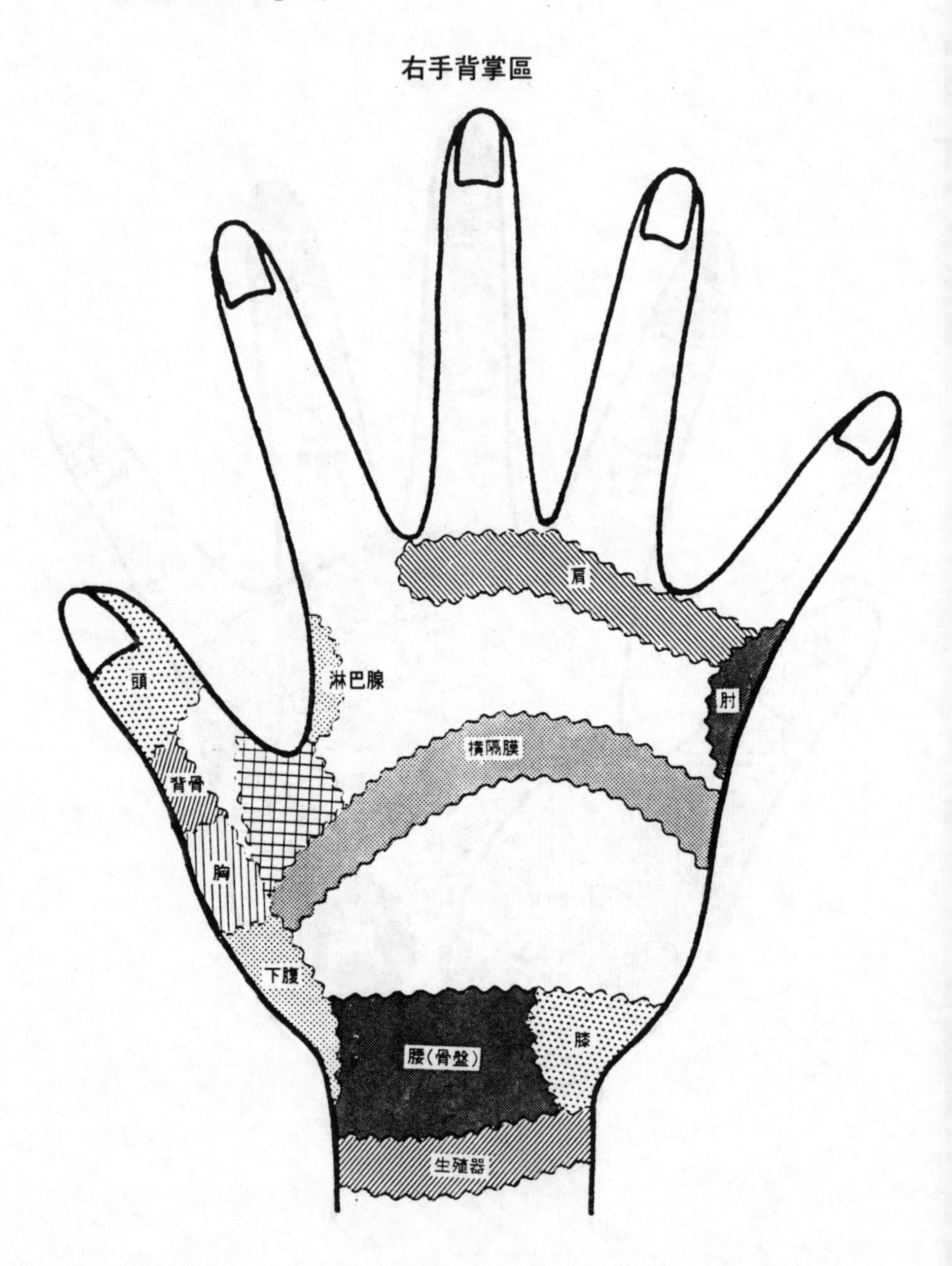

左手背掌區

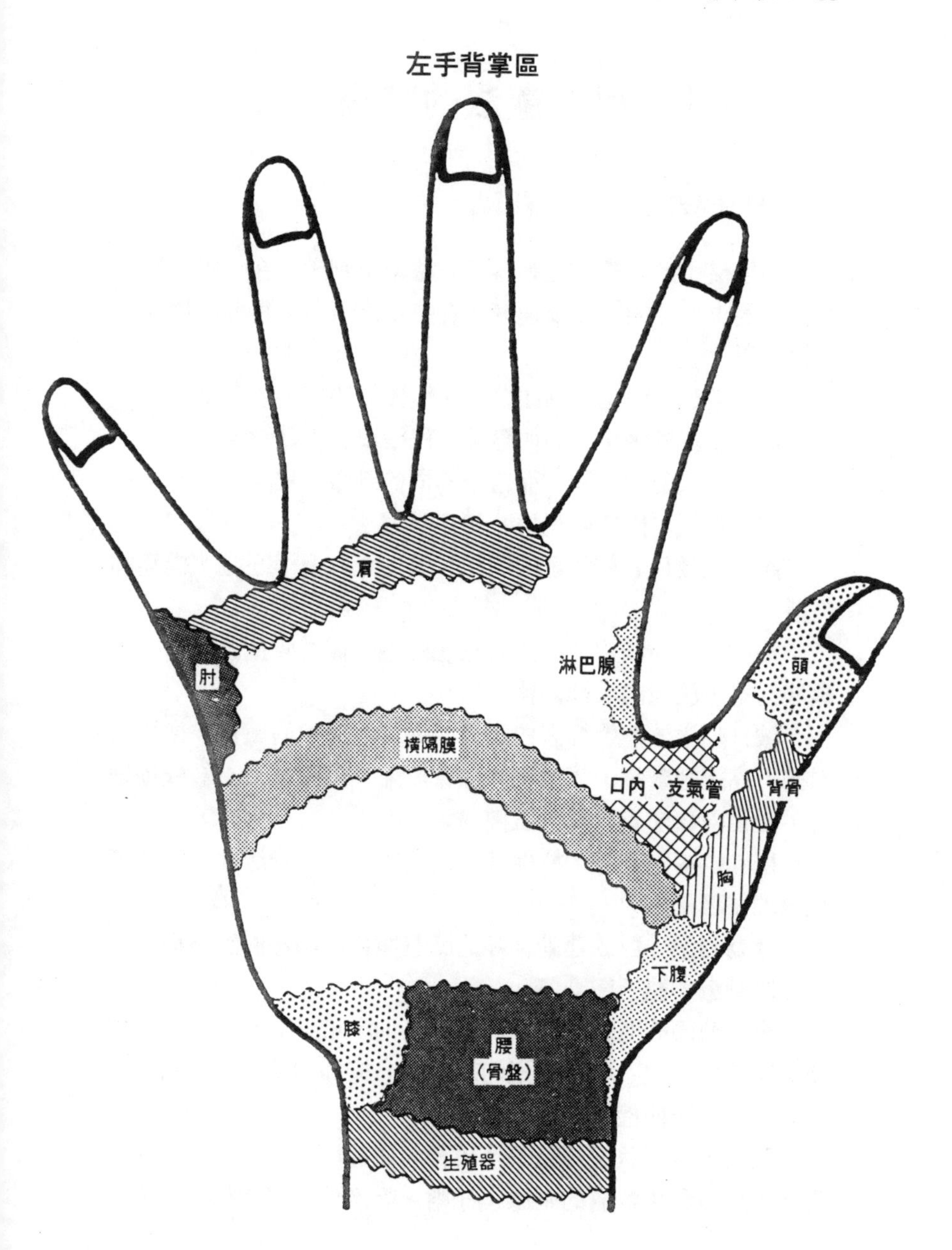

4 手的反射帶療法的實際方法

(1)療法上的注意點

利用壓、揉、擰、搓等各種方法給予刺激。在手指的動作方面，要求自然的節奏及速度，這是重點所在。實際治療時，要注意以下幾點。

1.刺激富於變化，例如慎重、緩慢或快速、強烈地刺激。

2.節奏富於變化，例如輕柔、仔細或強力刺激。

依患者狀況的不同，而給予不同的刺激方式。

觸性刺激，能使硬變柔，鎮定神經。

痛性刺激是一種興奮的刺激，能促進內分泌旺盛，提高神經機能。

壓迫刺激，能夠使得生活機能旺盛，促進成長，使內臟的機能活絡，肌肉的活動旺盛。

敲打刺激，能壓抑因內臟機能異常而產生的興奮，使肌肉鬆弛。高速地敲打，能使肌肉血管收縮，內臟擴大；緩慢地敲打，能使內臟血管收縮，肌肉擴大。

扭、拉等的刺激，能促進體內的組織、細胞活性化，使氣順暢地循環。

運動刺激，對於運動神經的調整與自律神經的調整而言，是好的刺激，能平衡身體。

根據德國的亞爾頓休爾的刺激法則，給予弱的刺激，「能使機能活性化」；給予普通的刺激，「能抑制機能」；給予強力刺激，「能使機能停止」。

例如，胃部狀況不良時，可藉著使其活性化而加以調整。這時，可以利用較弱的刺激，仔細、靜靜地緩慢進行揉捏。如果想要儘早消除疼痛，則要給予強力的刺激。

關於強度及力量的分配方面，並沒有特定的基本規則。原則上，要觀察患者的狀況來進行。漸漸地去除疼痛，消除緊張，恢復為平常狀態，肌肉緊張也能恢復正常。

要多次給予數秒鐘的刺激。當訴說強度疼痛或因強度的疲勞而衰弱時，儘管只是給予反射區輕度的刺激，也會引起疼痛，需要注意。

(2)刺激的方法

如前所述，手是腦的屬下。此外，刺激手掌時，就能反射到對應區的內臟、神經、肌肉，具有即效性。一般而言，能使血液循環良好，調整體調，恢復健康。

仔細按壓或揉捏反射區，對於疼痛的部位，強力地按壓，能夠展現效果。

1　以拇指指腹按壓

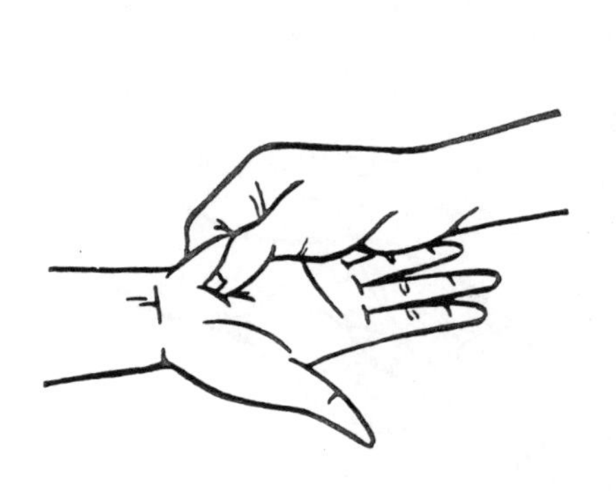

拇指彎曲成直角用力

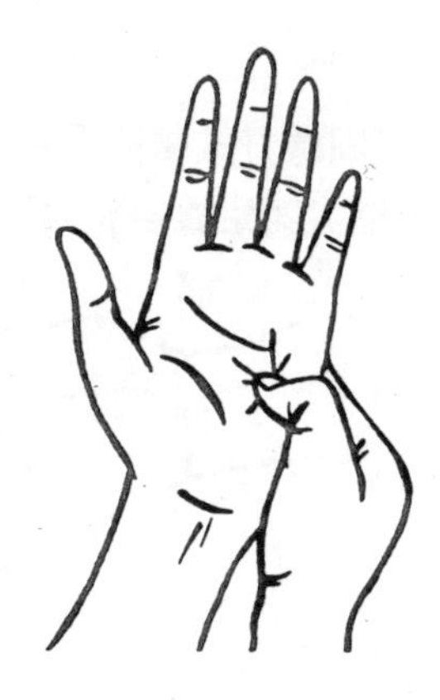

自己進行刺激時

2 如畫圓似的，用拇指指腹進行揉捏

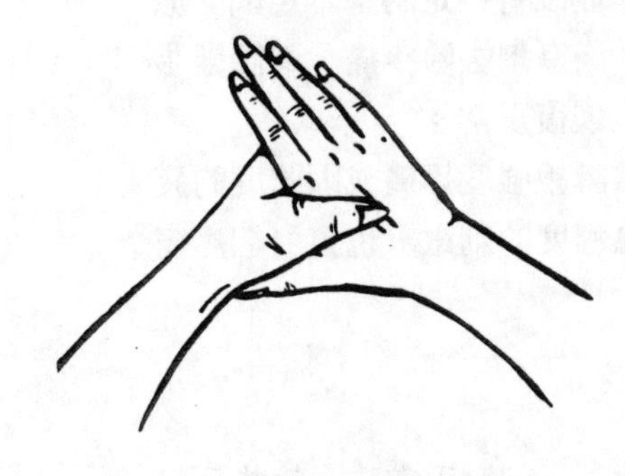

從手背側開始

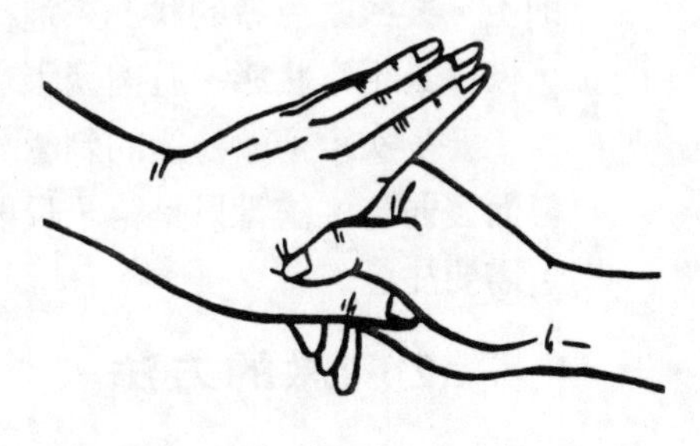

用拇指與食指夾住

3 以拇指指腹上下摩擦

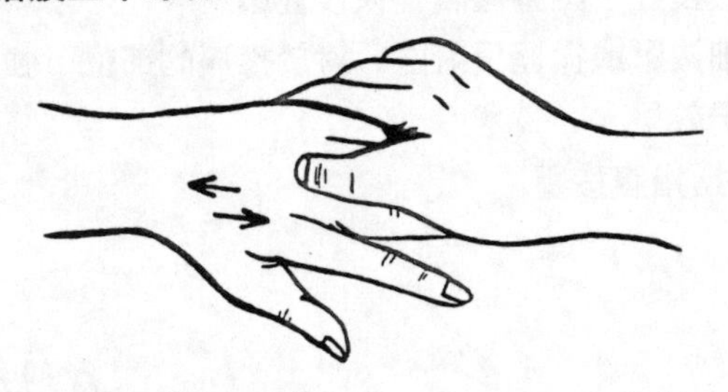

以同樣方式摩擦手掌

4 由指尖開始揉捏整個手指

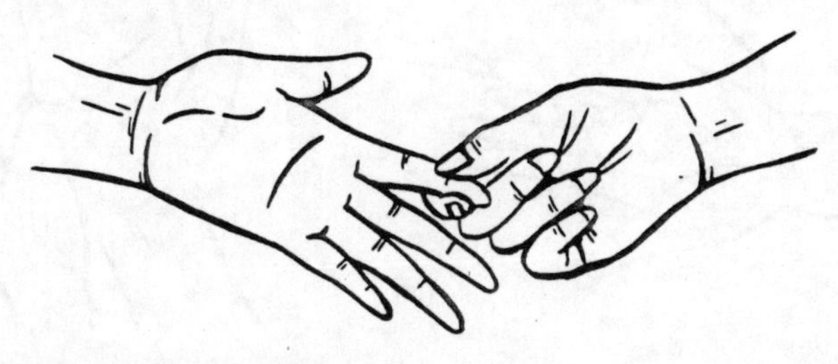

用拇指與食指夾住揉捏

5 以較強的刺激按壓

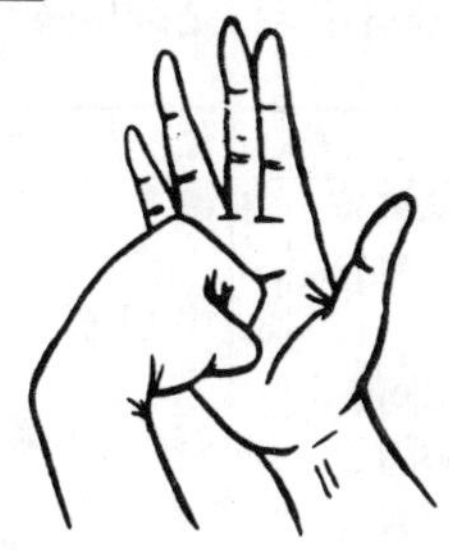

握拳，直起食指、中指的第2關節，用力按壓。

6 按壓拇指根部

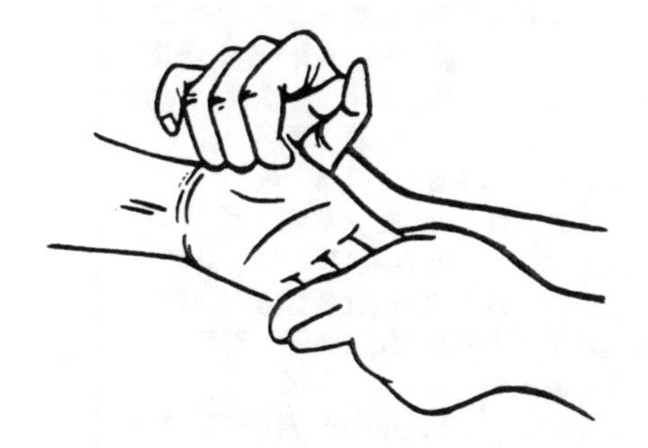

用食指、中指、無名指3指，從手背側繞過來揉捏、按壓。

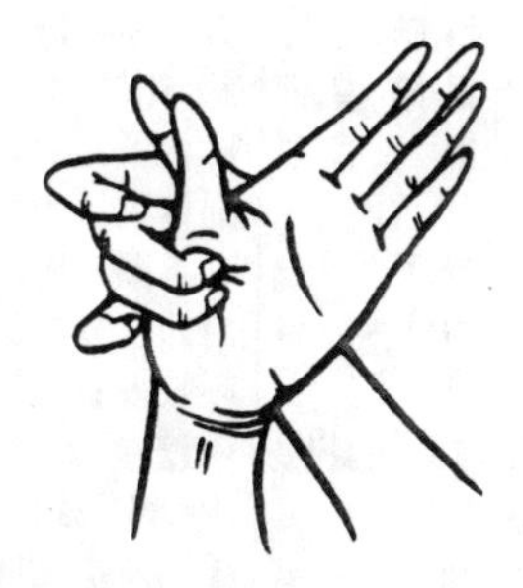

自行揉捏的方式。

(3)症狀別手掌刺激反射區一覽表

	症狀	刺激反射區
1	高血壓	頸部 頭 支氣管
2	低血壓	頸部 腎臟 副腎
3	貧血	耳 頸部
4	心悸、呼吸困難	心臟 眼 太陽神經叢
5	心臟神經症	眼 心臟 太陽神經叢
6	肝病	肝臟 膽囊 副腎
7	腎臟病	腎臟 膀胱 甲狀腺 副腎
8	糖尿病	胰臟 消化器官 頭 副腎
9	頭痛	頭 側頭 肩
10	生理痛	生殖器 頭 腎臟
11	夜尿症	膀胱 腎臟 骶骨
12	牙痛	口內 支氣管
13	眼睛疲勞	肩 呼吸器官
14	眼睛模糊	眼 肩 口內 支氣管
15	暈眩	眼 頸部 腎臟 副腎 副鼻腔 甲狀腺
16	耳鳴	耳 頭 腎臟
17	口內炎	口內 支氣管 呼吸器官 甲狀腺
18	感冒、支氣管炎	呼吸器官 頭 頸部 腎臟
19	氣喘	呼呼器官 頸部 甲狀腺
20	鼻塞	鼻 副鼻腔 腎臟 副腎
21	鼻蓄膿症	鼻 副鼻腔 肝臟 胰臟
22	過敏性鼻炎	副鼻腔 膀胱 腎臟 副腎
23	花粉症	副鼻腔 脊椎
24	胃痛	胃 消化器官
25	胃弱	消化器官
26	食欲不振	腎臟 甲狀腺 副腎
27	暴飲暴食	消化器官 副腎
28	暈車	頸部 耳（生殖器）
29	反胃、噁心	消化器官 太陽神經叢 肝臟 胰臟 副腎
30	過胖	心臟 腎臟 甲狀腺 腦下垂體 腦幹
31	過瘦	肝臟 消化器官 小腸 大腸 甲狀腺
32	虛弱體質	腦下垂體 甲狀腺 腎臟 脊椎
33	打嗝	橫隔膜 太陽神經叢 呼吸器官 口
34	膝痛	膝 手肘
35	膀胱炎	腎臟 膀胱 骶骨
36	下痢	太陽神經叢 胰臟 橫隔膜
37	便秘	直腸 膽囊 眼
38	肩膀酸痛	肩 頸部 肝臟
39	五十肩	脊椎 肩 頸部 肝臟
40	肩胛骨疼痛	脊椎
41	閃腰	脊椎 骶骨 腎臟 膀胱
42	腰痛	骶骨 脊椎骨 膀胱 腎臟 腰
43	自律神經失調	生殖器 腦
44	失眠症	頭 甲狀腺 肝臟 腎臟
45	焦躁	甲狀腺 頭 肝臟
46	害羞症	腎臟 消化器官 生殖器官
47	集中力不足	頭 頸部 腎臟
48	神經症	頭 大腦
49	美肌	甲狀腺 消化器官 肝臟
50	夏日懶散	腎臟 副腎 肝臟 太陽神經叢
51	寒冷症	生殖器 頸部 頭
52	更年期障礙	腦下垂體 副腎 生殖腺
53	白內障、綠內障	頭 眼 腎臟 副腎 膀胱
54	性的不滿	頸部 肩 生殖器
55	精力增強	生殖器 頭 腎臟 耳（生殖器）
56	精力減退	生殖器 腎臟 副腎
57	冷感症	頸部 生殖器
58	陽痿	生殖器 腎臟 副腎
59	防止老化	頭 頸部 甲狀腺 腎臟
60	防止痴呆	頭 腦下垂體

⑷使用器具的刺激法

在中國，自古以來就有踏棒健康法，以此為啟示，對於手，也可以使用器具進行手掌、手背、手指的刺激。

使用器具的手部刺激，包括按壓、揉揑、敲打等，藉此刺激末梢神經，使血液循環活絡，促進神經的正常活動，促進新陳代謝，消除疲勞，增強精力，對於預防老人痴呆也有卓效。

這些使用器具的刺激，隨時隨地不論採用何種姿勢，都能夠刺激到較多的反射帶及穴道。不僅是手掌，也可以對身體的任何部分進行刺激。

例如，腳底、腳趾、腳背、肩、手臂、背部、腰部、小腿肚等，都能廣泛應用。

經常想到自我健康管理的問題，起初，儘管有些疼痛或麻煩，也要忍耐，每天重複進行，就能習慣於疼痛，短期間奏效。能夠保持年輕力壯，過著幸福的人生，因此首先要得到健康。

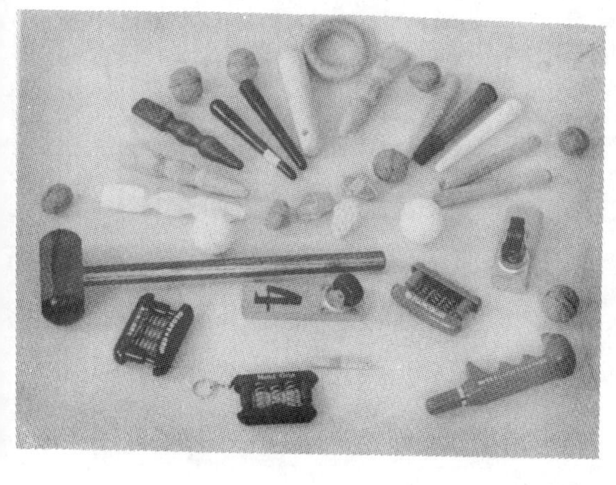

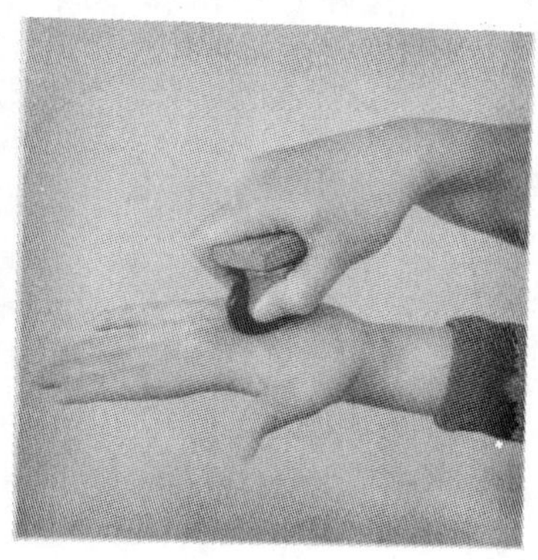

可利用市售的器材揉壓手掌與手背。

利用高爾夫球

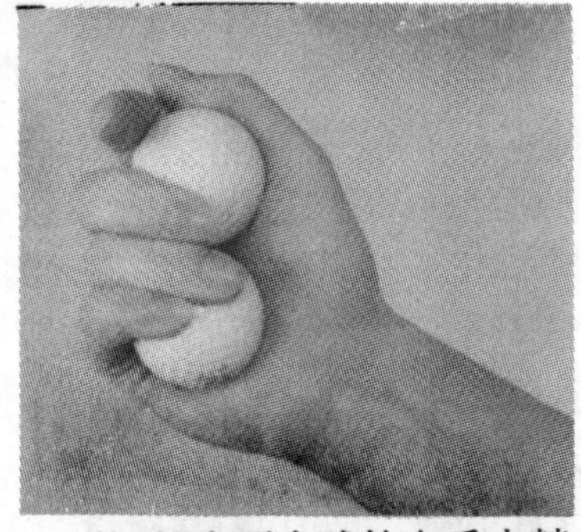
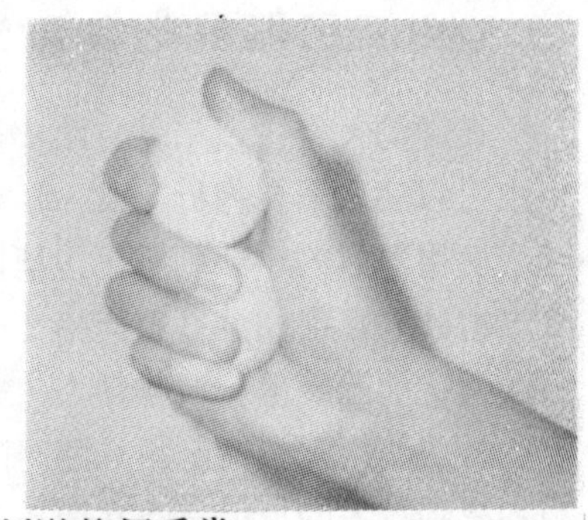

將2個高爾夫球放在手中轉，刺激整個手掌。

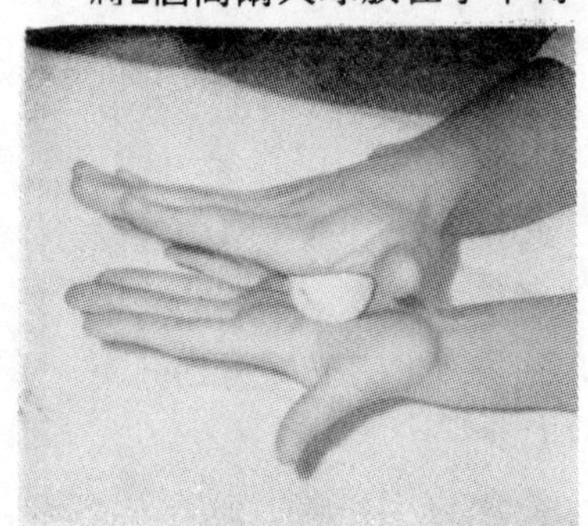
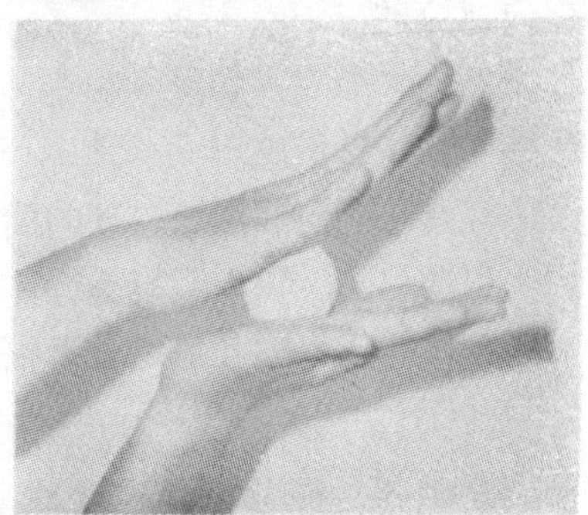

雙手夾住高爾夫球，給予壓力，進行揉壓。

利用核桃刺激

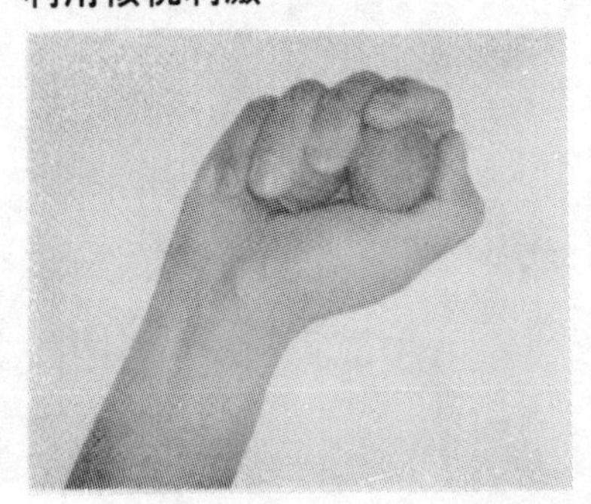
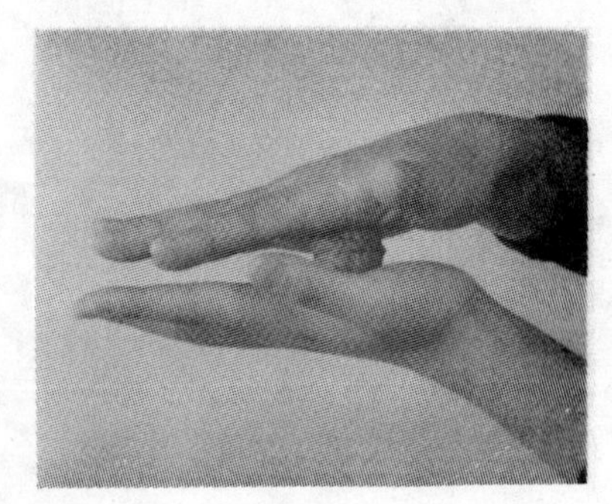

這是日本自古以來獨特的刺激法。

刺激棒

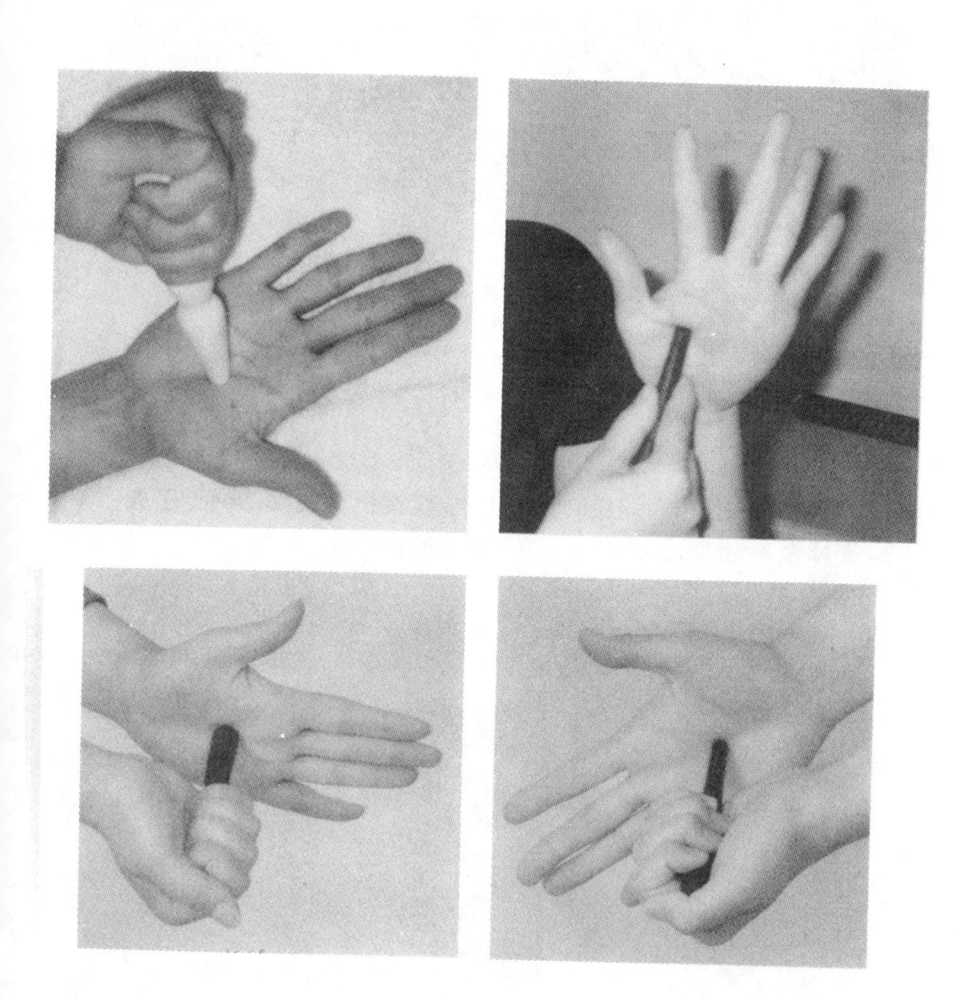

小型的研磨棒較容易拿，也可以使用加工過而容易拿的棒子進行揉壓。如果感覺疼痛，就要斟酌力道。

拇指刺激指套

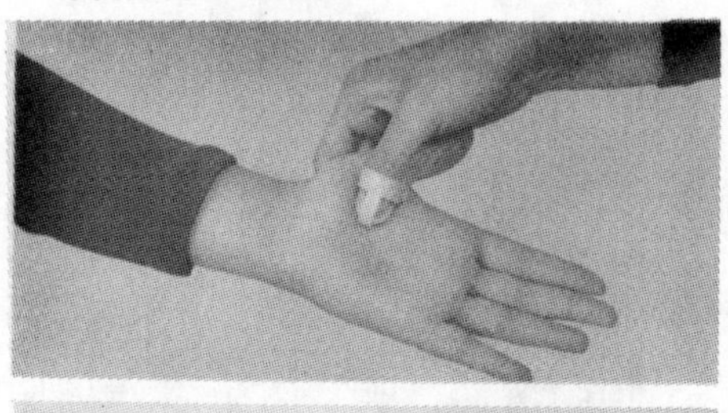

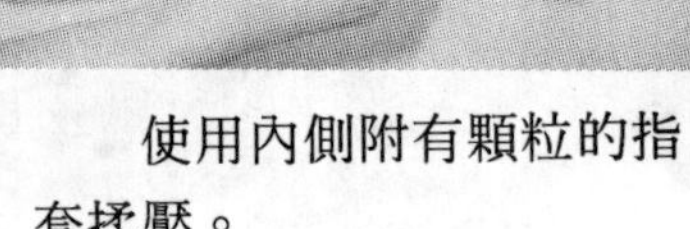

使用內側附有顆粒的指套揉壓。

中國製推壓器

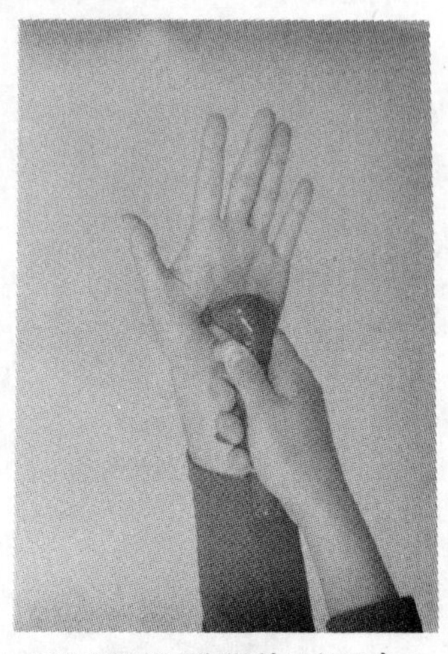

在握柄與推壓部位下工夫製成的推壓器。

木槌

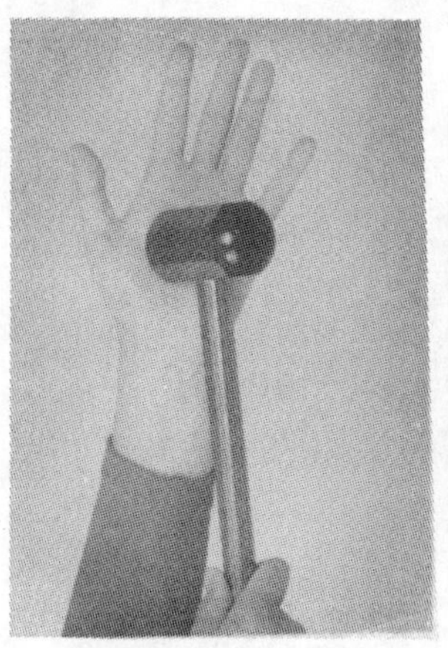

用市售的木槌敲打反射區或整個手掌。

利用牙籤

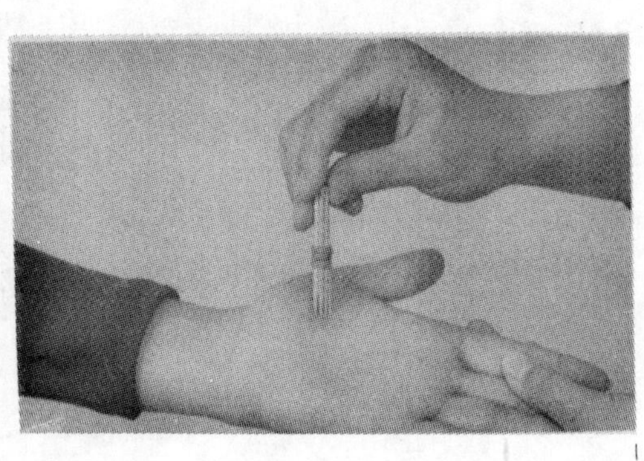

將10根左右的牙籤綁成1束，刺激穴道或反射區。

5 手的反射應用技術

(1)應用拇指揉手掌的技法

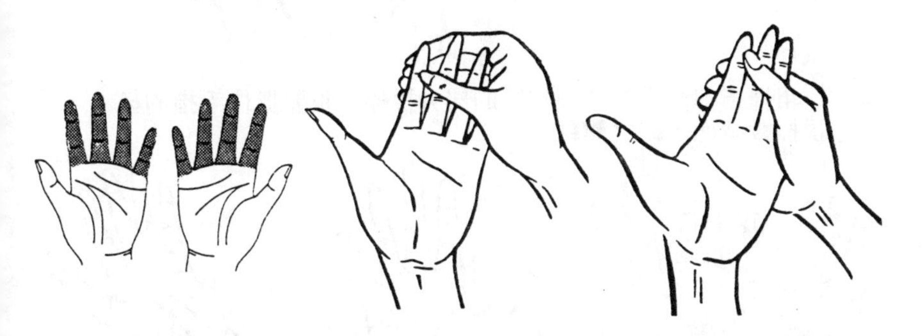

將拇指置於4指上進行按摩，抓住整個手指，用拇指推壓。推壓關節部分更為有效。

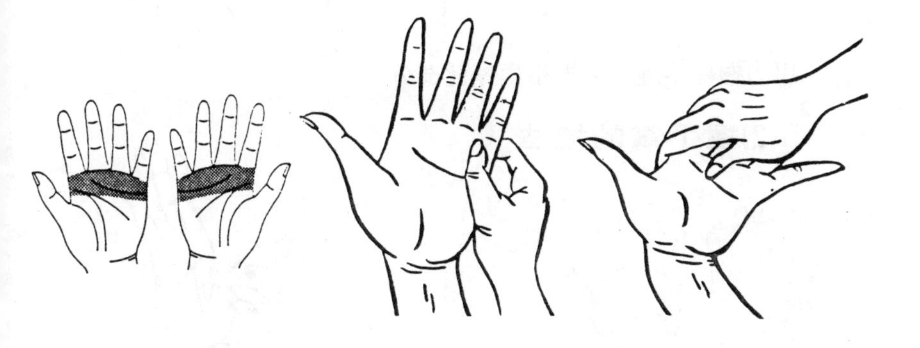

由後方按壓手指，對於中手骨所形成的凹洞，朝上方推揉。

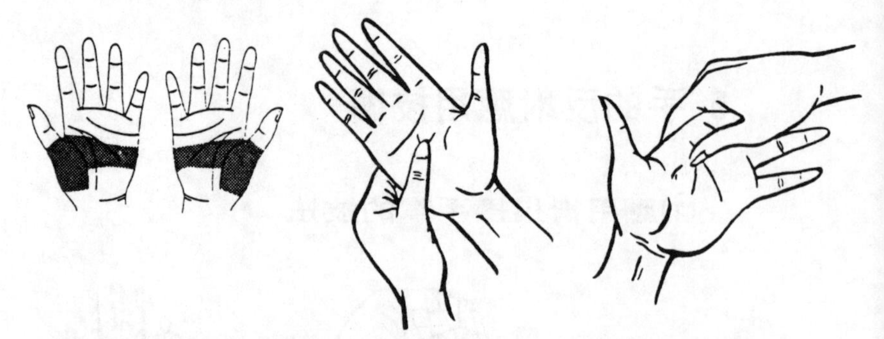

用拇指與食指夾住肉較厚的部分揉捏。也要抓住手指的後方揉捏較硬面，使之變軟。

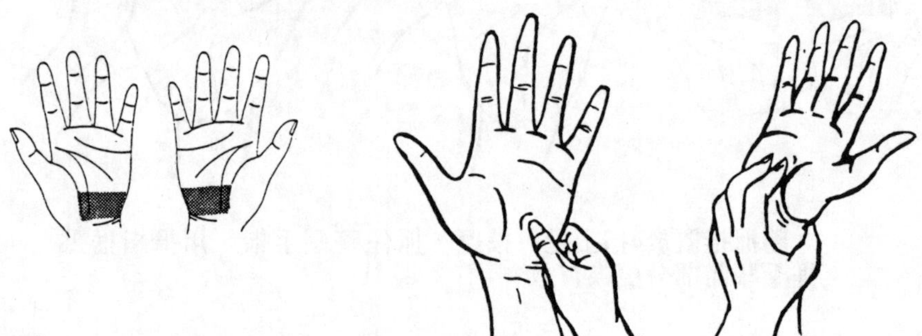

用力握住手腕，以拇指揉捏此部分。

⑵握手掌的技法

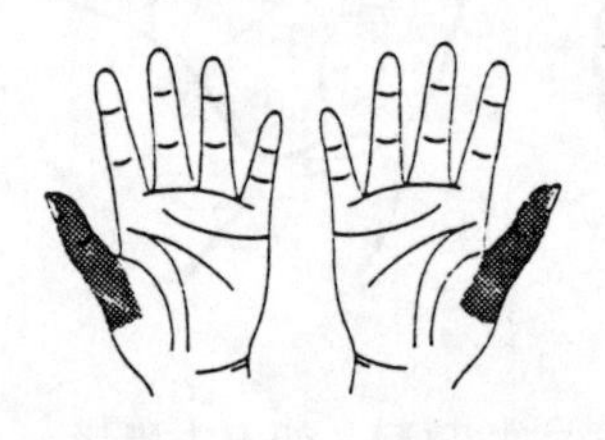

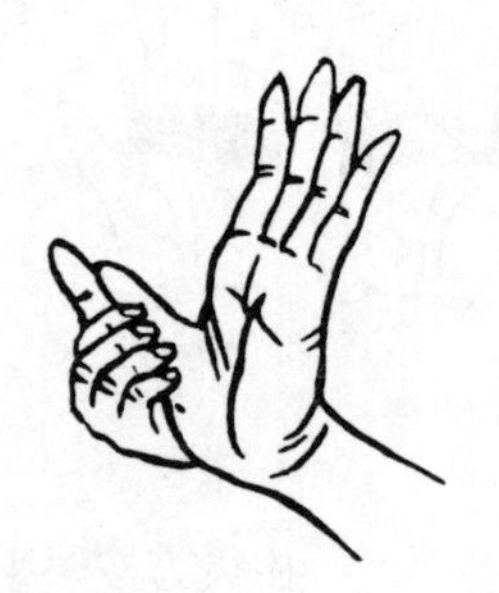

手從後方繞到拇指的上方，按壓拇指手掌的表面。

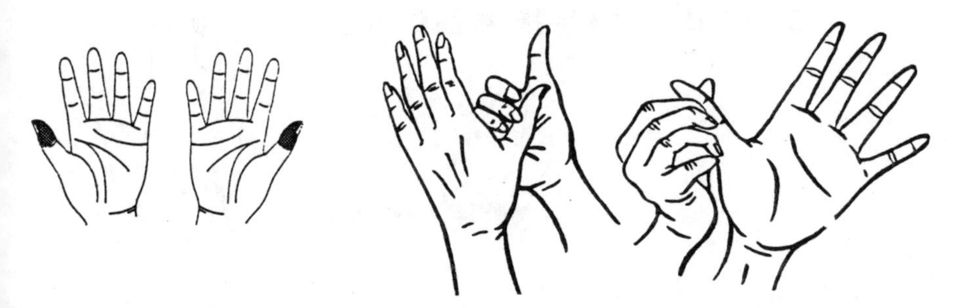

使用食指、中指指尖重複推揉拇指部分。注意指甲。

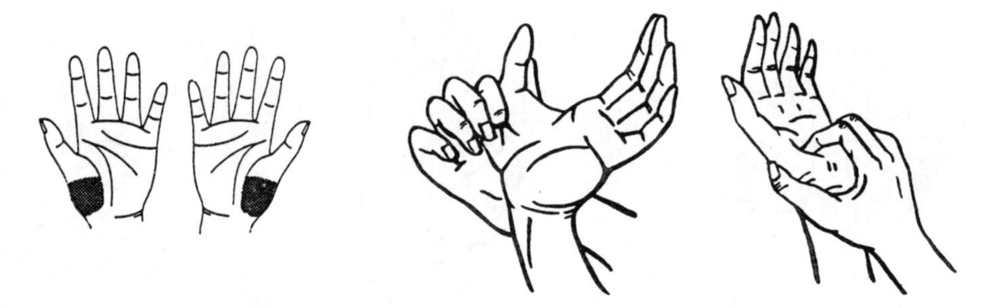

從手腕的方向開始握住拇指丘的位置，以指頭交互推揉。

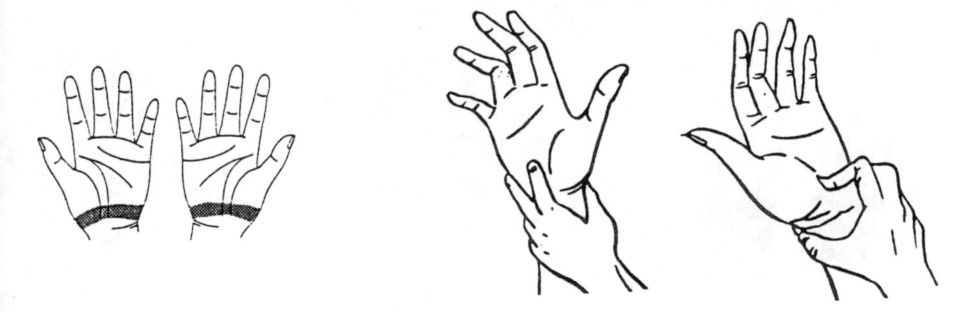

食指置於手掌下方，好像用其他的手指捏住似地推揉。更換手指重複進行。

(3)用3根、4根手指握住的技法

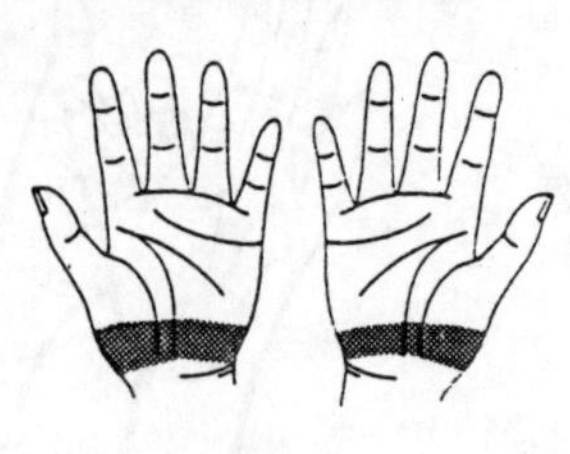
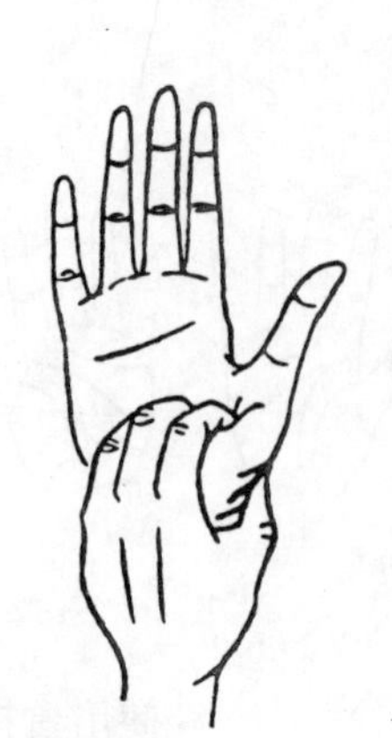

拇指置於手背側，使用3根或4根手指揉手掌。注意指甲，更換手指重複進行。

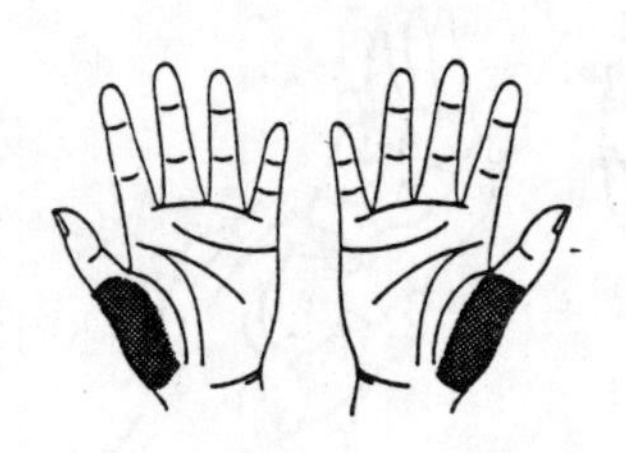
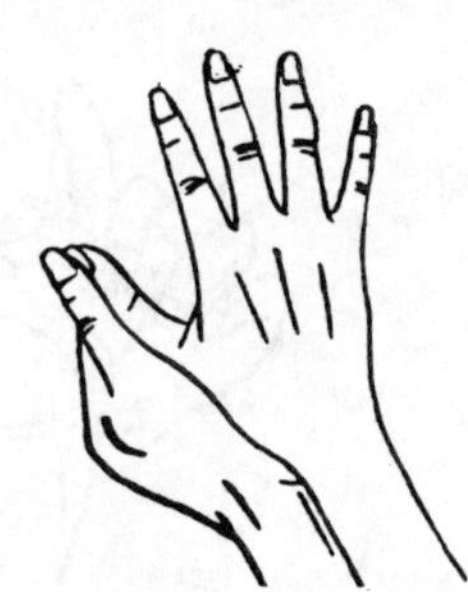
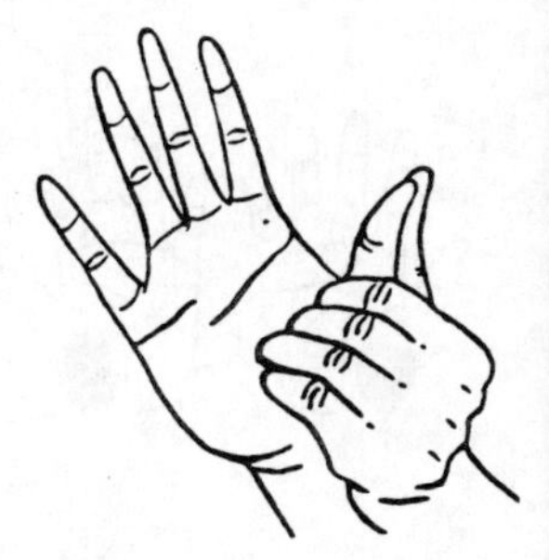

好像用另一隻手推拇指似地握住，指尖置於手掌，使用3根或4根手指揉手的下方。

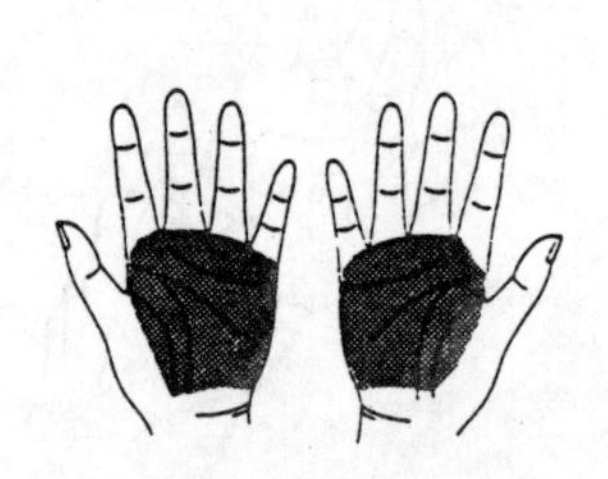
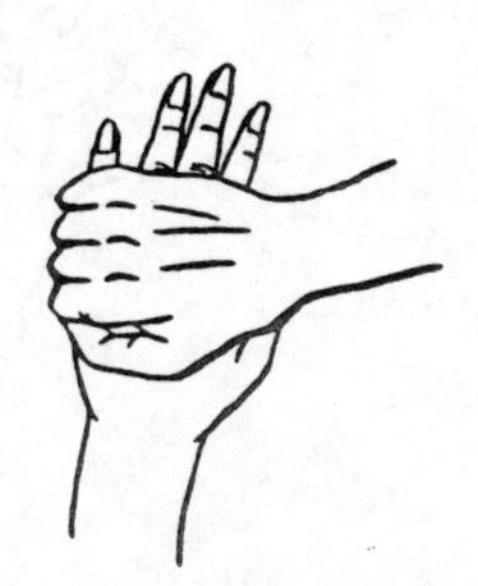
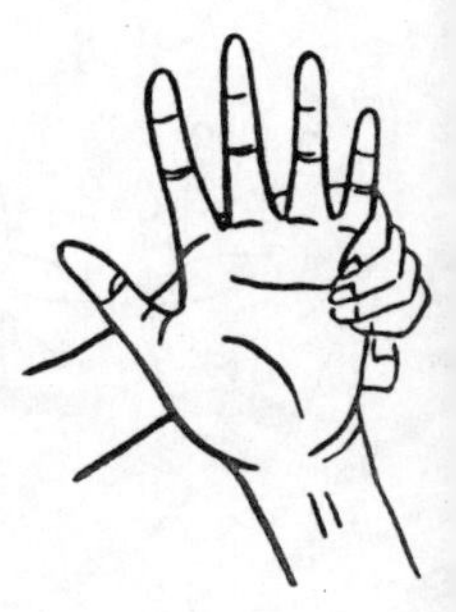

揉捏的手置於另一隻手的上方，包住小指下方。用4根手指握住，揉捏這個部分。注意指甲，更換手指重複進行。

⑷推揉手掌的技法

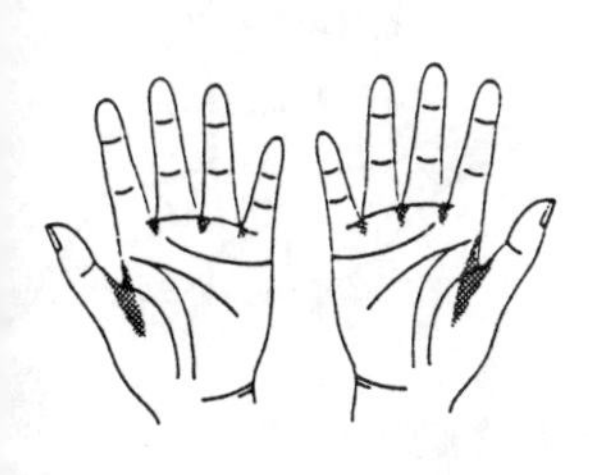
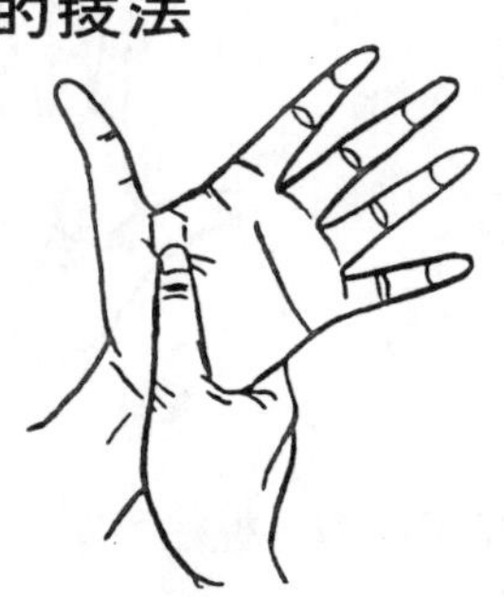
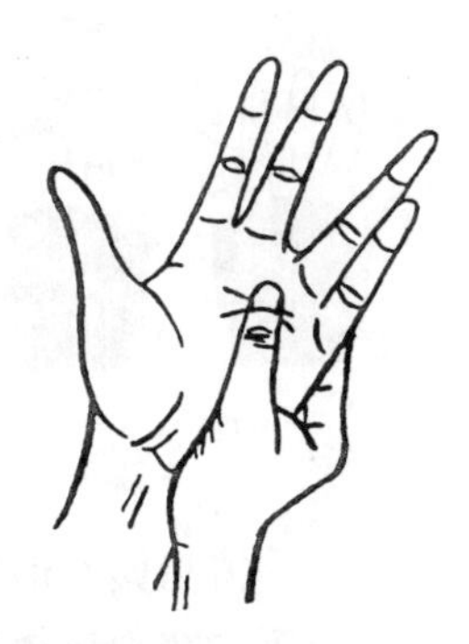

好像緊握手掌似的，又好像要讓拇指與其他手指接合似地握住手，用拇指揉壓數次。

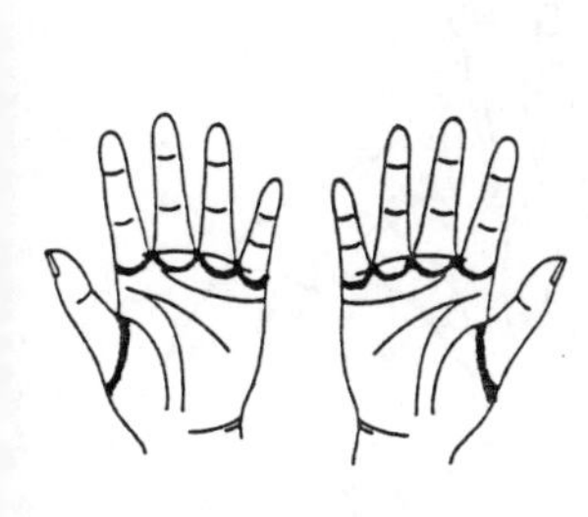
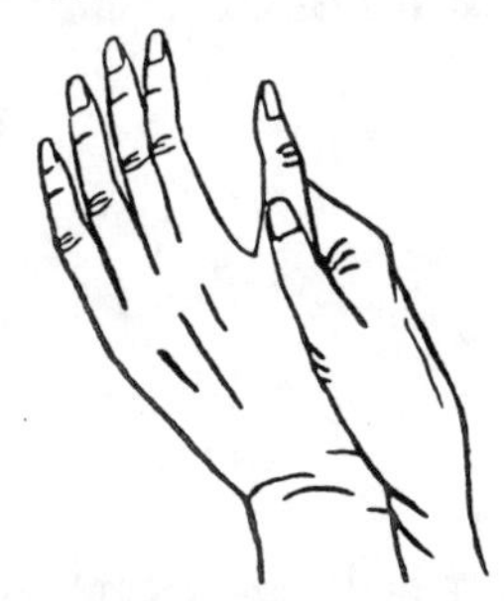
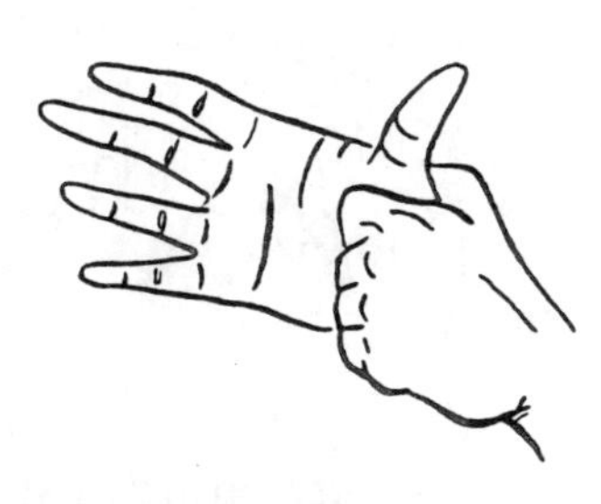

用拇指與食指握住手，以拇指的第2關節為支點進行揉壓。

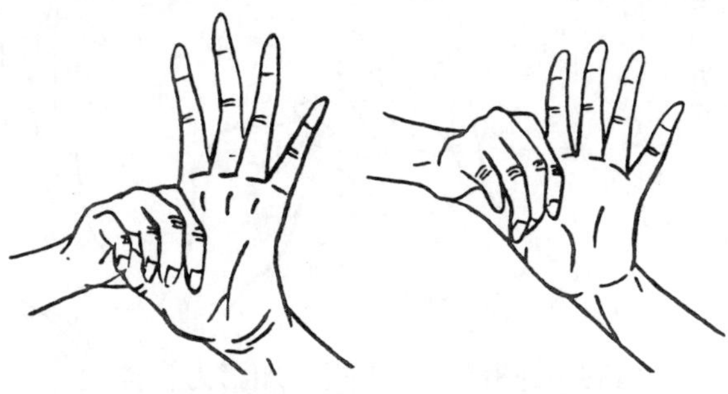

拇指與其他手指緊握手掌，用力揉壓。

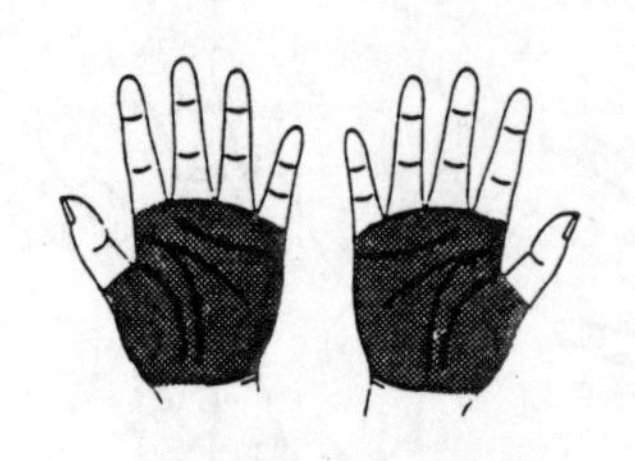
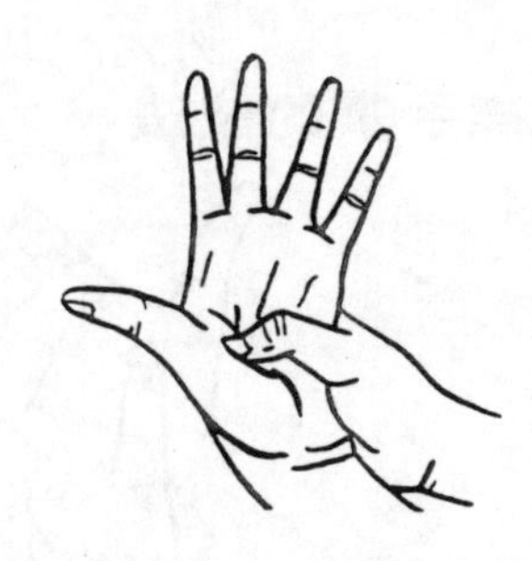
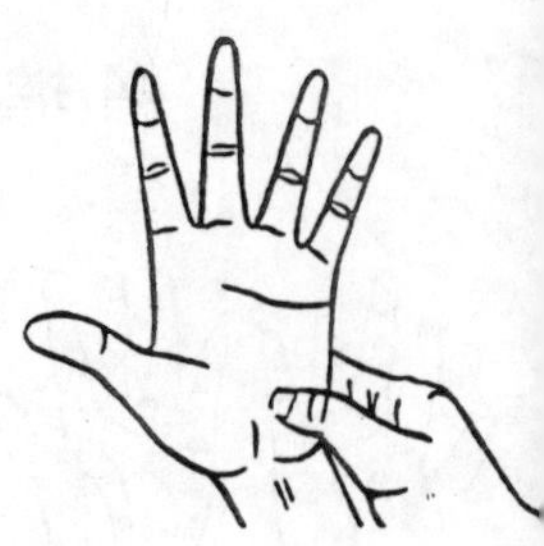

拇指與其他指尖相對，握住手掌，一邊朝上下移動，一邊交互加諸力量揉壓。

(5)擰、夾手掌的技法

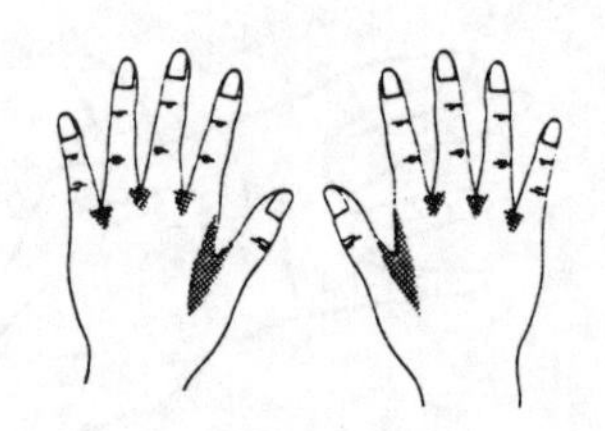
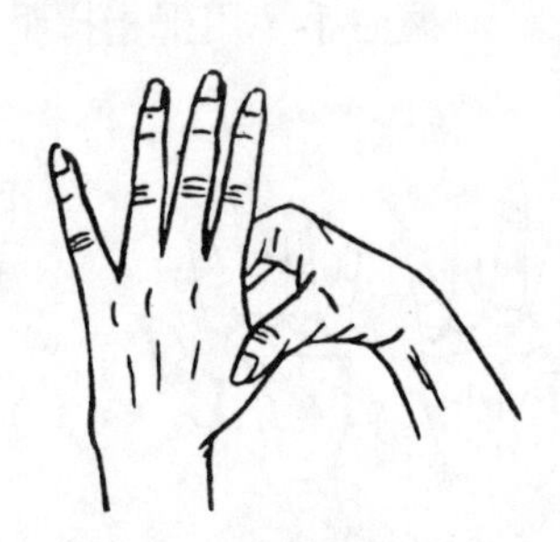

好像用拇指和其他手指夾住指尖似的，在拇指前端加諸力量，用力推揉。

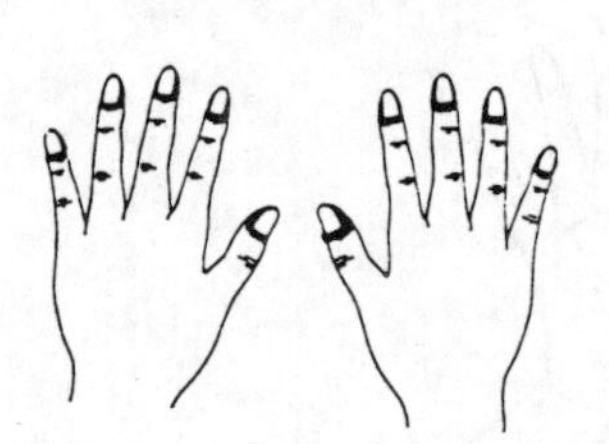
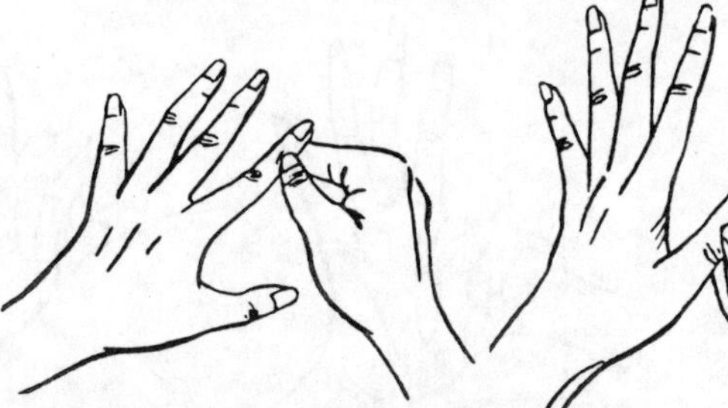

用拇指與食指的第2關節夾住手指，加諸力量揉捏。

(6)揉捏拇指的技法

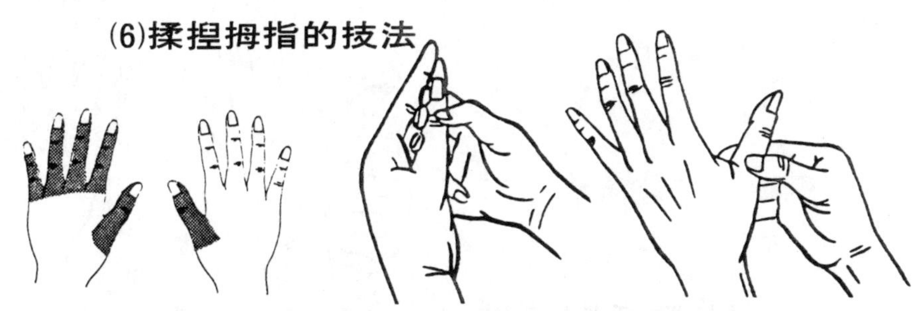

用揉捏的手支撐而加諸的力量，包括指甲和手指側面在內，好像包住整個拇指一般進行揉捏。關節是特別值得研究的部分。

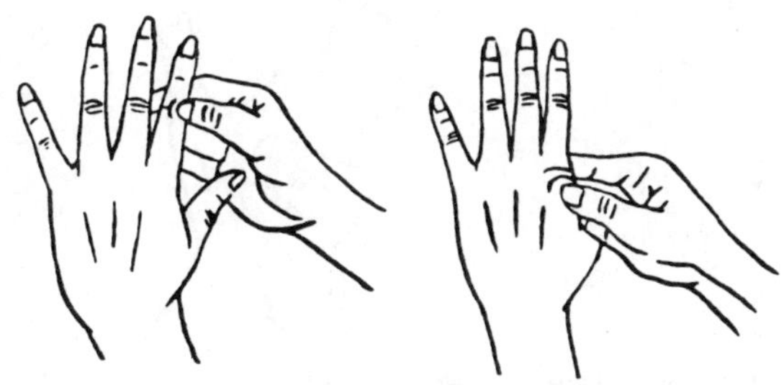

揉捏每一根手指，好像包住手指上部似地進行揉捏。勿使揉捏的拇指感覺疲倦，要移動位置來揉捏。

(7)各種混合的技巧

從食指到小指為止，使用整個手指，對於在手上部中手骨之間的凹陷處，從手指根部開始朝下，連手腕都揉捏。由於拇指與食指之間的凹陷處較其他部分更為廣泛，故要充分揉捏。

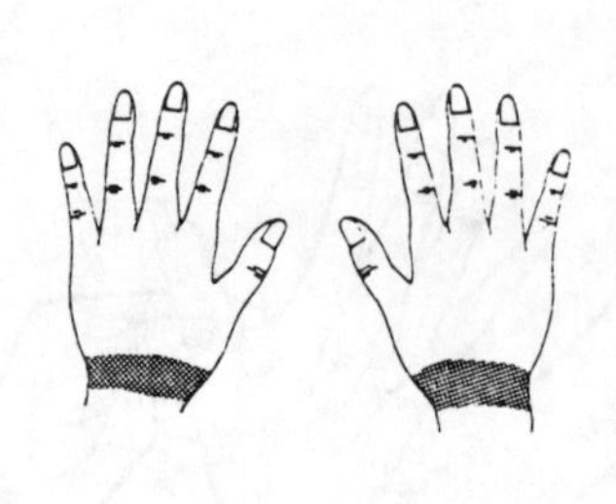
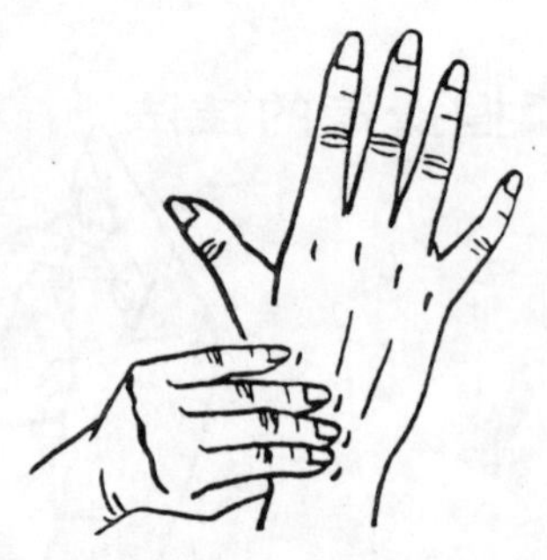
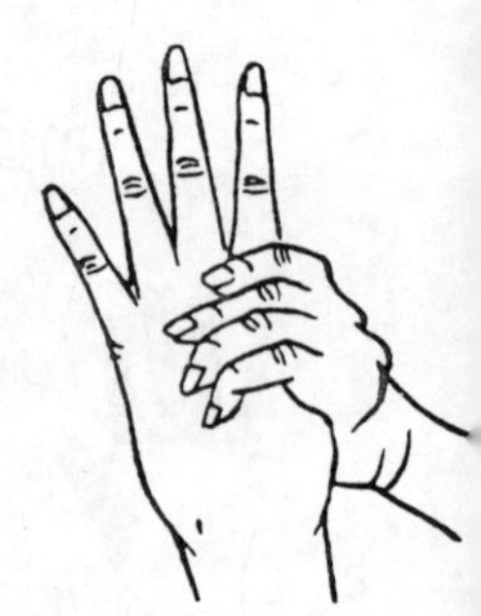

手指置於手背上，將手朝側面方向，包括手腕在內，使用整個手指數次揉捏手指的凹陷處。

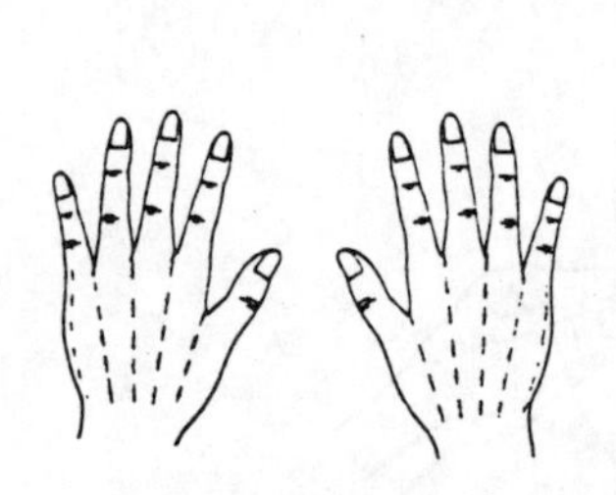
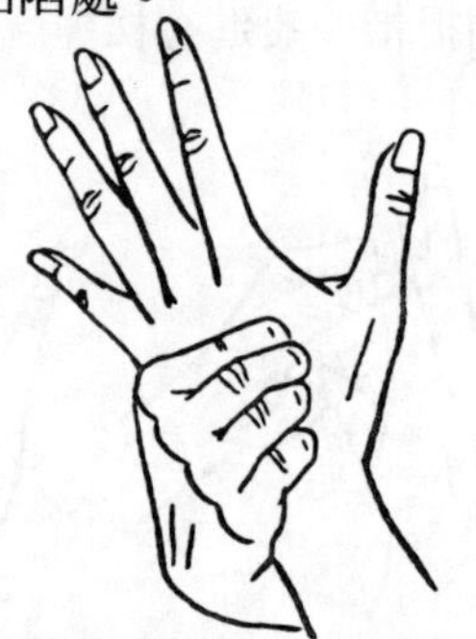
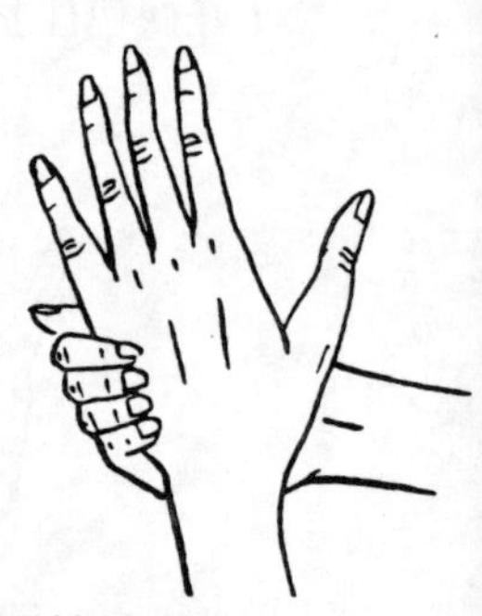

對於小指與相鄰指之間的凹陷處，則指尖從後開始繞過來用力揉捏。

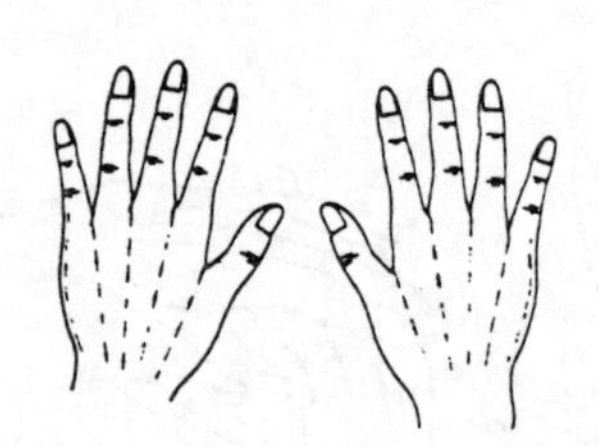
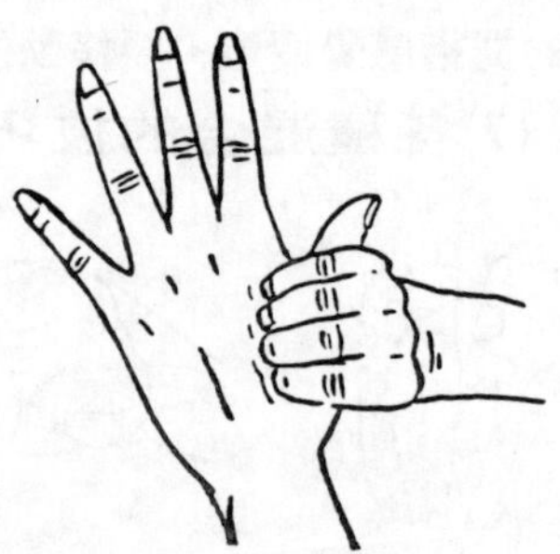

必須從前方開始，用力揉捏拇指與食指的凹陷處。

(8)用拇指與其他指揉捏手指側面的技法

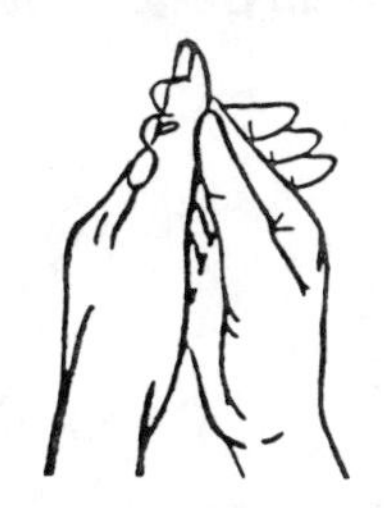
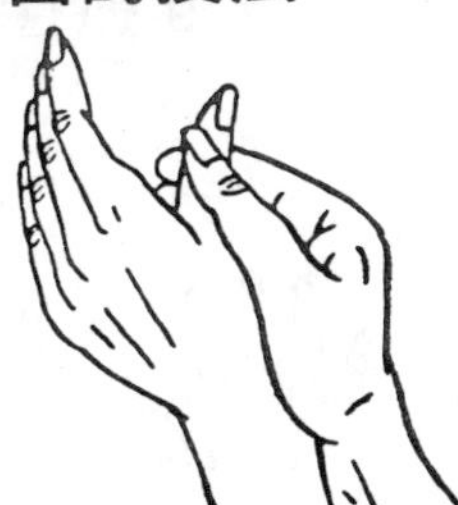

從根部開始，用拇指朝上方重複數次推揉。

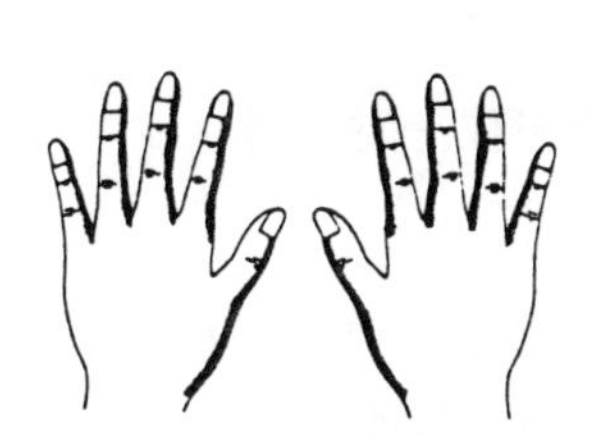
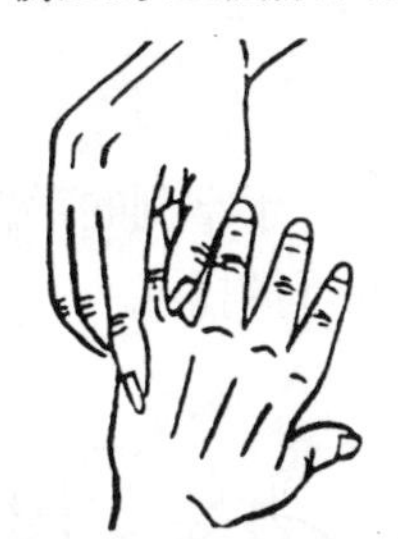
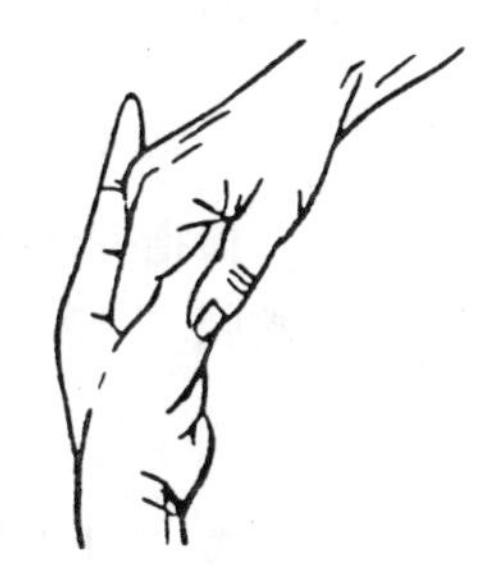

用拇指與食指夾住小指，斟酌指尖的力量，揉捏到指尖為止。用手掌捏住時，拇指能夠自由活動，加諸力量，以同樣方法揉捏其他指。

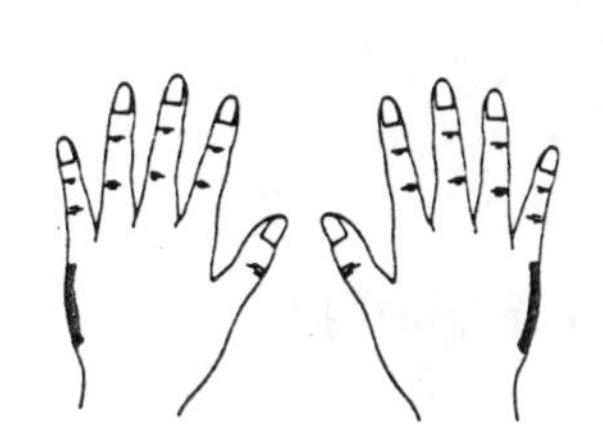
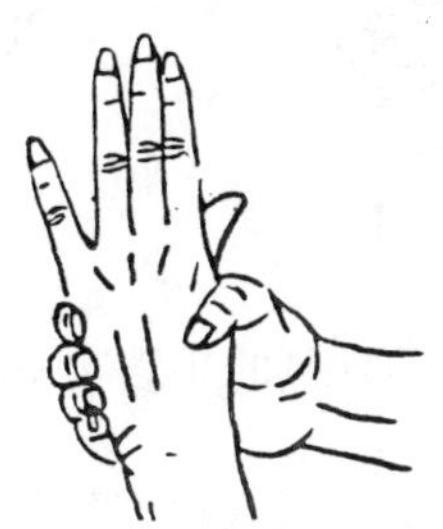
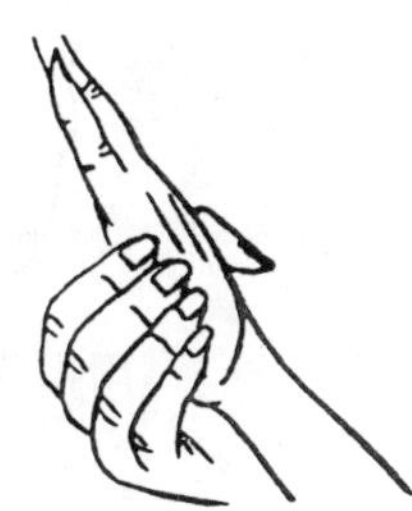

抓住面朝下的手掌側之手腕，拇指用力，使用全部指頭整體揉捏。好像轉動所有手指似地仔細揉捏。

⑼抓住一個部位使其旋轉的技法

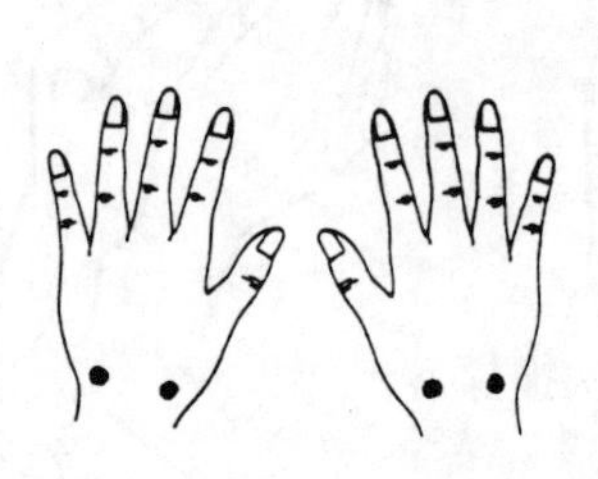

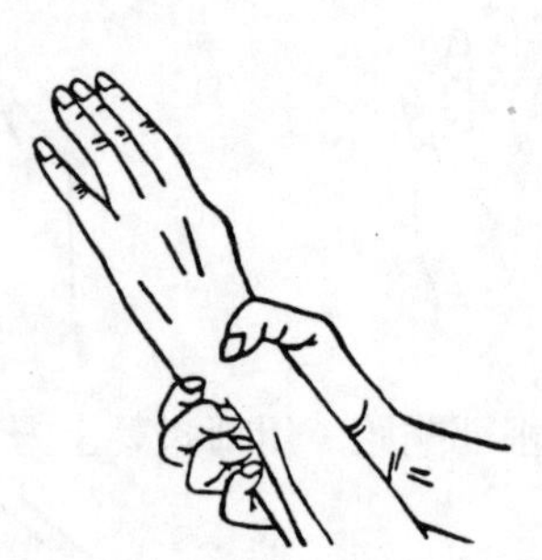

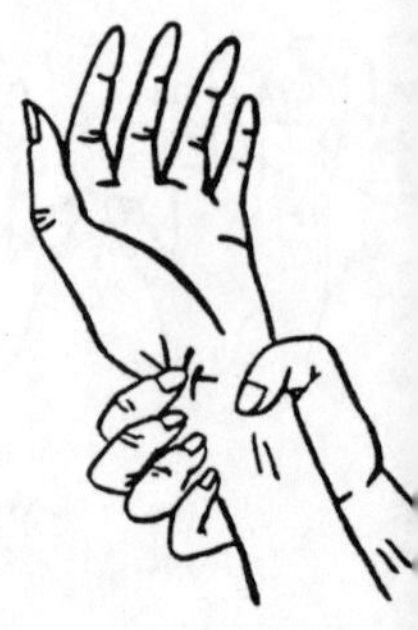

拇指握住手掌朝下的手掌側的手腕，用食指壓住一點，將手腕朝右、朝左轉，進行擰揉。

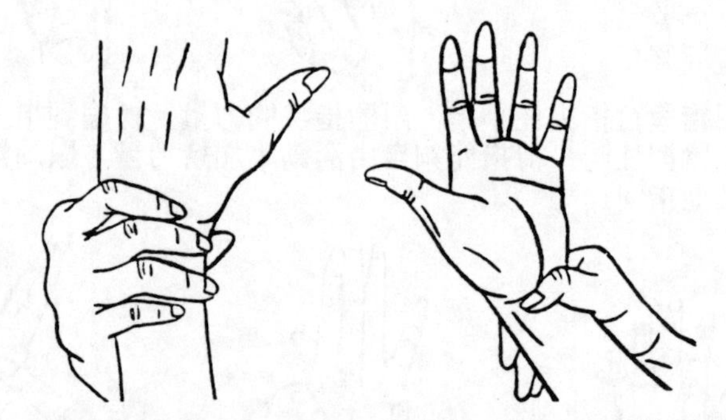

用拇指握住手掌側的手腕，支撐一點，進行旋轉揉捏。

⑽揉捏手掌的技法（摩擦）

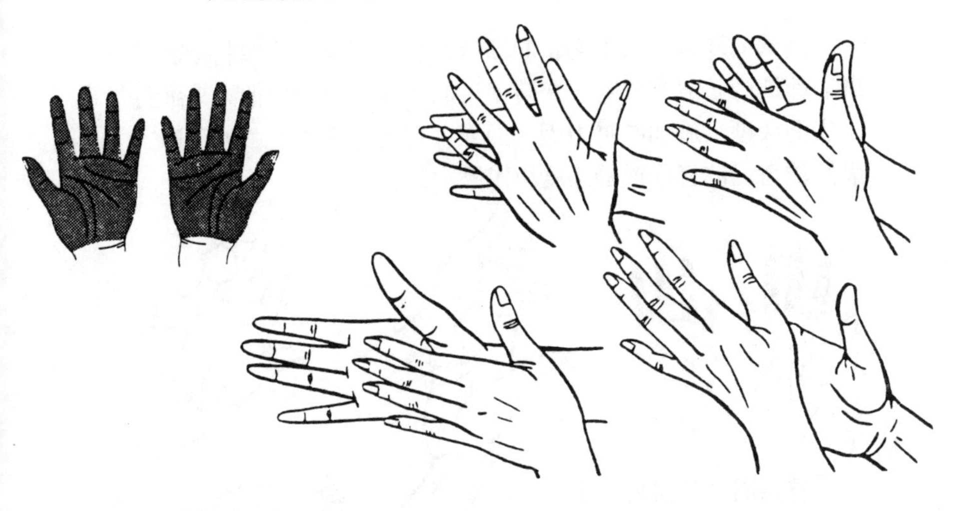

摩擦的目的是讓雙手貼合，促進血液循環。一般使用於進行全體的刺激。

⑾摩擦指甲的技法

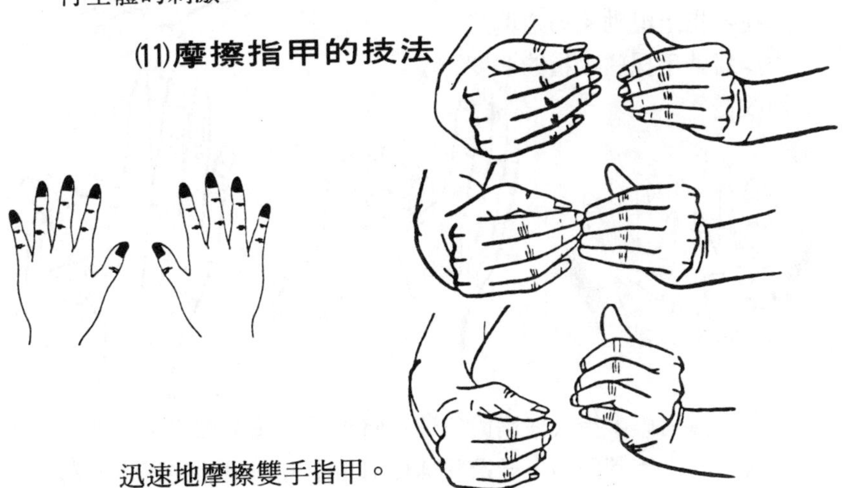

迅速地摩擦雙手指甲。

⑿使用高爾夫球的技法

高爾夫球具有大小適當的球形，容易使用，能順利地於肌膚表面滾動，故常成為按摩時使用的工具。但勿由他人來進行。表面較硬，施加的壓力因人而異，有可能產生過強的反應，最好依自己的喜好或舒適度決定壓力的程度。

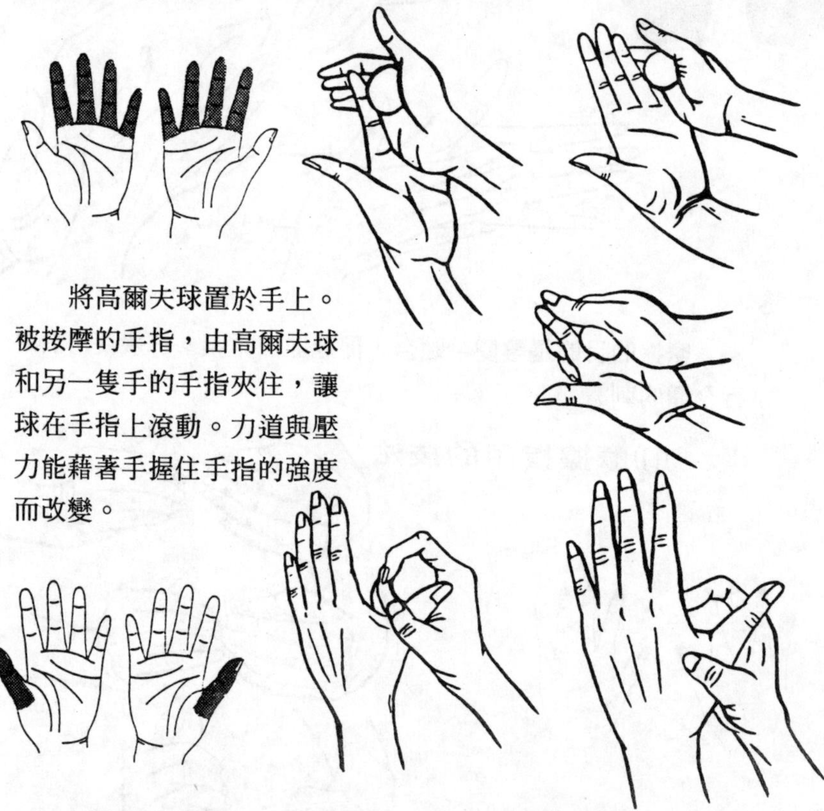

將高爾夫球置於手上。被按摩的手指，由高爾夫球和另一隻手的手指夾住，讓球在手指上滾動。力道與壓力能藉著手握住手指的強度而改變。

用食指與中指夾住高爾夫球，將球置於被按摩的手掌側，一邊移動手控制壓力，一邊將球從拇指上方到根部的膨脹處為止不斷地進行滾動。

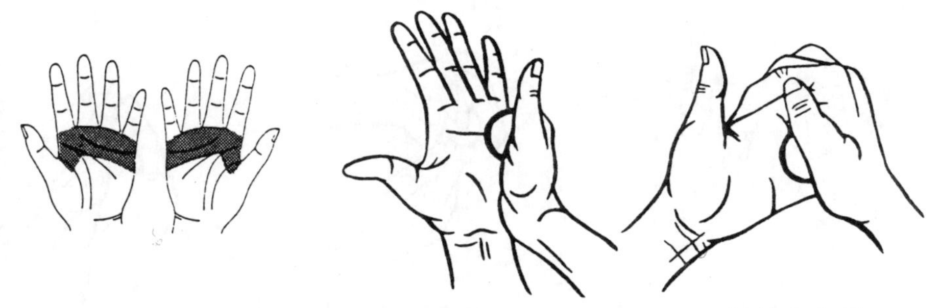

讓手夾住高爾夫球，置於另一隻手指的根部，對於在中手骨前端形成的凹陷處之周圍或外側進行揉捏。

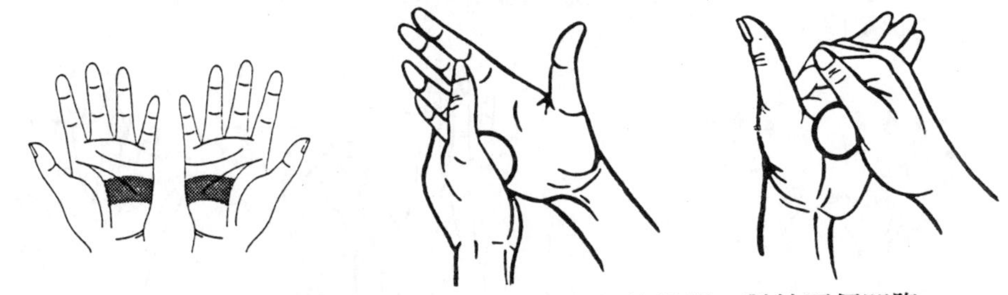

手夾住高爾夫球，置於另一隻手指的根部，對於兩個凹陷處的周圍或根部膨脹的部分進行轉動、揉捏。

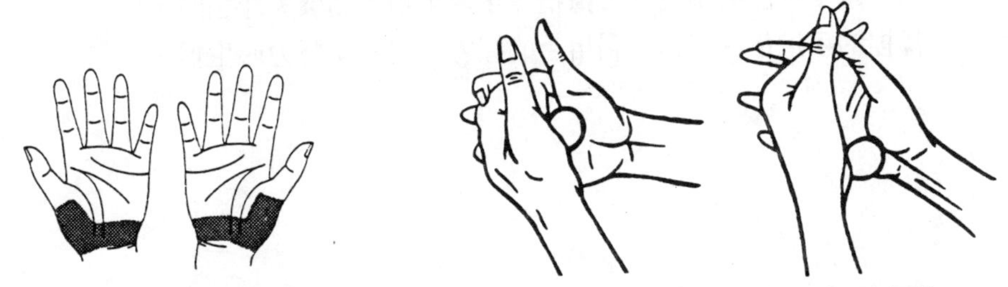

雙手手指好像祈禱一般地交叉，用手的根部夾住高爾夫球，於膨脹的部位滾動，利用握力的強弱使壓力產生變化，進行揉捏。

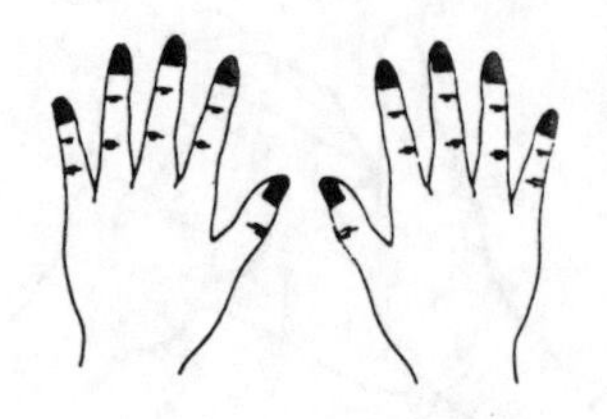

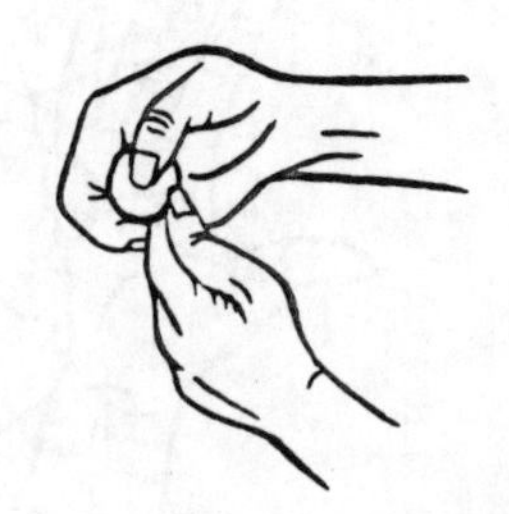

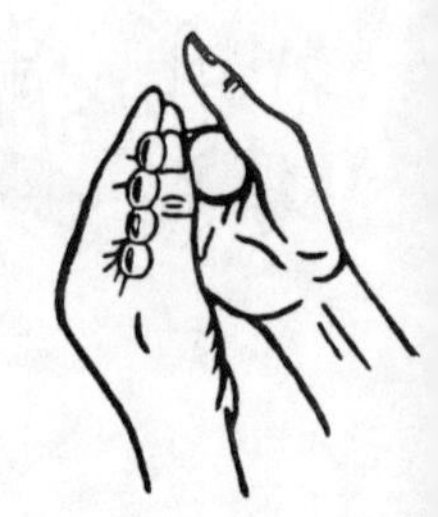

用2根手指夾住高爾夫球，將高爾夫球置於指甲的上方，利用手指的握力使壓力產生變化，讓球由一端滾到另一端，進行揉捏。

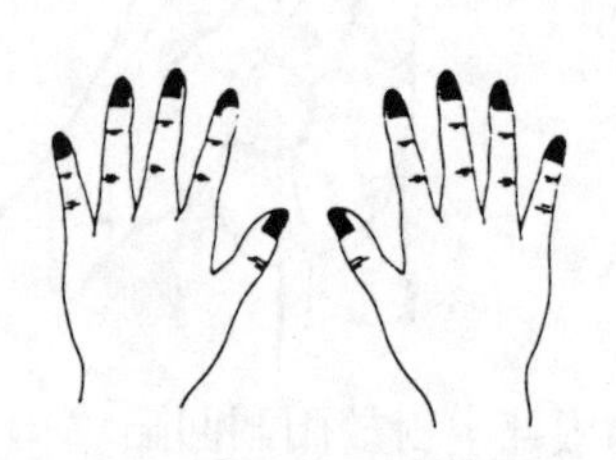

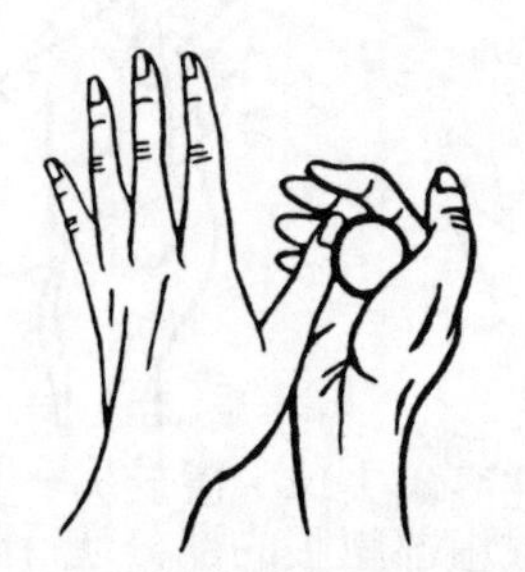

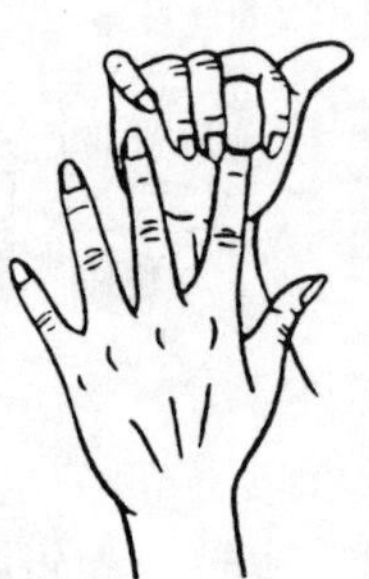

用手夾住高爾夫球，拇指停止於手指與高爾夫球之間，用揉捏的手指包住拇指。利用手的握力之強弱使壓力產生變化。

6 手反射技法的概要

1　拇指全體

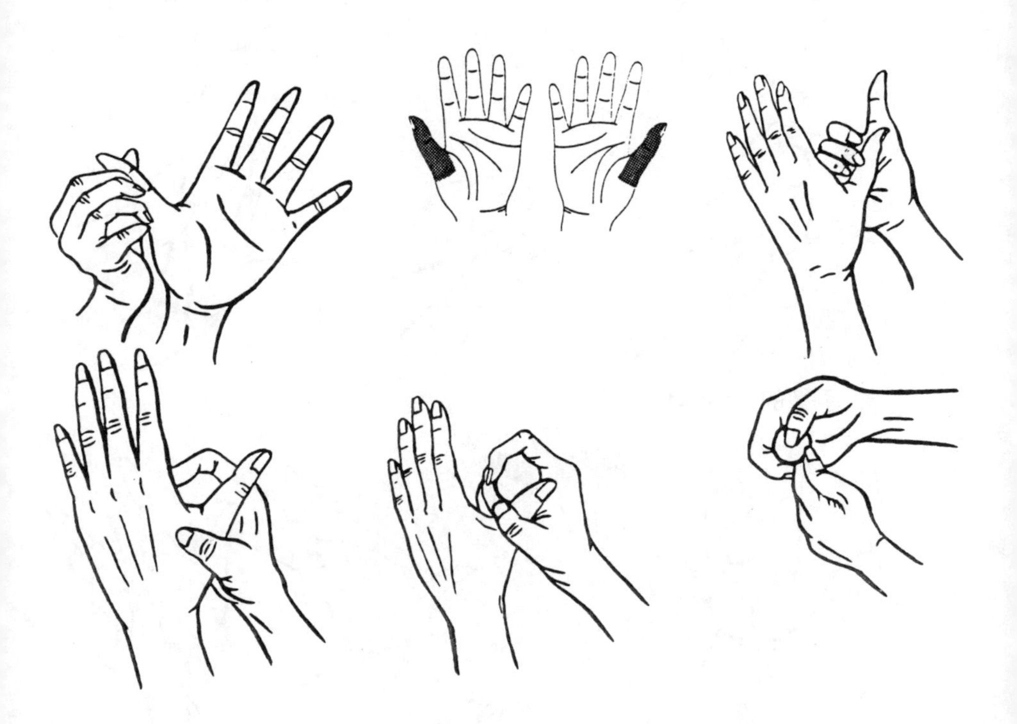

2 手掌側的4根手指

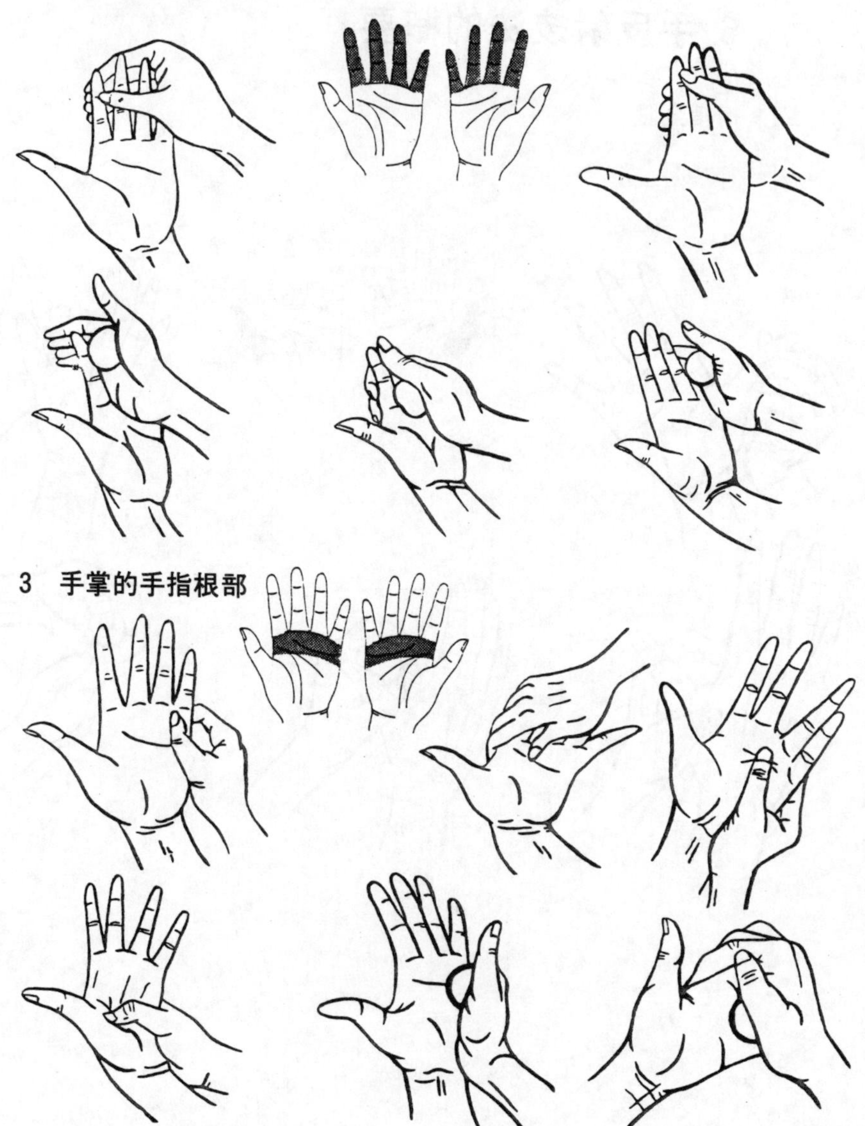

3 手掌的手指根部

4　手掌的凹陷處

5　拇指根部（拇指丘）

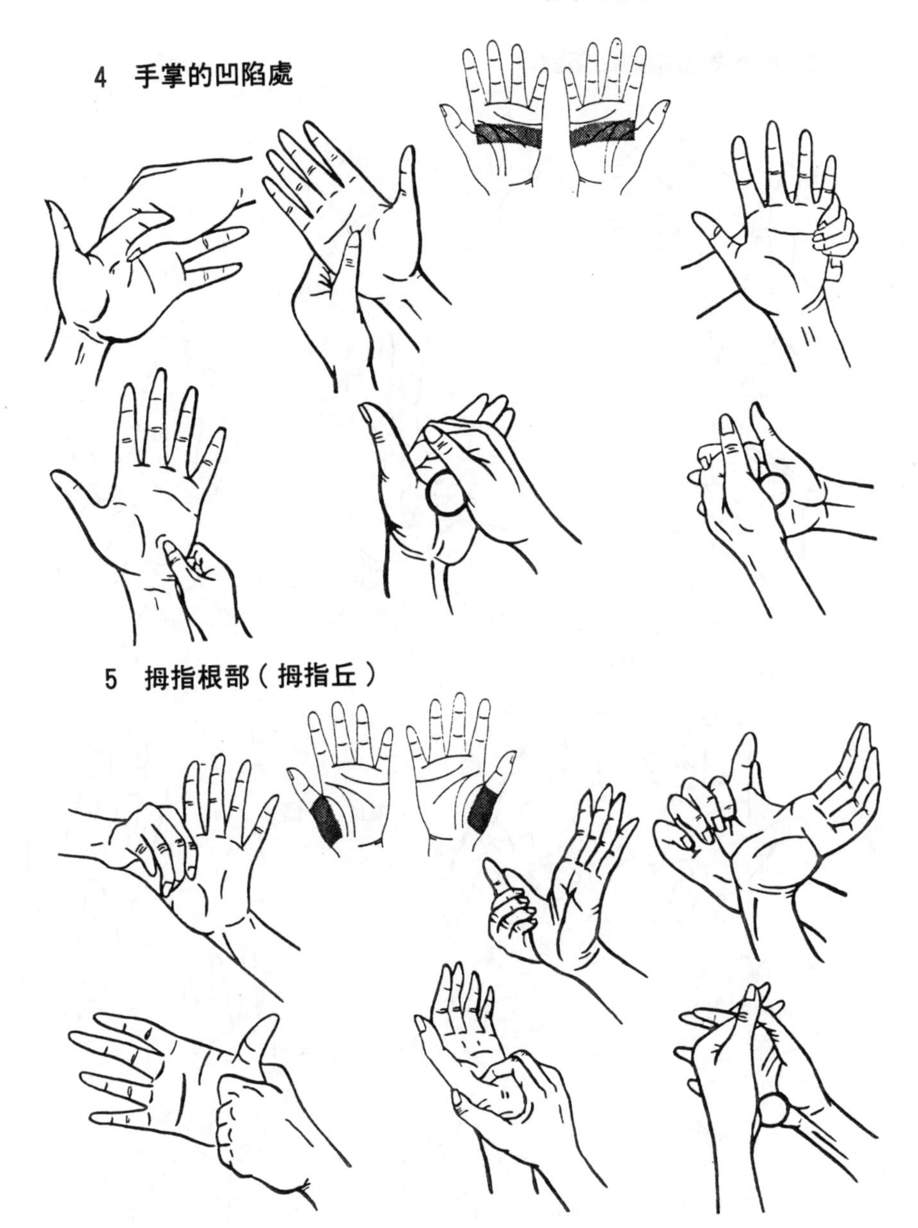

6 拇指與食指的凹陷處

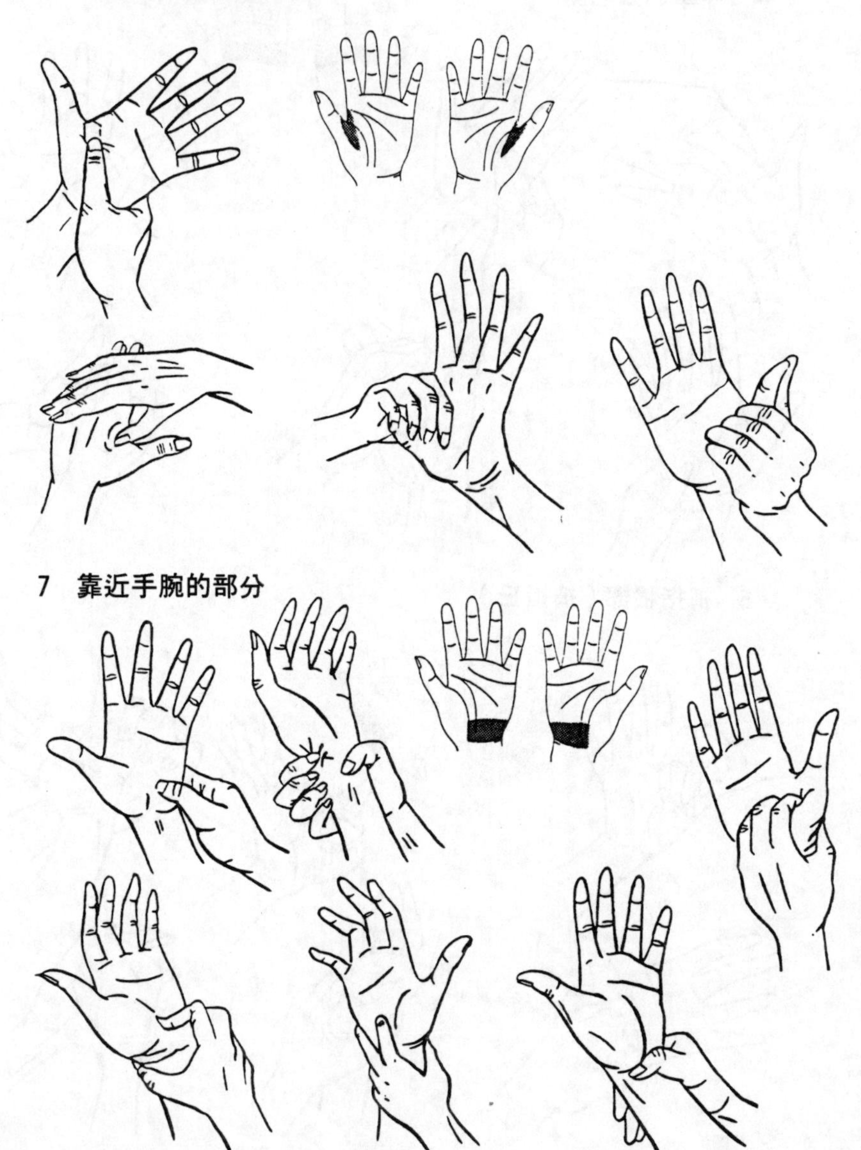

7 靠近手腕的部分

8 手背侧的拇指

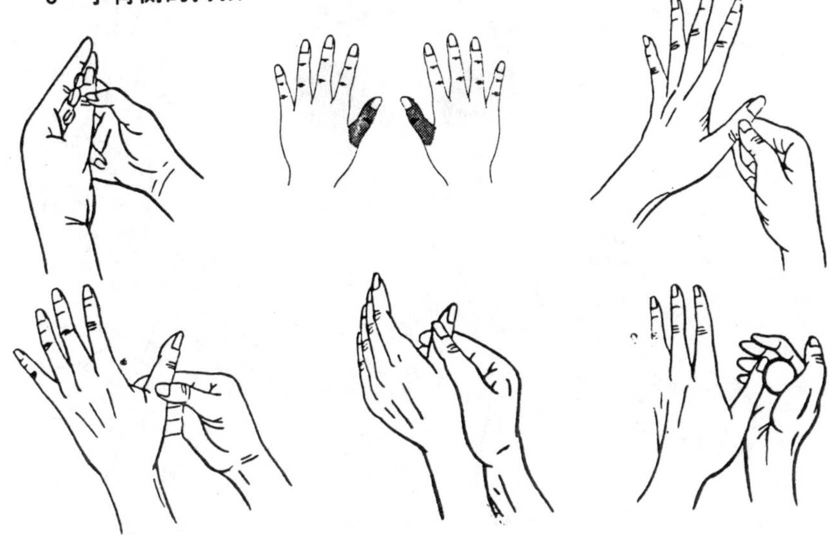

9 手背的4指

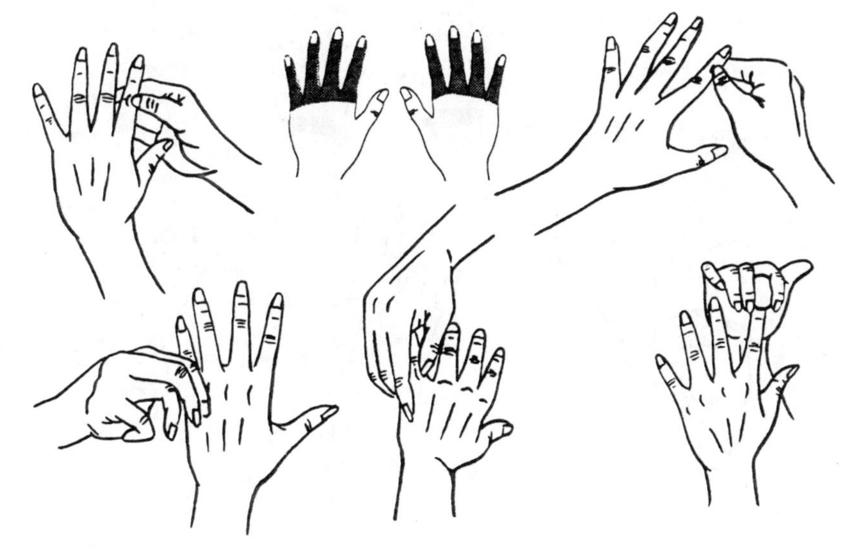

10　手背全體

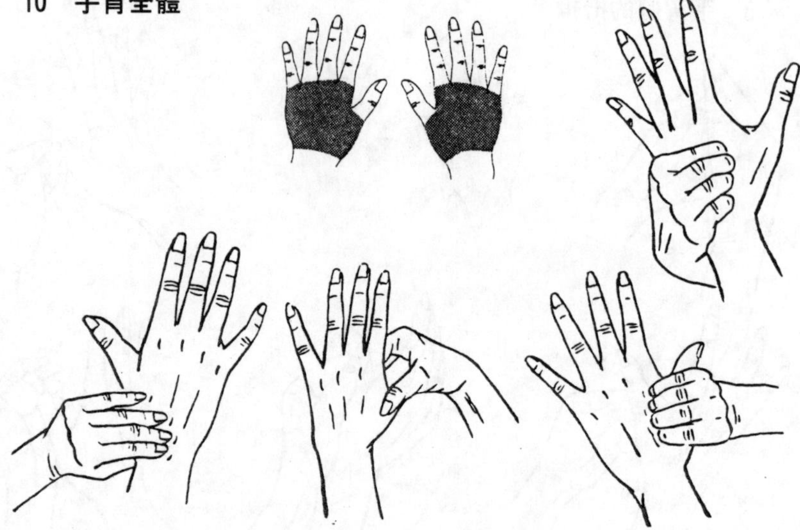

11　手背側的手腕

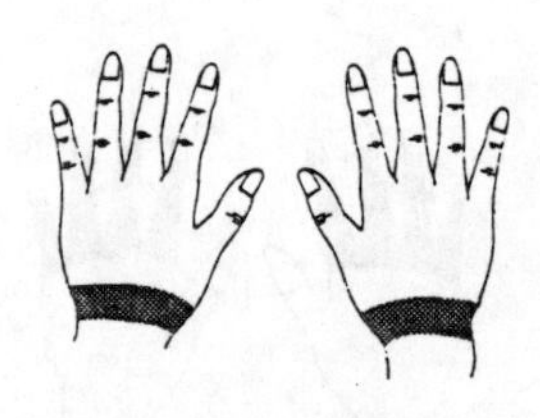

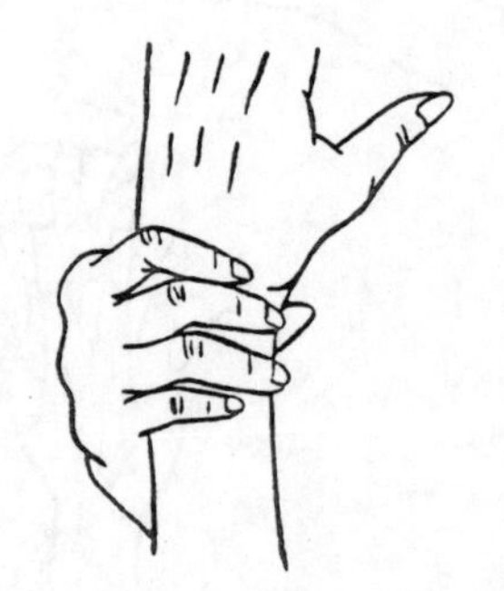

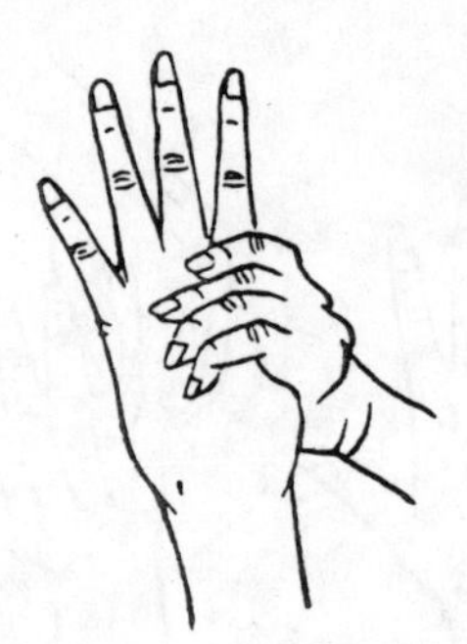

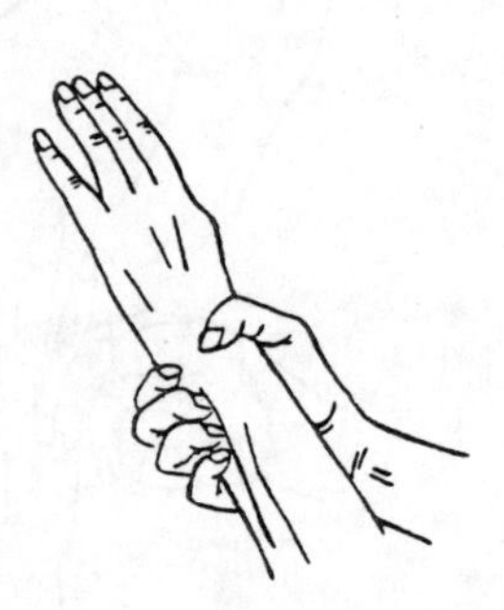

7 治療與預防

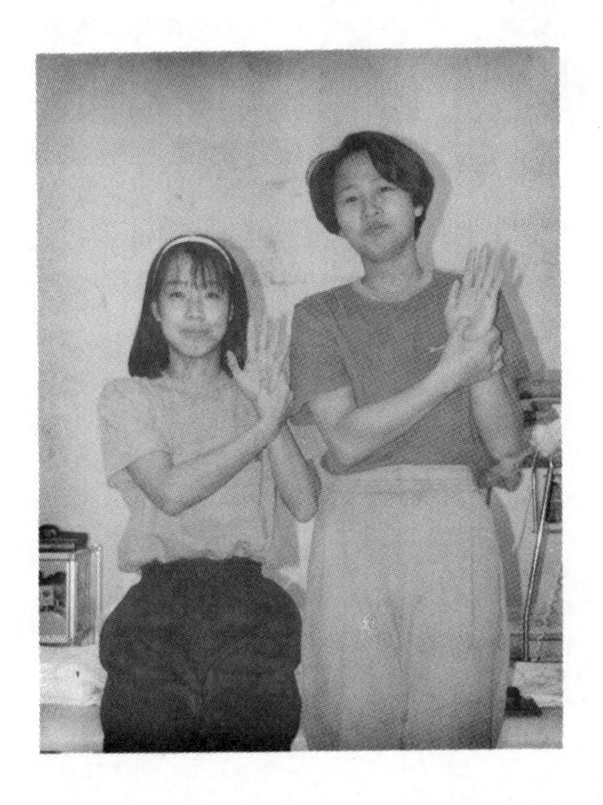

手掌的反射區刺激療法，是推、揉、摩擦手的各個部分來治病或加以預防的健康法。

1 高血壓

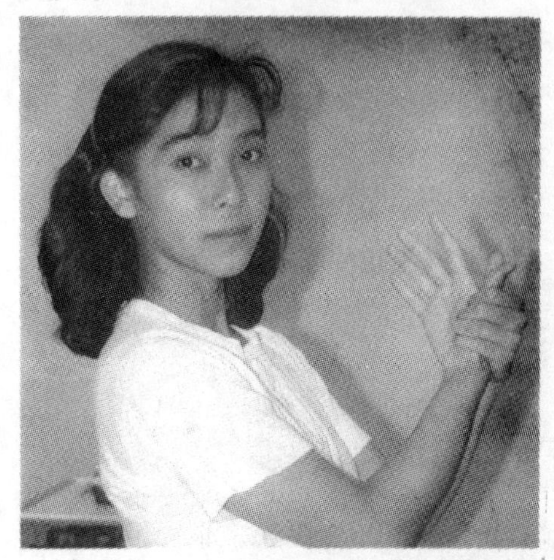

高血壓沒有即效性的治療法，必須注意飲食，減少壓力，進行適度的運動，且要從事充分使用手足的運動。

具有降血壓效果的手反射區，全都集中於雙手的拇指。亦即在拇指的手掌側、手背側及「頭區」、「頸部區」、「口內、支氣管區」。由兩側夾住左右拇指，進行刺激。同時，要充分擺動、旋轉手腕。

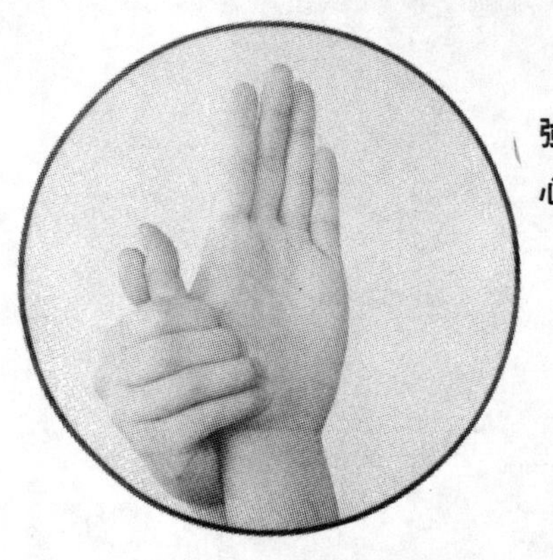

強烈刺激頭、頸部、
心臟（眼）的反射蒂

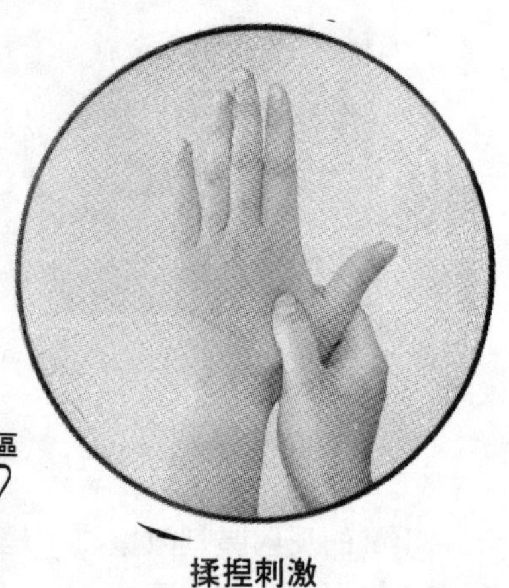

揉捏刺激

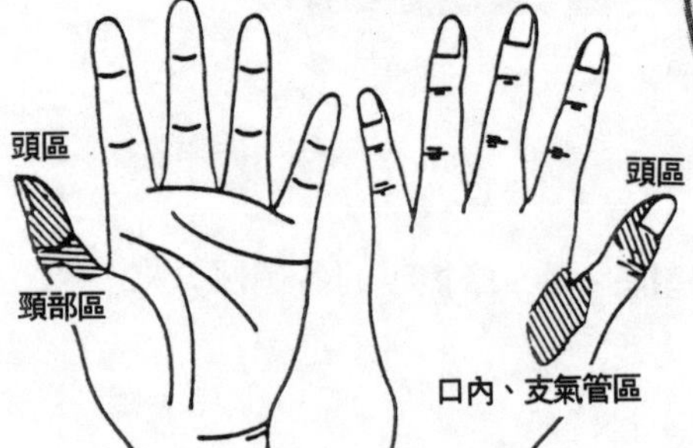

穴　道

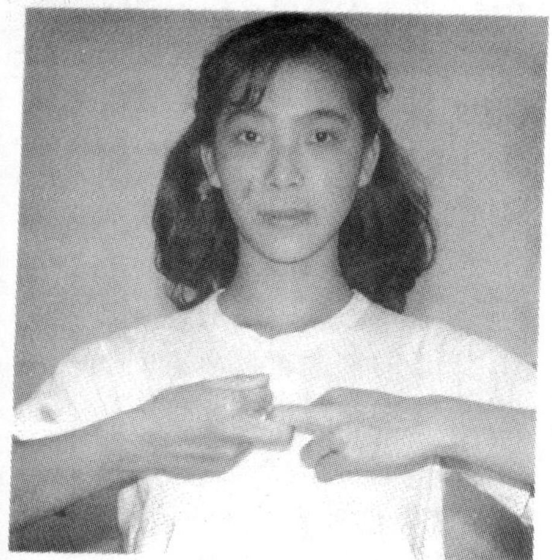

中指與中指互相拉扯

具有降血壓效果的穴道是手背側的陽谿、合谷、落零五、手掌側中指開始的系列，心包經的大陵。

最重要的是刺激的強度，不是要輕微地揉捏，而是要用力地揉捏。另外，也可以將10根牙籤紮成束，用橡皮筋綑綁，再以戳的方式給予刺激。

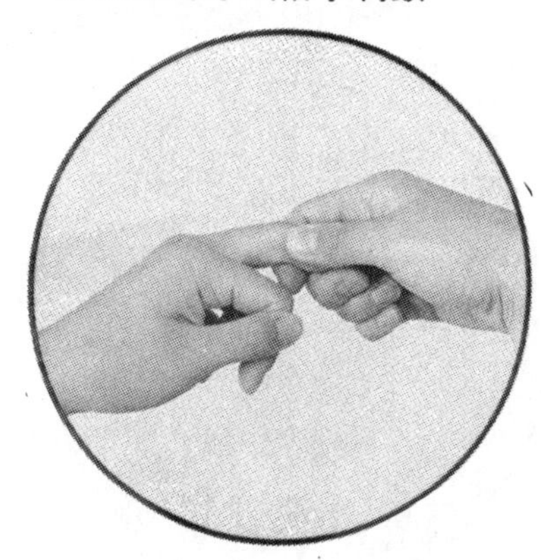

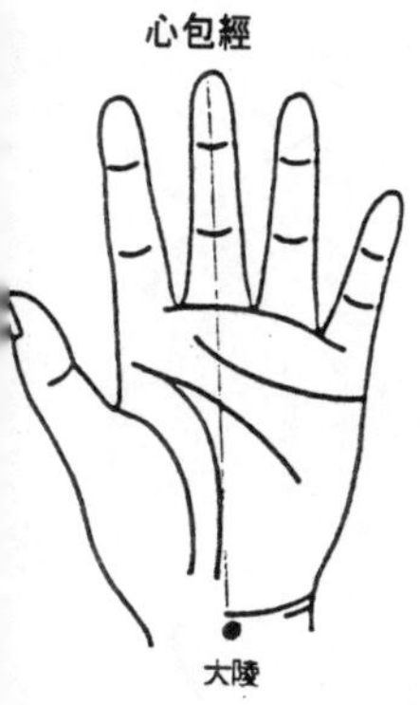

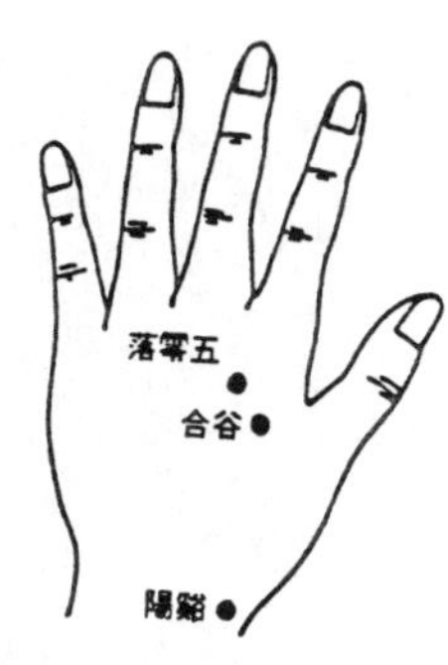

用力揉捏

2 低血壓

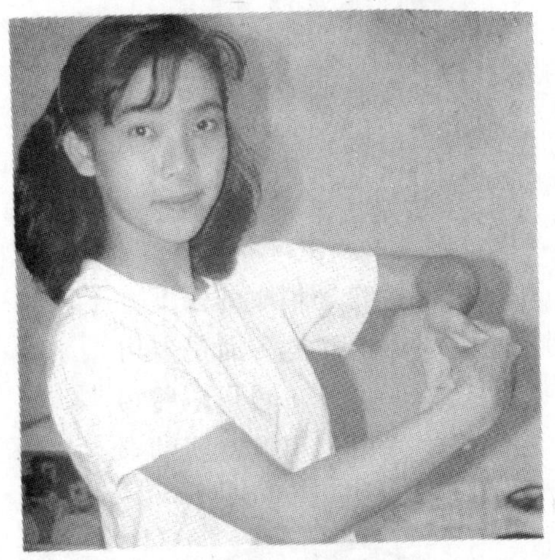

早上醒來時感覺不適、手發冷、頭重、臉色不佳、頭昏眼花、食欲不振、意欲減退、有脫力感，且夏天虛弱為其特徵。由於循環器官系統的功能不良，血液無法充分地送達末梢，因此，整體血壓較低。平時，要從事輕度的運動，攝取消化吸收良好的食物，過規律正常的生活。

揉捏整個手指，且揉捏左右手掌中心的「副腎區」、「腎臟區」。用拇指與食指慢慢仔細地揉捏在拇指第2關節部位的「頸部區」。1次進行2～3分鐘，要持之以恆地每日進行數次。

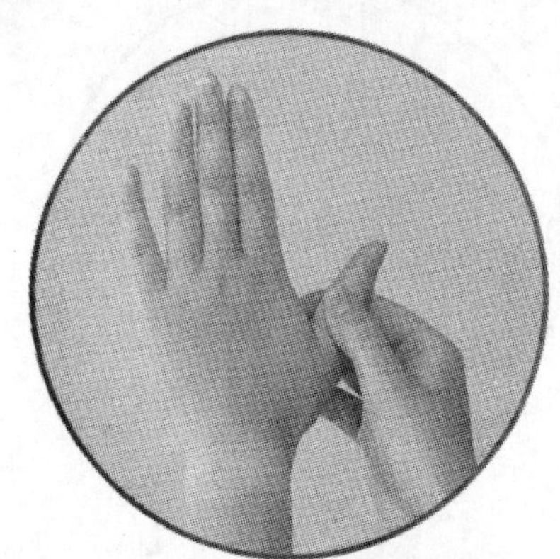

慢慢仔細地揉捏頸部區

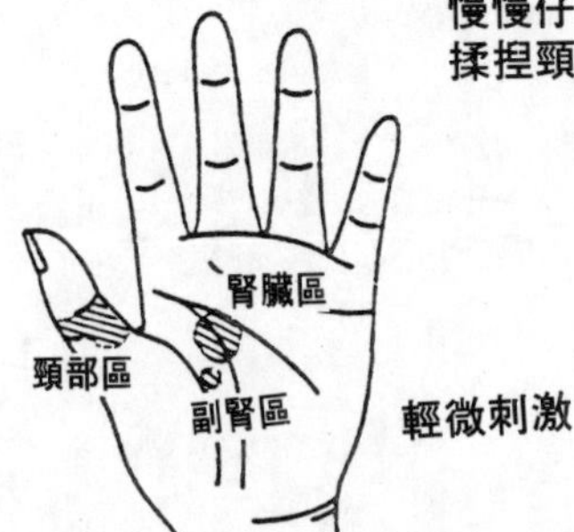

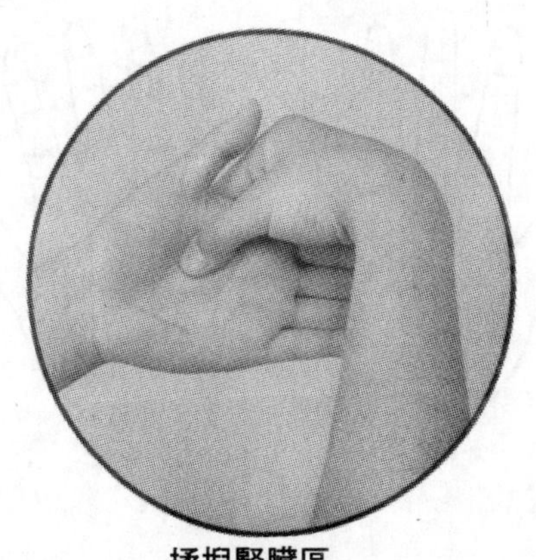

揉捏腎臟區

穴 道

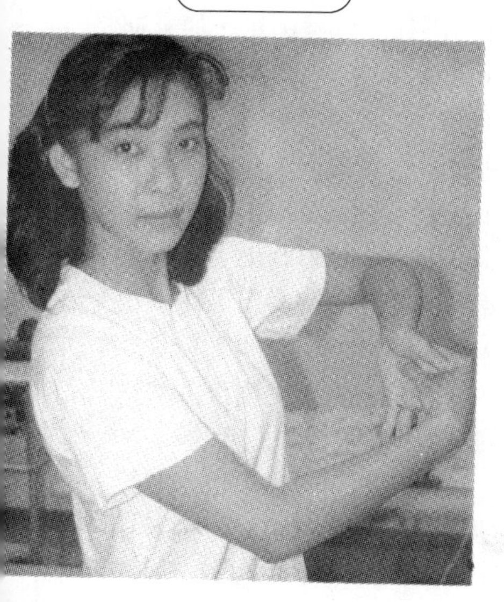

手掌側的神門、大陵、手背側手腕部分的陽池、無名指、小指之間稍下方的中渚，略微用力地推揉。心經、心包經與心臟有密切的關係，故刺激三焦經的穴道，促進血液循環，是很重要的。

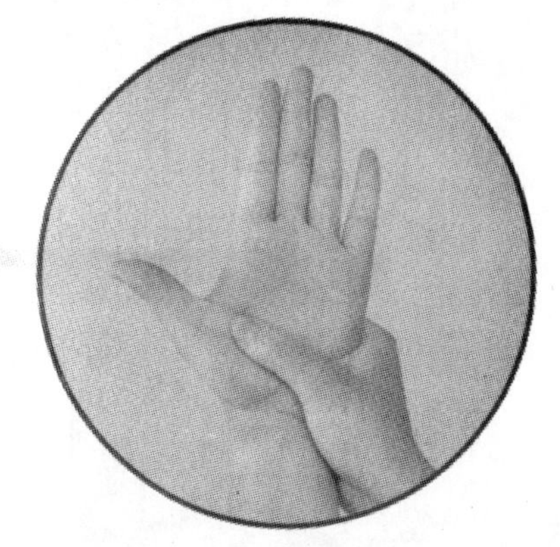

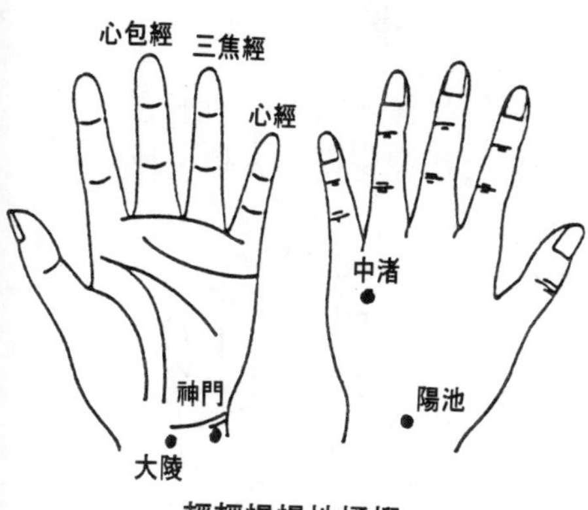

輕輕慢慢地揉捏

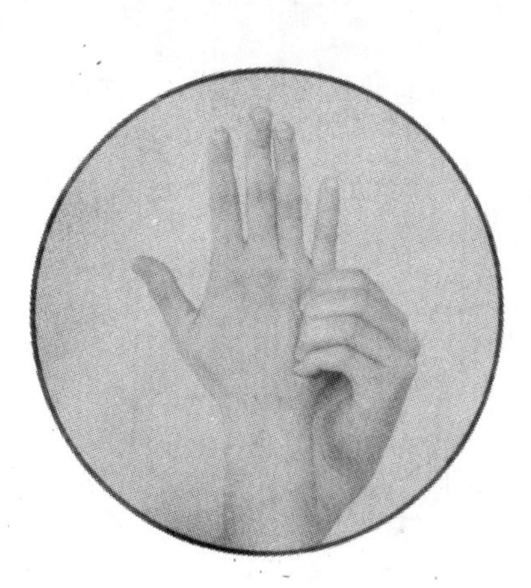

3 貧　血

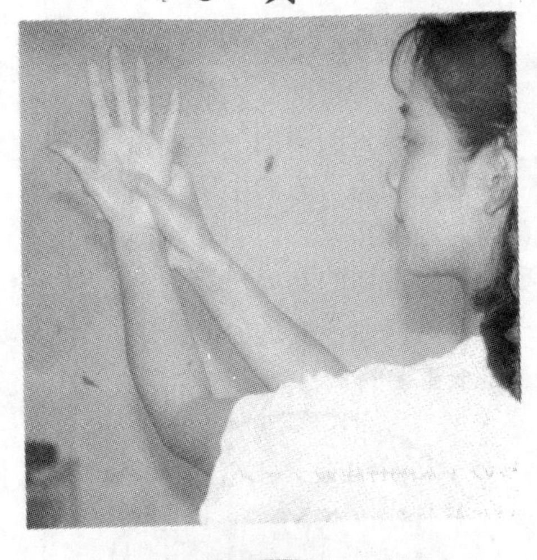

腸的功能不良，消化吸收能力不佳，營養不足，使紅血球量減少，血液循環不良，而並非是血液的總量減少。臉色蒼白、起立性昏眩、頭昏眼花、疲勞、呼吸困難、心悸、食欲不振、注意力減退、輕微發燒等，是貧血時會出現的症狀。

首先，刺激在雙手手掌側的無名指與小指的「耳區」、「頸部區」；其次，也要仔細地刺激右手手掌的「肝臟區」、「副腎區」、「腎臟區」。

穴　道

仔細揉捏各指指甲的下方，並輕輕揉捏腎穴、大陵、神門、手心區。

仔細地用力揉捏

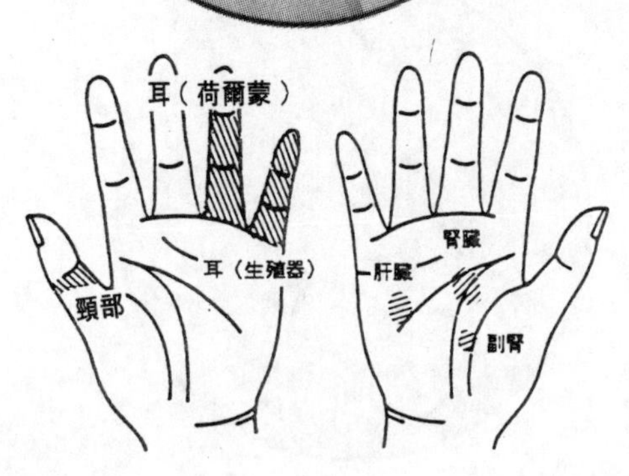

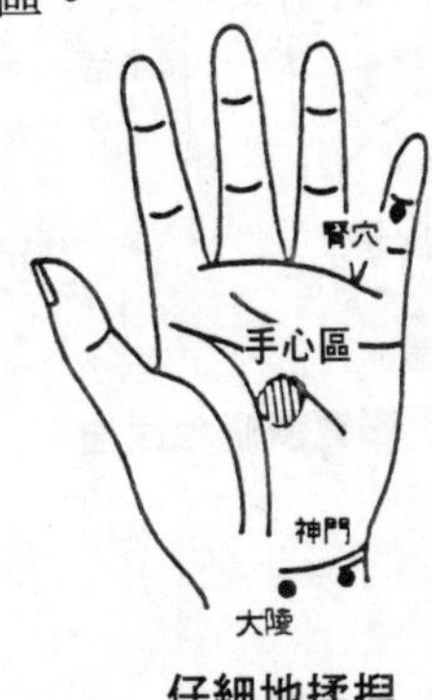

仔細地揉捏

4 心悸、呼吸困難

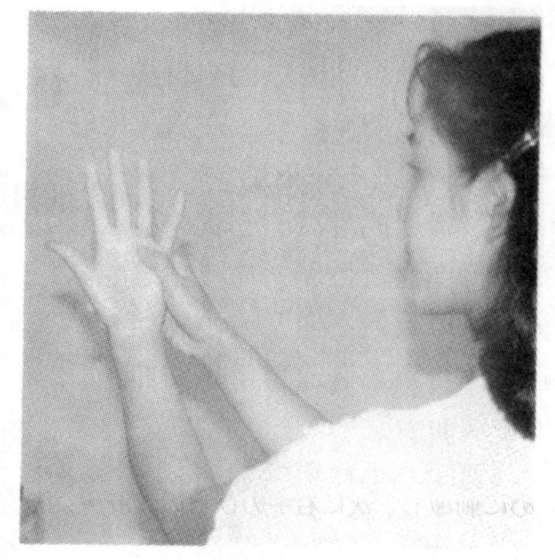

平常不運動的人，一旦突然從事劇烈的運動，即使心臟沒有異常，也會由於脈搏迅速跳動，而使心臟加重負擔，嚴重時，會頻頻出汗。或者因為不安、恐懼、強烈壓力而心跳加速，出現緊縮似的痛苦感，這種精神的生理現象也會出現。

心悸、呼吸困難的症狀嚴重時，要仔細揉捏左手手掌的「太陽神經叢區」、「眼（心臟）區」。

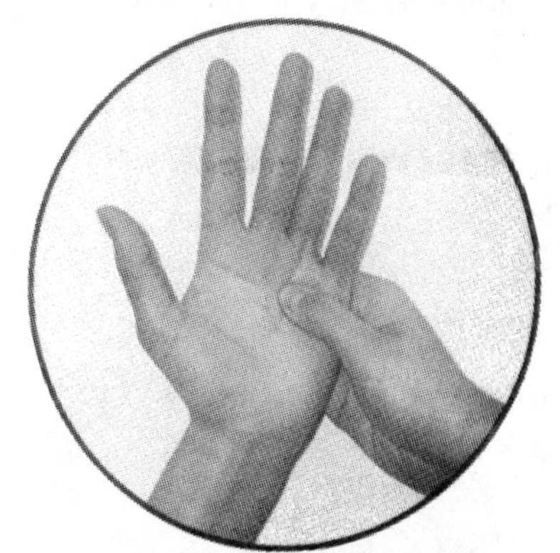

按壓眼（心臟）、太陽神經叢心臟的反射區能抑制症狀

穴道

刺激心經、心包經的穴道。多花點時間，緩和地刺激手掌中央的心包區。對於小指的少衝、中指的中衝、手腕的神門給予緩刺激，也能見效。

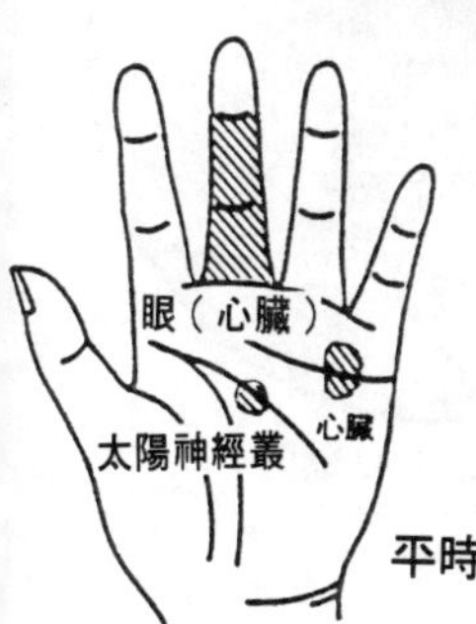

平時宜仔細揉捏

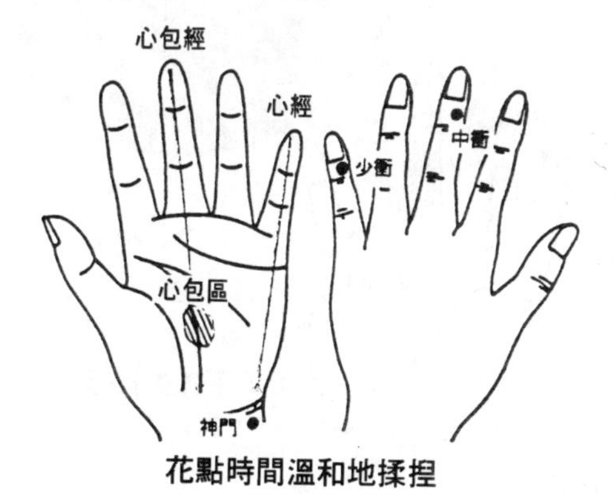

花點時間溫和地揉捏

5 心臟神經症

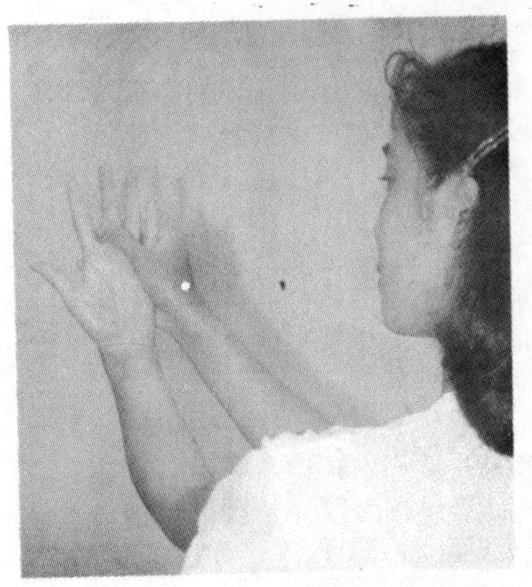

心臟神經症的原因來自於壓力，休息時，心臟、左肩、左臂產生沈重的壓迫感。

最重要的是減輕心臟的負擔，促進血液循環。血液循環失調所導致的高血壓或心臟氣喘，都可以藉著改善手足的血液循環而治癒。

要耐心地揉捏手掌的「眼（心臟）區」、「心臟區」、「太陽神經叢區」。

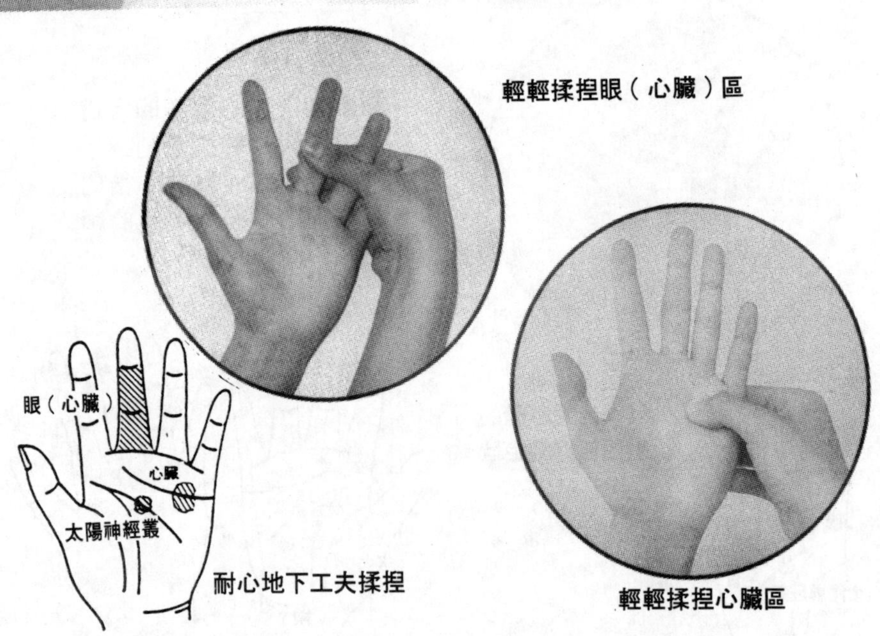

輕輕揉捏眼（心臟）區

耐心地下工夫揉捏

輕輕揉捏心臟區

穴 道

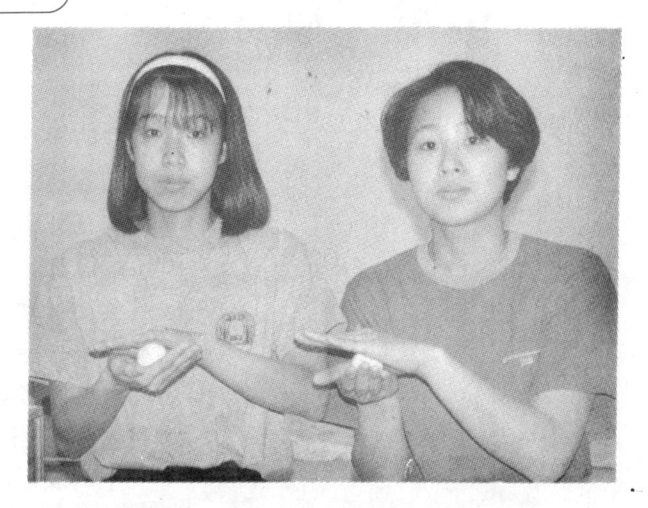

當脈動加快、呼吸困難時，要推揉手掌的勞宮與少符。

按摩小指指甲根部的少衝與少澤，能提高心臟的機能。刺激心包區與精心區，能強化心臟的機能，並促進血液循環。

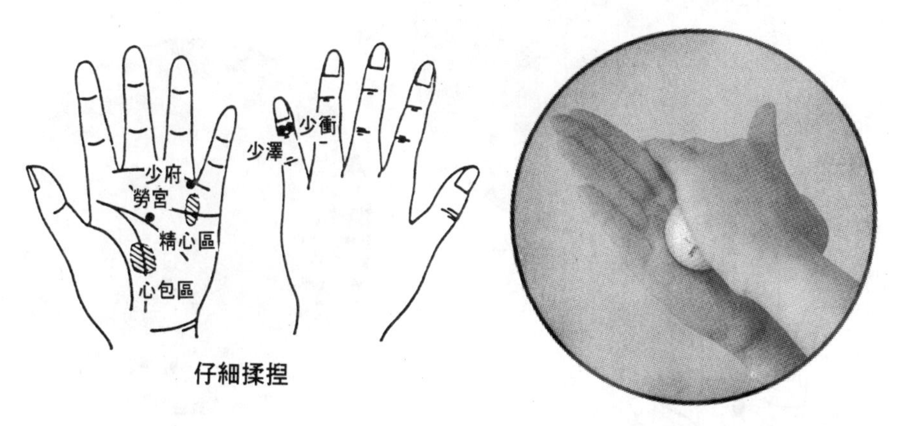

仔細揉捏

好像用高爾夫球在心包區滾動似地刺激整個手掌。

6 肝　病

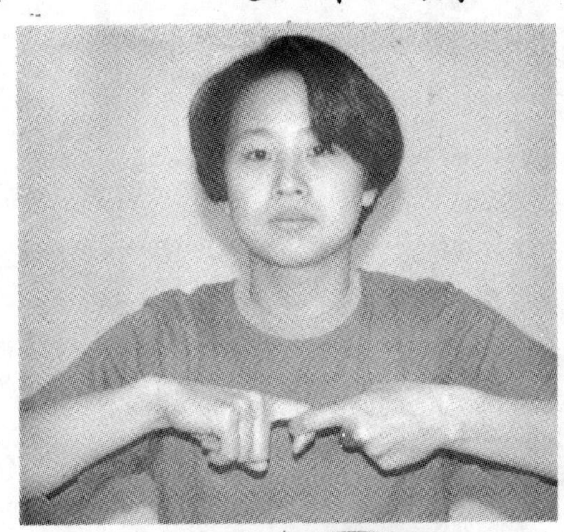

一旦肝臟發生問題，就會對其他的臟器造成重大的影響，特別容易受到影響的，即為腎臟。在肝臟未經解毒或中和的不用廢物，直接流入腎臟時，就會使腎臟受損。肝病患者容易喝醉、惡醉、肌膚乾燥、容易疲倦。必須慎行食物療法，且耐心地提高自然治癒力。

手的反射區是右手手掌的「肝臟區」、「膽囊區」、「副腎區」，宜強力地按摩這些部位。

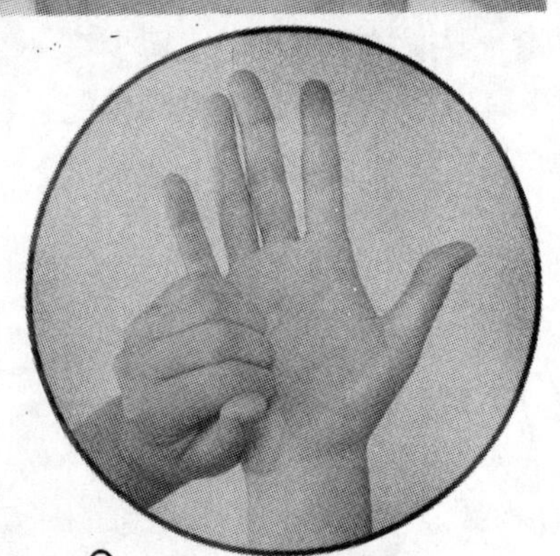

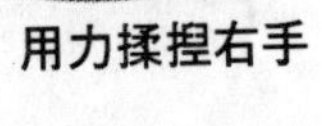

用力揉捏右手

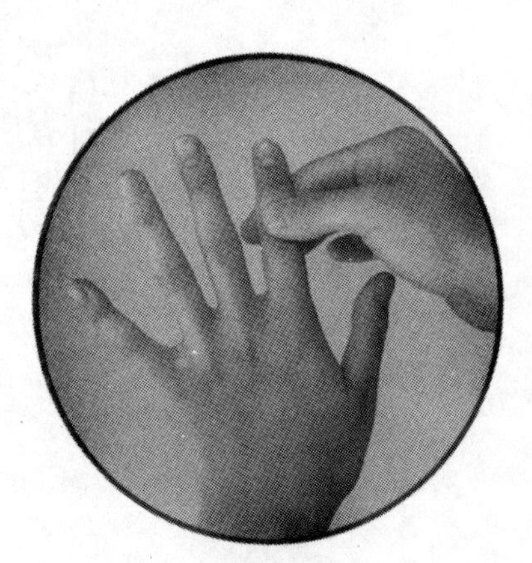

用力揉捏

穴道

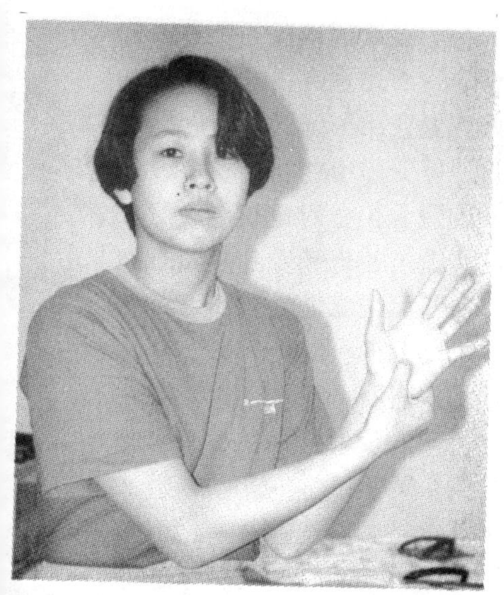

用拇指與食指仔細推揉食指指甲下方的商陽、無名指指甲下方的關衝及第二關節的偏頭點。

食指亦稱「肝指」，可早晚各花5分鐘，將食指置於胸前，互勾做拉扯運動。

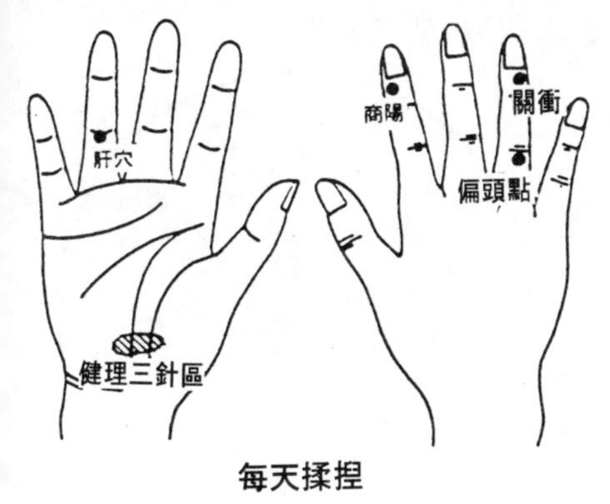

每天揉捏

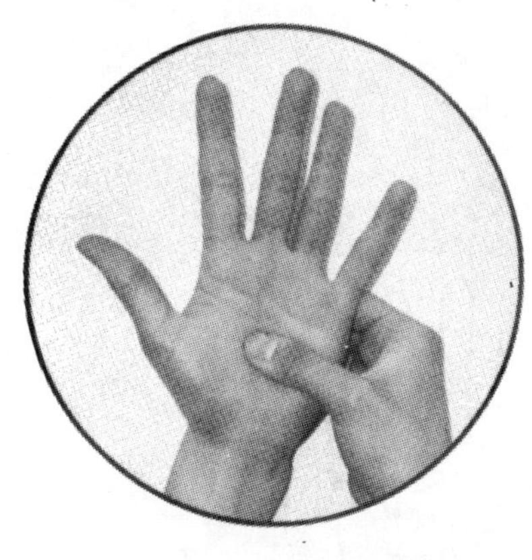

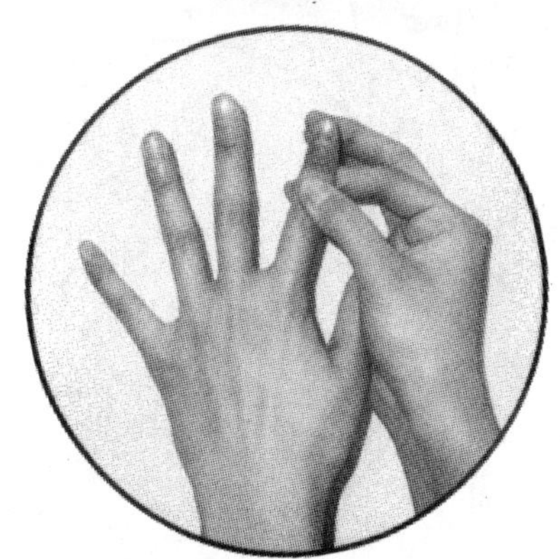
仔細揉捏

7 腎臟病

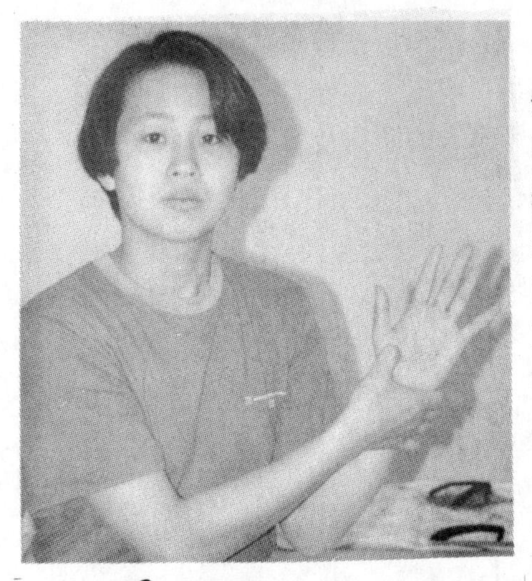

出現原因不明的浮腫、疲勞、皮膚鬆弛、長疙瘩、自體內感覺寒冷、鈍痛等症狀時，疑似腎臟障礙的初期。攝取過多的鹽分，會對腎臟造成沈重的負擔，使腎臟受到侵蝕；而來自肝臟未處理的老舊廢物無法排出體外，其中的一部分會再混入血液中而進入體內。

手的反射區是左右手掌中心的「腎臟區」、「副腎區」，其次是「膀胱區」、「甲狀腺區」，利用較弱的刺激進行揉捏，使機能活性化。

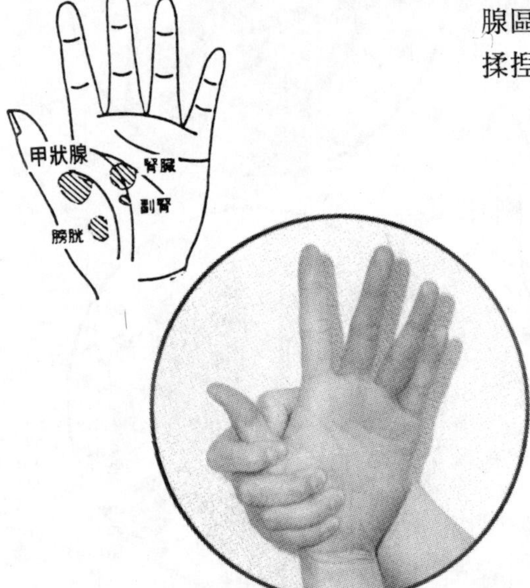

充分刺激

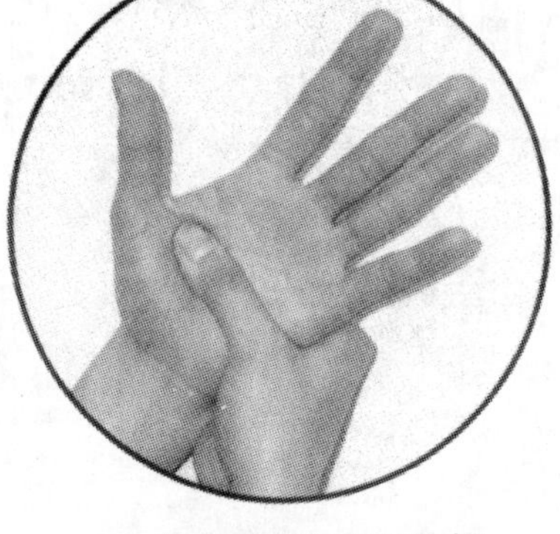

每天慢慢仔細地揉捏

8 糖尿病

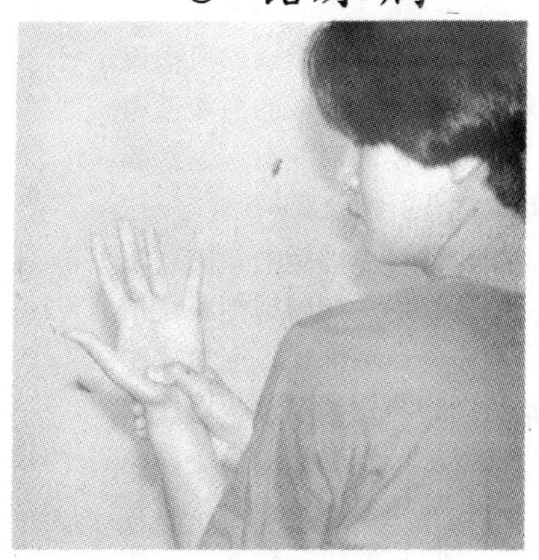

當身體容易疲倦、乾渴、雖有食欲卻很瘦、多汗發冷、容易化膿、多尿且帶酸甜味時，則疑似罹患糖尿病。

症狀惡化時，會出現視力模糊、頭痛、健忘、四肢麻痺等現象。男性會有性欲減退、女性會有生理異常等症狀。

手的反射區為手掌中央靠近拇指側的「胰臟區」，對此部位進行刺激，就能促進胰臟的作用。同時，也要仔細地揉捏「消化器官區」、「副腎區」、「頭區」。

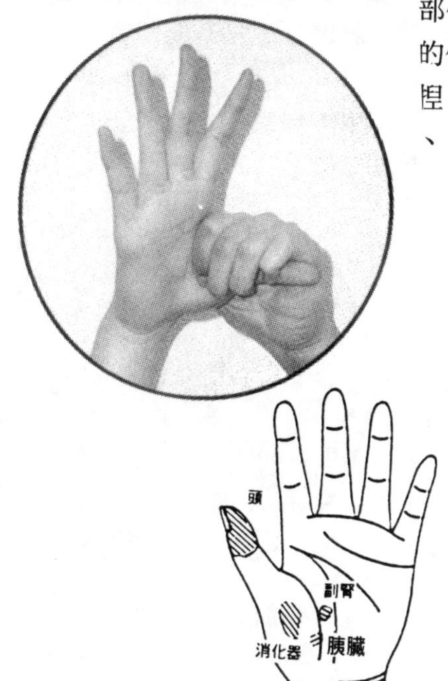

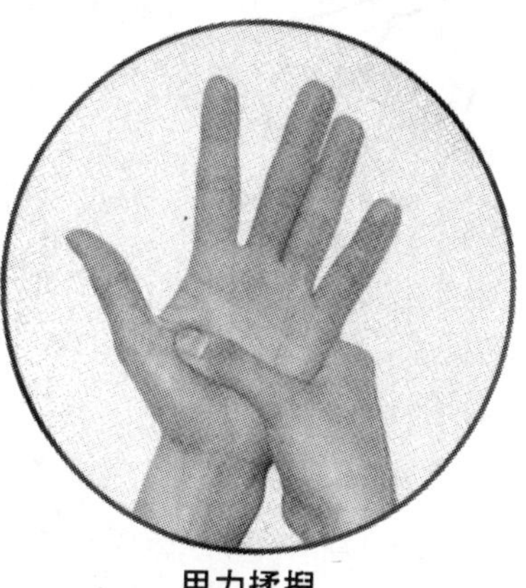

用力揉捏

9 頭　痛

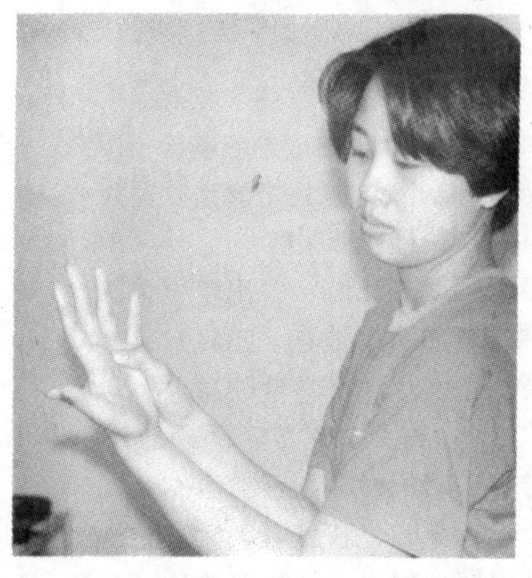

頭或頸部、肩部的肌肉異常緊張，使通往腦的血液循環不良，必要的氧無法送達到腦時，就會引起頭痛。

位於雙手拇指前端的「頭區」，利用反側的拇指與食指好像夾住似地推揉；在對於在食指側的「側頭區」，則好像夾住似地仔細揉捏，給予刺激。有時頭痛原因是來自於肩膀酸痛，故也要用拇指的指腹揉捏「肩區」。尤其要將重點置於雙手的拇指。最後要揉捏「太陽神經叢」，藉此能改善慢性頭痛。

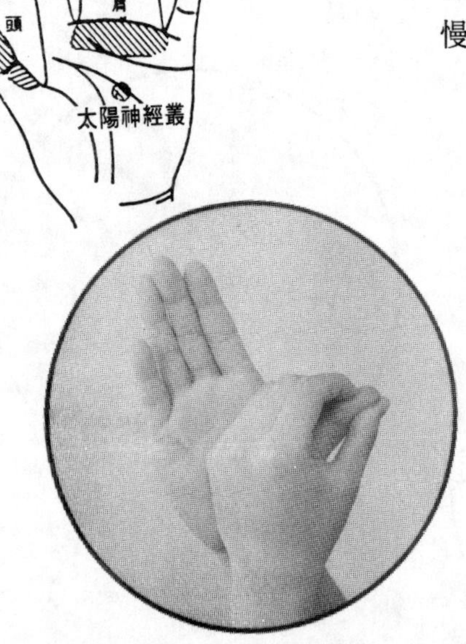

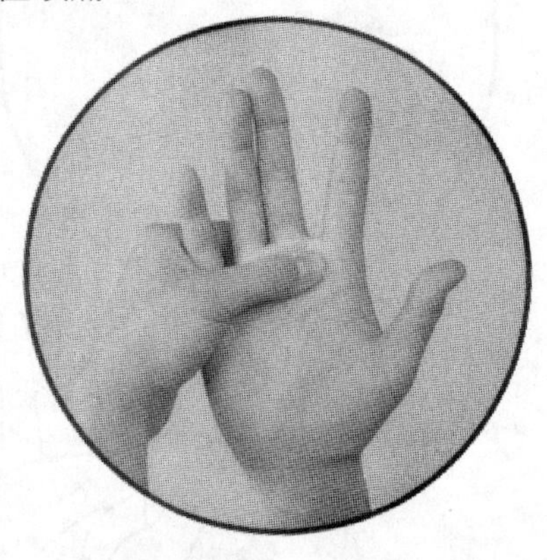

不僅1個部位，要揉捏整個反射帶

穴 道

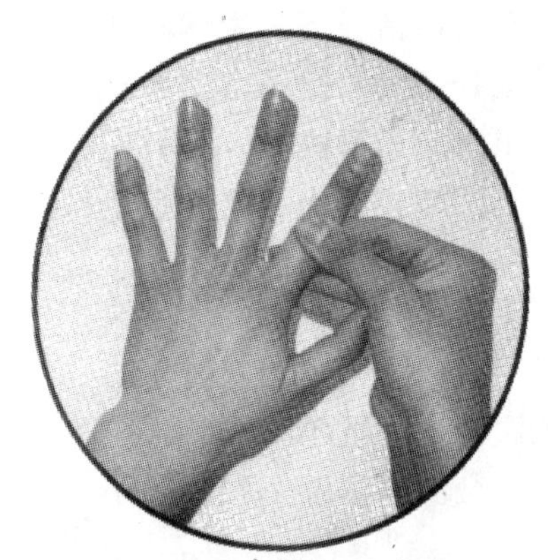
配合症狀按壓全部的穴道

在手掌中指第1關節中央的心穴、手腕正中央的大陵為心包經的穴道，能促使血管功能正常，能有效地治療頭痛。可利用牙籤或髮夾加以刺激，效果極佳。

頭痛因疼痛的部位不同，需對不同點（穴道）進行刺激。

◉整個頭疼痛時……前頭點

◉中央疼痛時……頭頂點

◉偏頭痛時……偏頭點

◉暴飲暴食、宿醉時……前頭點

◉後頭部疼痛時……後頭點

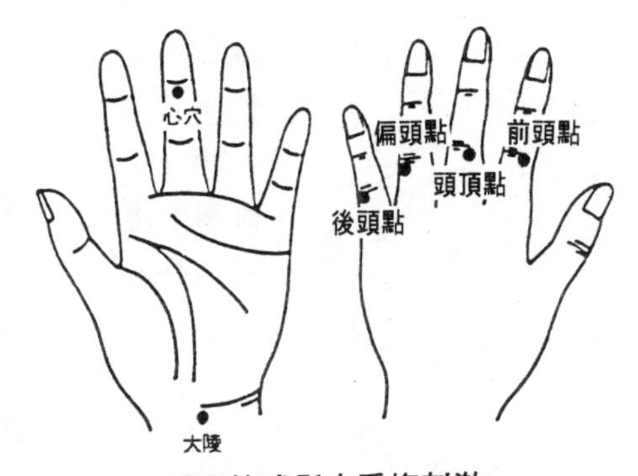

用牙籤或髮夾重複刺激

10 生理痛

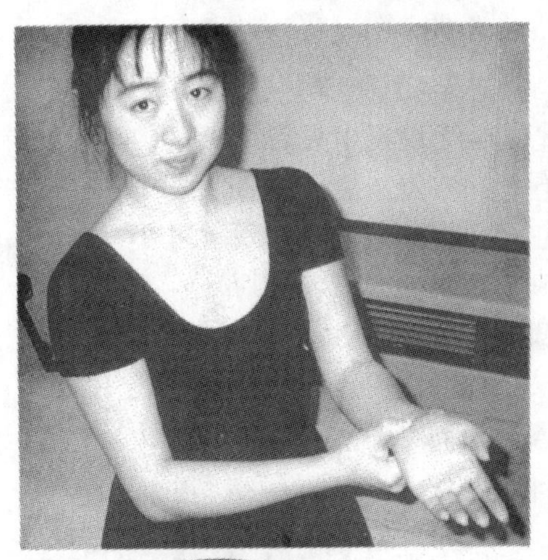

骨盤或內臟出現毛病或異常時，子宮或卵巢位置稍有偏頗，輸卵管可能出現扭擰的狀態。在這種情況下，生理期到來的前1～2天，從子宮口將經血推出時，子宮收縮，而引起疼痛，同時，會出現腰、腹疼痛、寒冷、頭痛、血壓高等症狀。必須仔細揉捏手掌前端（這兒是腦下垂體的穴道）的「頭區」、靠近手腕的「生殖器區」及「腎臟區」和整個小指。

穴　道

仔細揉捏無名指（為三焦經，與生理機能有關），並刺激關衝，揉捏合谷。

感覺好像會振動子宮似地用力刺激

頭

腎臟

生殖器

仔細按壓

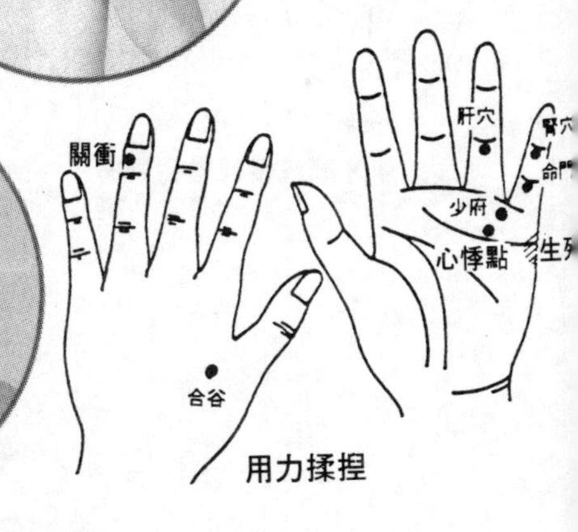

用力揉捏

11 夜尿症

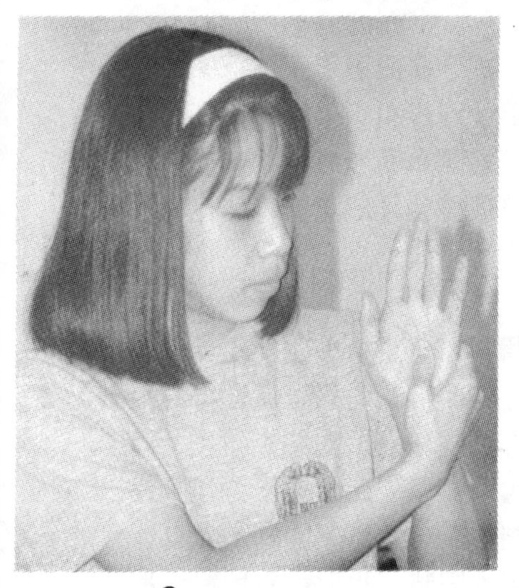

夜尿症多半是由於腎臟機能減退，膀胱出現異常所致。

仔細揉捏手足，加以刺激，尤其要耐心地推揉腎臟、膀胱、副腎的反射帶，如此即可奏效。

嚴厲斥責，只會造成反效果，有罹患神經性的慢性夜尿症之虞，必須付出愛心努力地尋求對策。

穴　道

在手掌側手腕關節的小指部分存在肌腱，而在小指側的凹陷處，存在調整中樞的神門穴。

用指尖抵住該部位，朝向手背側，早晚定時給予刺激。

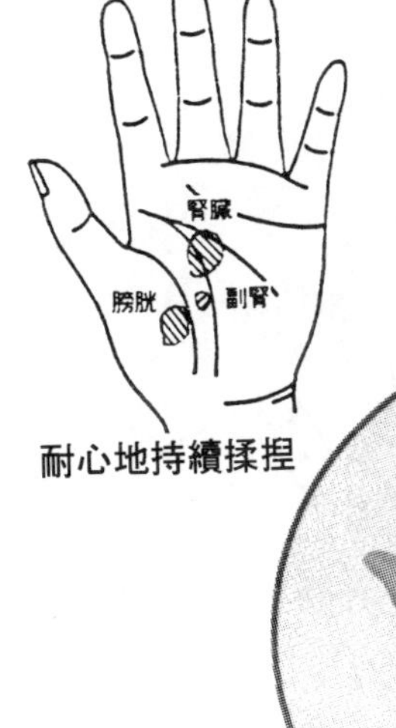

耐心地持續揉捏

朝前後左右推揉

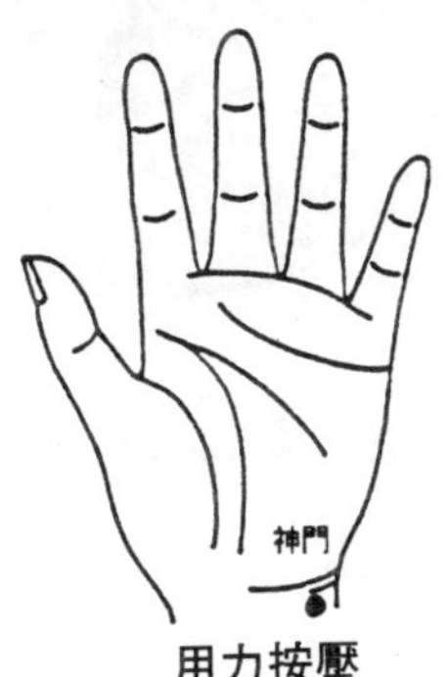

用力按壓

12 牙　痛

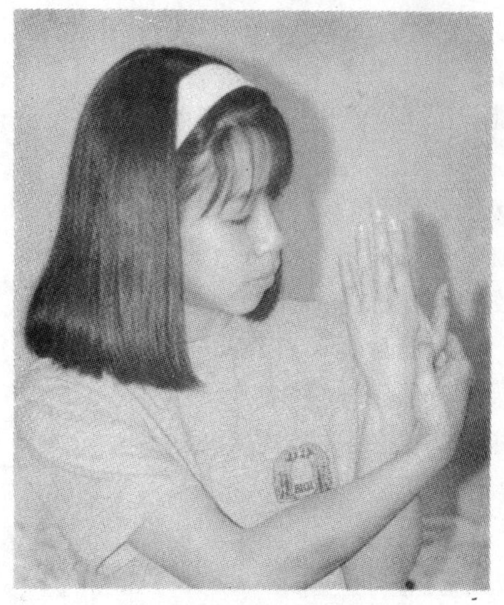

牙痛原因除了蛀牙、牙周痛、齒根膜炎等疼痛以外，也可能是肩膀酸痛所致，或因過度疲勞使牙齦浮腫時，也可能出現疼痛。

若要暫時緩和牙痛，就要用拇指與食指夾住手的反射區，亦即手背的拇指與食指的根部之「口內、支氣管區」，用力地揉捏。此外，用力刺激食指指甲下方的手背側，亦具效果。同時，也要細心揉捏中指根部的無名指附近。

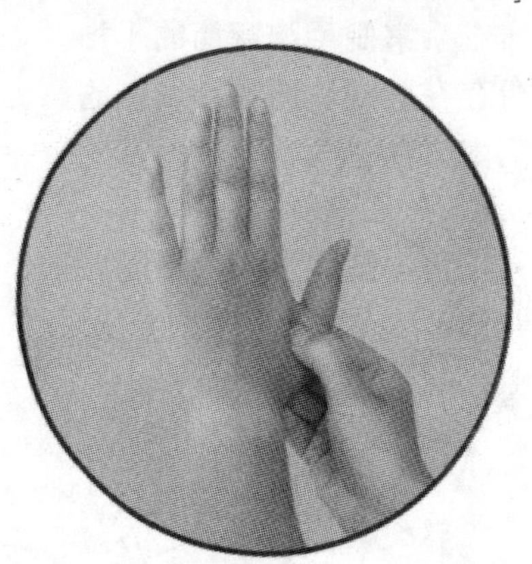

用力揉捏口內、支氣管區

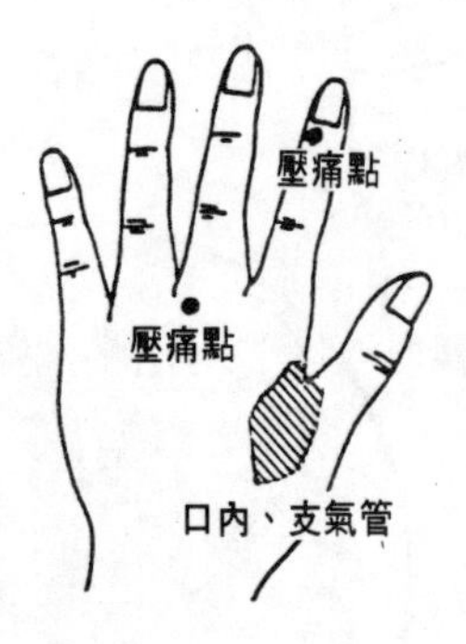

穴　道

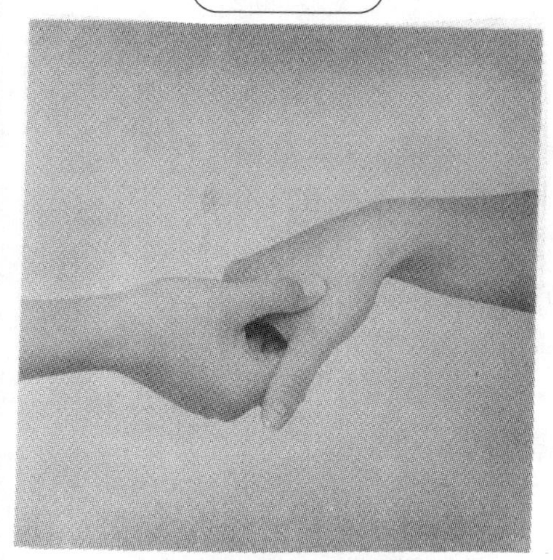
手指好像交疊似地刺激

暫時抑制牙痛的穴道，不同於改善牙齦的構造、鞏固牙根、保持牙齒健康的穴道。

要用力揉捏在手背側的食指根部的三間與合谷（大腸經）。手掌中指與無名指根部的交接部分之牙痛點、無名指第2關節的肝穴、小指的腎穴，也要給予強力的刺激。

以筆尖或牙籤等前端為尖狀的物體給予疼痛的刺激，十分有效。

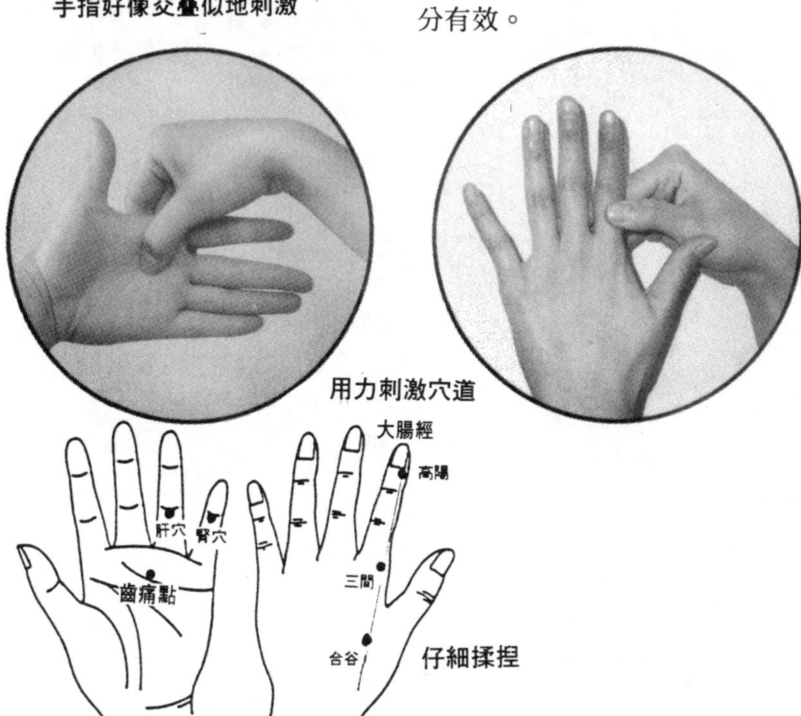

用力刺激穴道

仔細揉捏

13 眼睛疲勞

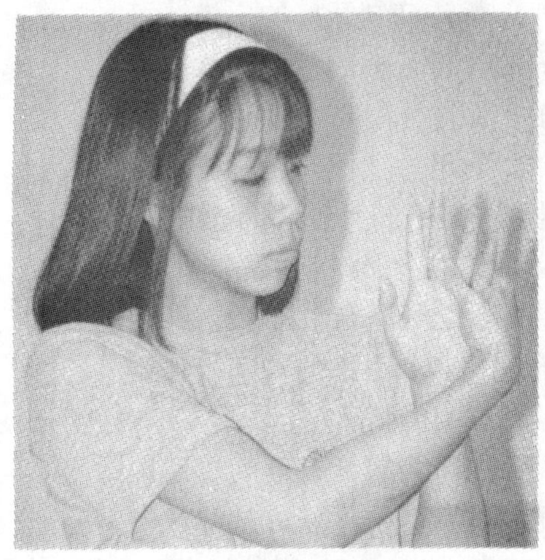

出現眼睛疲勞、怕光、頭痛等現象時，可能是過度役使眼睛或睡眠不足所引起的。此外，也可能是由於精神的過度疲勞所致。但根本原因在於胃腸或腎臟失調，因此，除了眼、肩膀的區域之外，也要給予這些區域刺激。

穴　道

少澤（手背側、小指指甲外側生長處）……過度役使眼睛而引起疲勞時。

商陽（食指指甲右下端、拇指側）。

心包區（手掌中央）。

合谷（手背側、拇指與食指的股之間）。

充分揉捏上述的穴道，給予稍強的刺激；或用牙籤、筆尖給予強力的刺激，效果顯著。

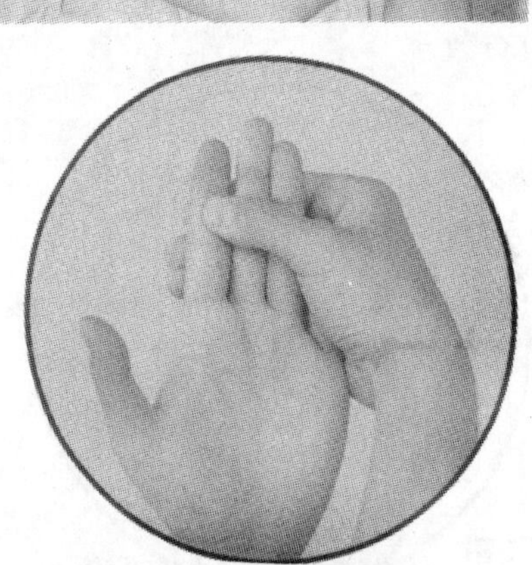

用力推揉

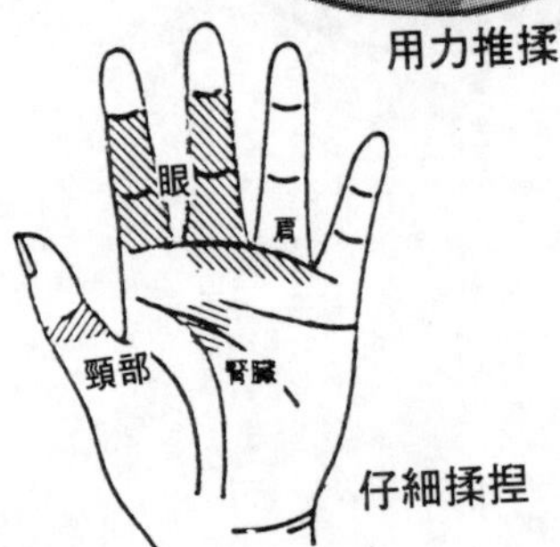

仔細揉捏

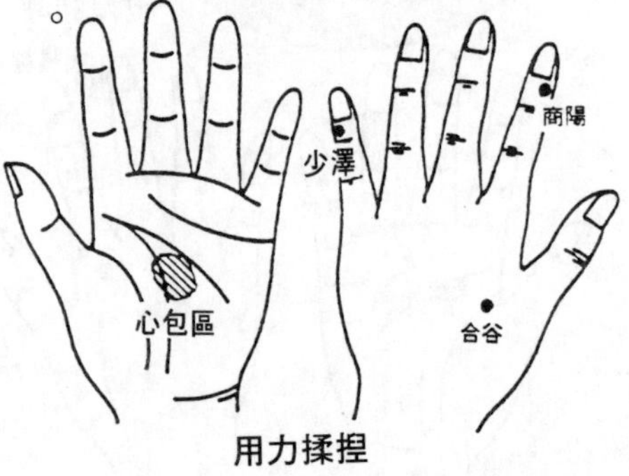

用力揉捏

14 視線模糊

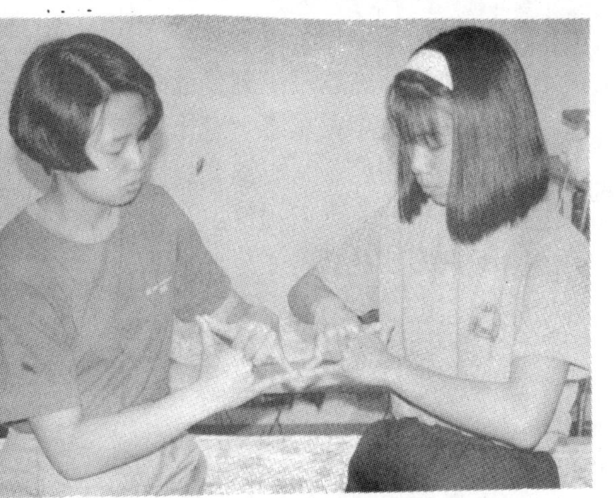

視線模糊，多半是過度使用眼睛所致，視力大幅地減退。

要仔細揉捏左右手掌的食指、中指的「眼區」、「肩區」、拇指的「頸部區」、「口內、支氣管區」。

穴　道

合谷為第一重點。此外，也要細心揉捏二間、商陽。

眼
肩
頸部
口內、支氣管
商陽
二間
眼點
合谷

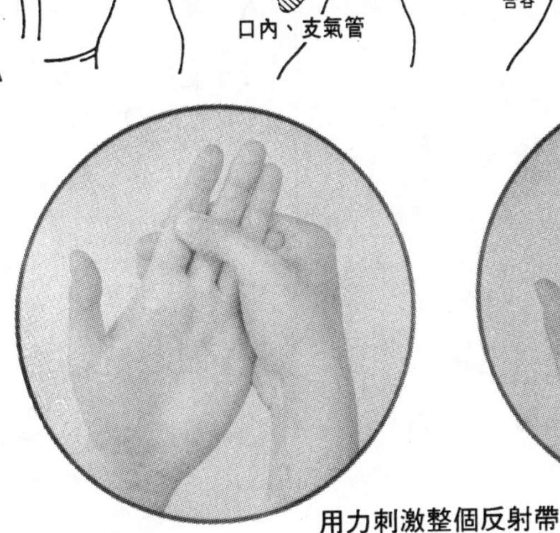

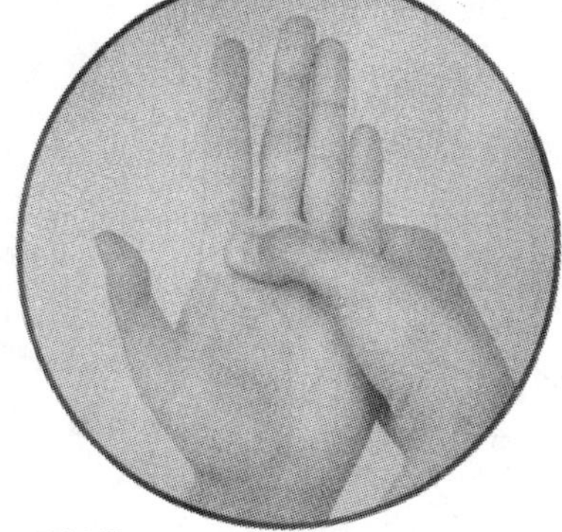

用力刺激整個反射帶

15 頭昏眼花

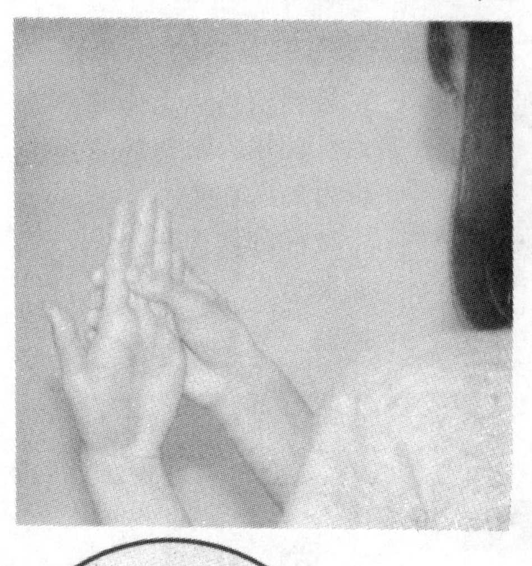

當三半規管或小腦及與其相連的神經纖維受到侵蝕時，抑或喪失平衡感時，會出現頭昏眼花的症狀。有感覺周圍搖晃及自身搖晃兩種情況。多半是腦的血液暫時不足所造成的。

原因很多，故整體地揉捏手掌、手指是很重要的。其次，要耐心地揉捏眼、耳、腎臟、肝臟、副鼻腔、甲狀腺等。

穴　道

以手掌的耳咽區、手背大腸經的合谷為主，從中指到手腕認真地揉捏。其次，揉捏關衝、液門、中渚、陽谷。

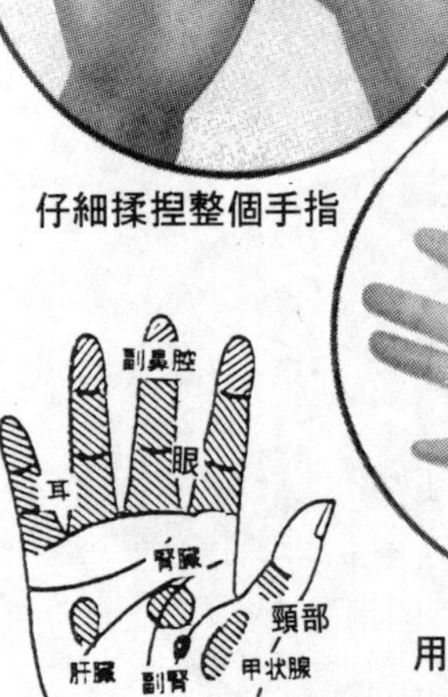

仔細揉捏整個手指

副鼻腔
耳
眼
腎臟
頸部
肝臟
副腎
甲狀腺

用力刺激腎臟、甲狀腺、副腎

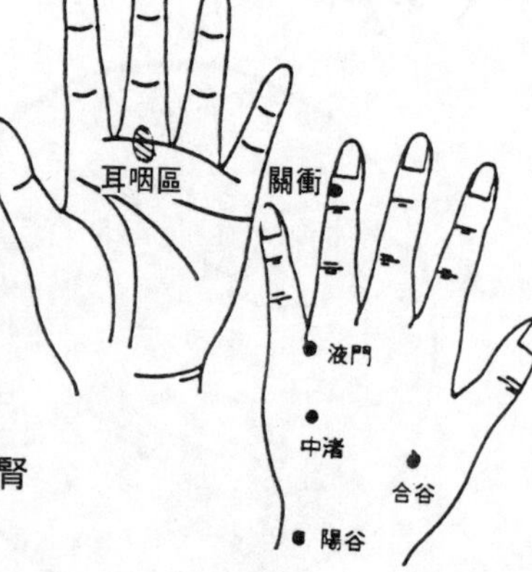

16 耳　鳴

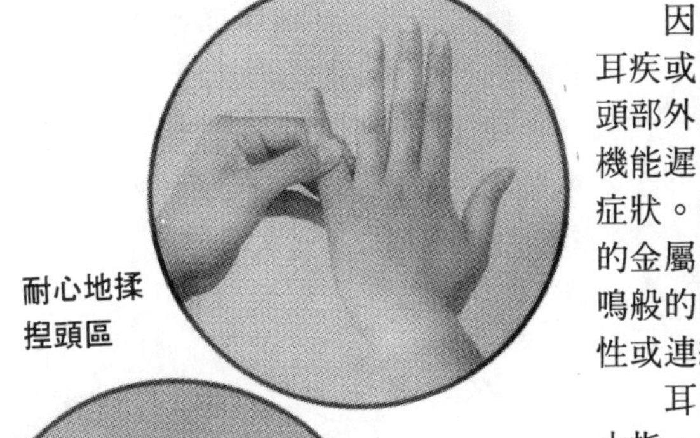

耐心地揉捏頭區

因中耳、外耳、內耳炎等耳疾或更年期障礙、高血壓、頭部外障礙所致。此外，腎臟機能遲頓時，也會出現耳鳴的症狀。經常聽到「匹－匹—」的金屬聲或「吱－吱—」如蟲鳴般的聲音，這些聲音會間隔性或連續性地出現。

耳的反射區在左手的整個小指，宜仔細揉捏該部位。其次，也要推揉拇指前端的「頭區」、「腎臟區」。

穴　道

刺激手的心經與三焦經的經絡，沿著小指線或小海為止，沿著無名指線到手肘為止，要輕輕地推揉。也要刺激手背的關衝、前谷、陽谷。

耳

頭

腎臟

稍微用力刺激無名指、小指

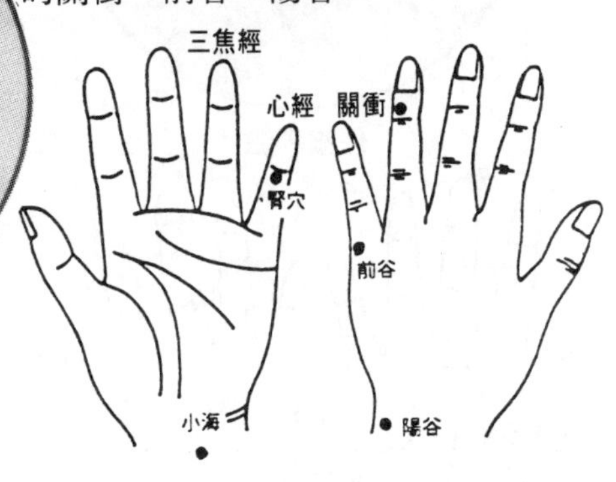

給予適當強度的刺激，直到感覺刺痛為止

17　口內炎

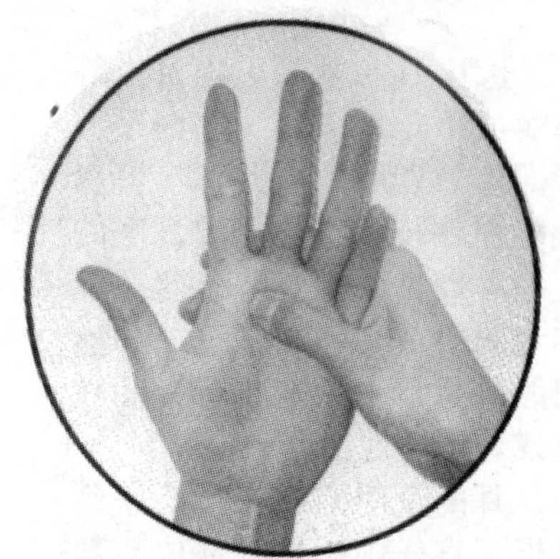
雖然疼痛，也要略微用力些

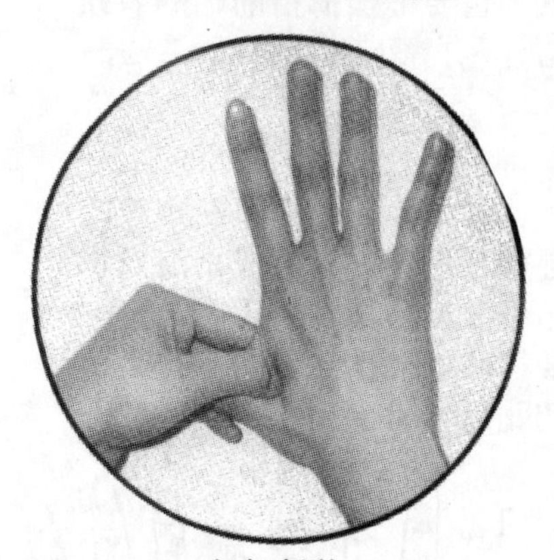
仔細刺激

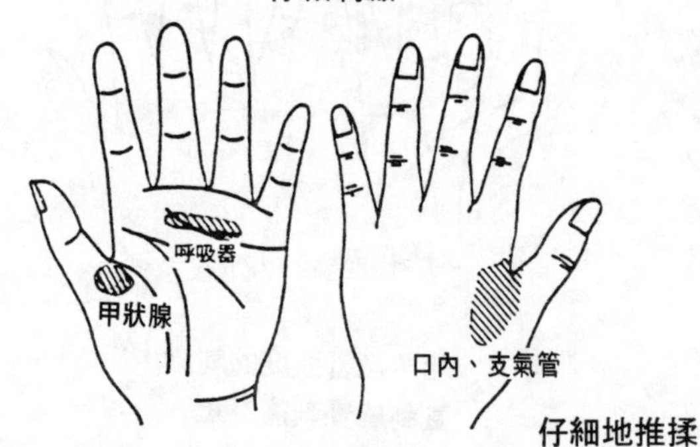

仔細地推揉

口內長顆粒，或舌頭乾燥疼痛，抑或是口中出現腫疱。

要仔細刺激左右手的「甲狀腺區」、「呼吸器官區」、拇指手背的「口內、支氣管區」。

穴　道

一般的口內炎是由於口腔內不衛生所引起的。因為口粘膜糜爛，引起發炎症狀，故在吃東西時有疼痛的感覺。

要仔細揉捏手背的合谷。

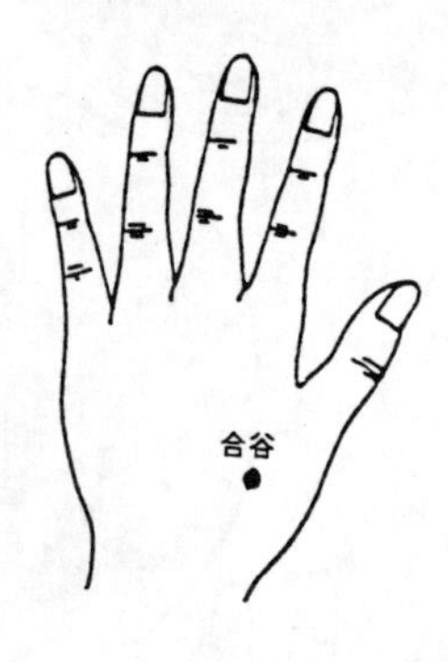

18 感冒、支氣管炎

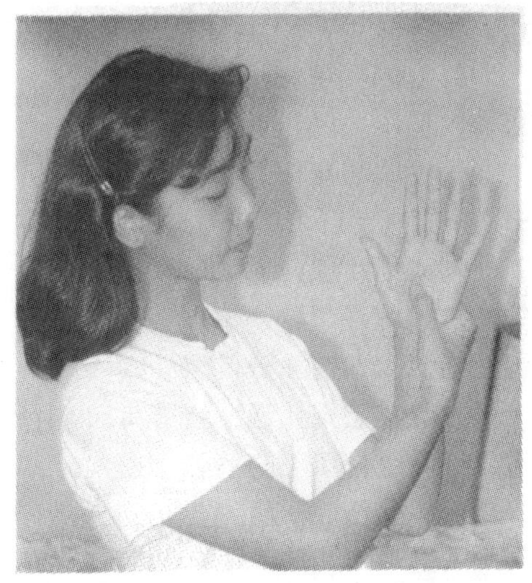

喉痛、鼻塞、喉嚨有嗆辣感或刺痛感。

首先，充分刺激手掌的「呼吸器官（肺）區」，同時，仔細揉捏「頭區」、「頸部區」、「腎臟區」。

穴　道

仔細揉捏合谷。

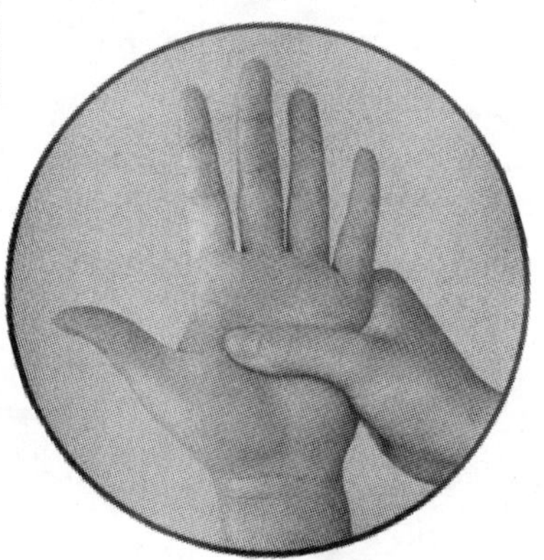

仔細揉捏

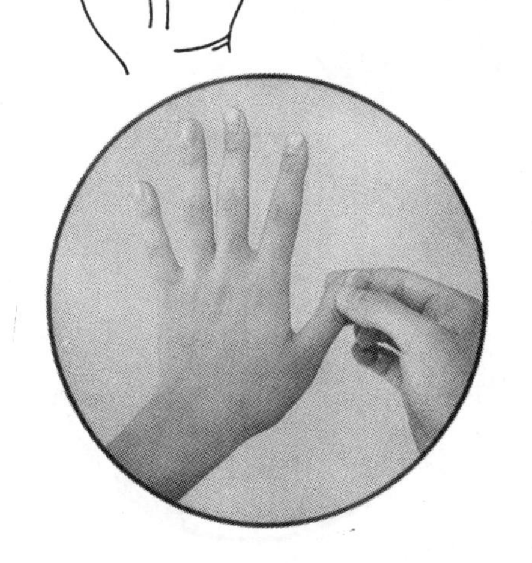

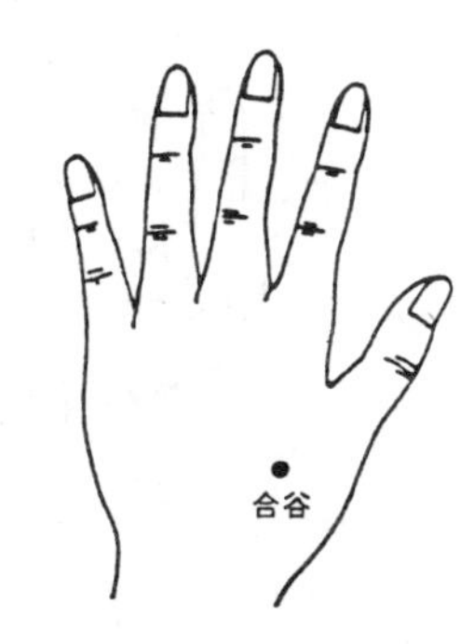

19 氣　喘

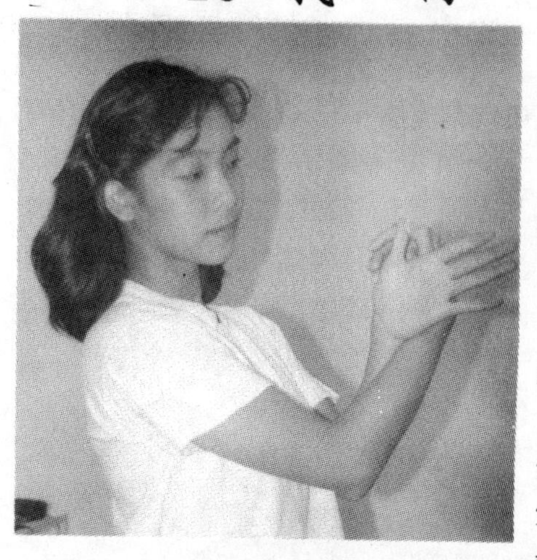

氣喘的呼吸發作令人苦不堪言，但不要一味地依賴藥物，要培養戰勝發作的精神力，擴張氣道，使呼吸變得輕鬆。

刺激甲狀腺、支氣管、肺，在氣道稍微輕鬆時，刺激腎臟、副腎，促進水分代謝旺盛，努力改善體質。過度疲勞與飲食過量，是氣喘的禁忌。在容易引起發作的季節，要充分刺激手足，勿使疲勞積存。對於關連性的區域，要耐心地給予較強烈的刺激。

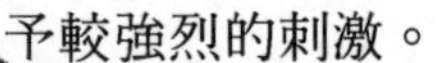

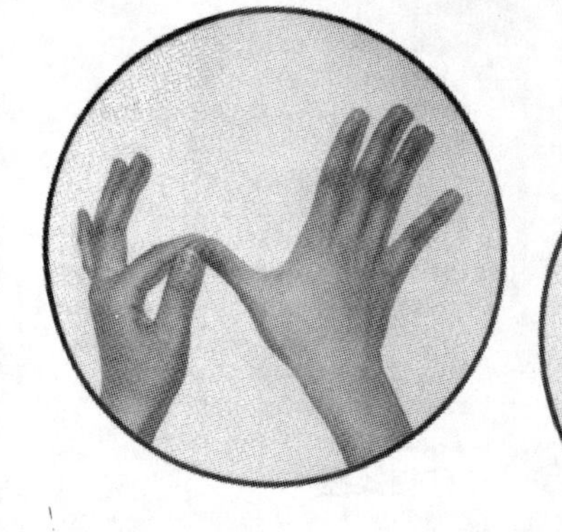

用力揉捏

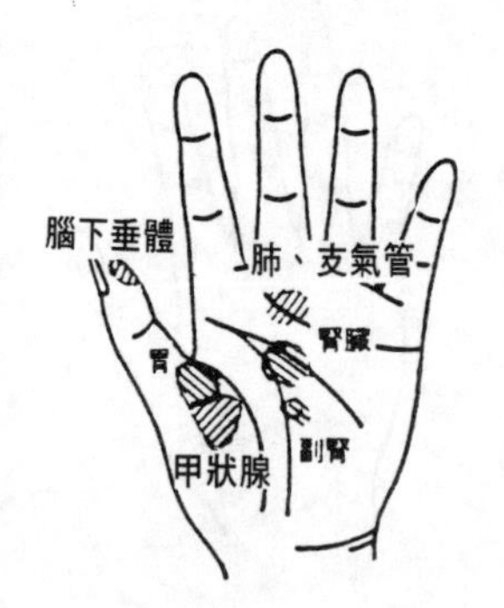

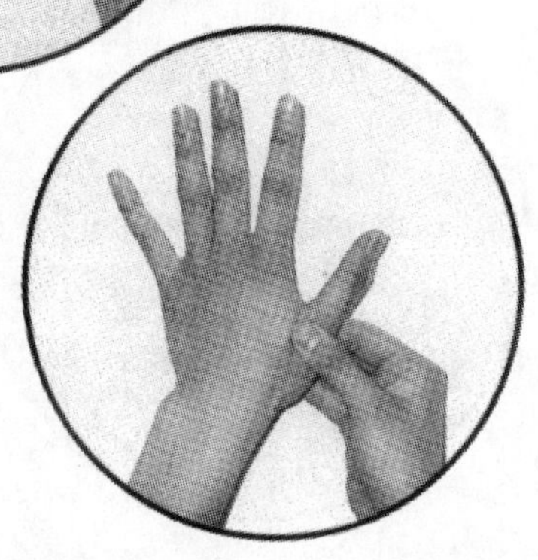

揉到柔軟為止

穴　道

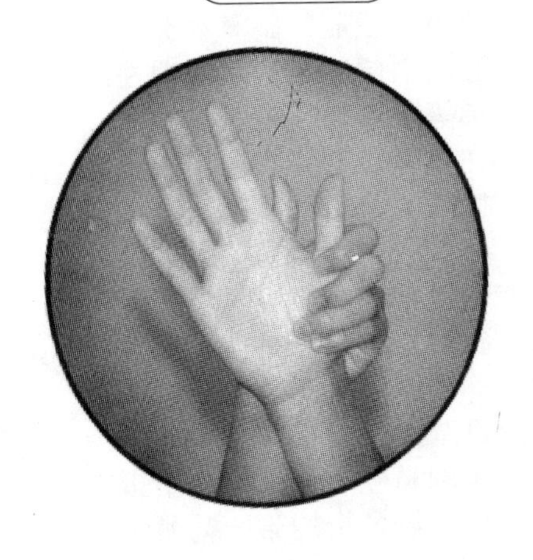

手掌的咳喘點、神門、胸腔呼吸區、大淵。

防止發作＝膻中、巨闕（胸）、郄門、神門（腕）、大椎、肩井、肺兪、心兪（背部）。

發作劇烈時＝天突、中府（胸）、俠白、孔最（腕）、大椎、肩井、肺兪、心兪（背部）。

關於急性發作的預防法，首先是手掌朝上，置於體前，用反側手的拇指指尖輕輕地推揉（經渠）。

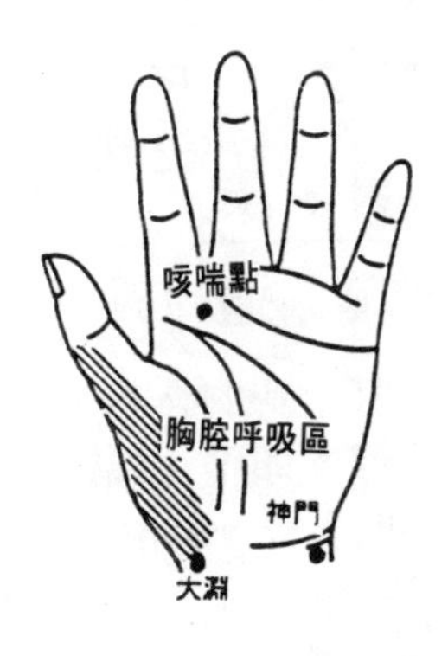

20 鼻　塞

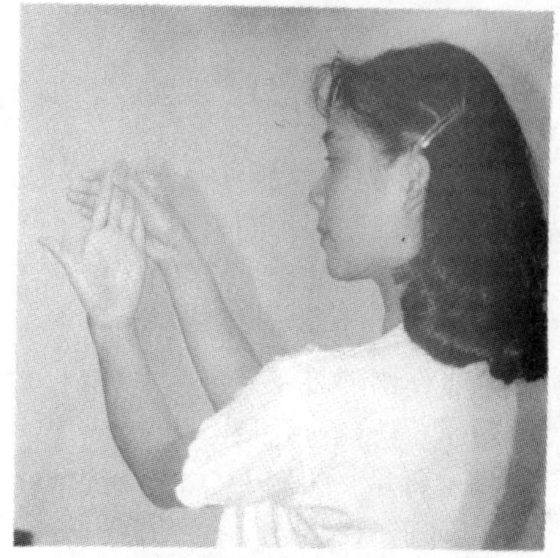

因鼻蓄膿症、副鼻腔炎、過敏等所引起的鼻塞，或慢性流鼻涕等現象，都是常見的現象。在感冒之初，也會出現鼻塞的症狀。

能有效消除鼻塞的反射區是左右手掌的副鼻腔、鼻、腎藏、副腎區，刺激這些區域，就能抑制鼻粘膜的發炎症狀，去除鼻塞。

◉副鼻腔……食指、中指、無名指的第一關節上方
◉鼻……拇指指尖的外側
◉副腎……右手
◉腎臟……拇指根部膨脹處，從食指到手腕下方線交界處

穴　道

指壓手背的合谷、臉的晴明、巨髎、頭椎、頸部的風池、背部的大椎、肺兪。

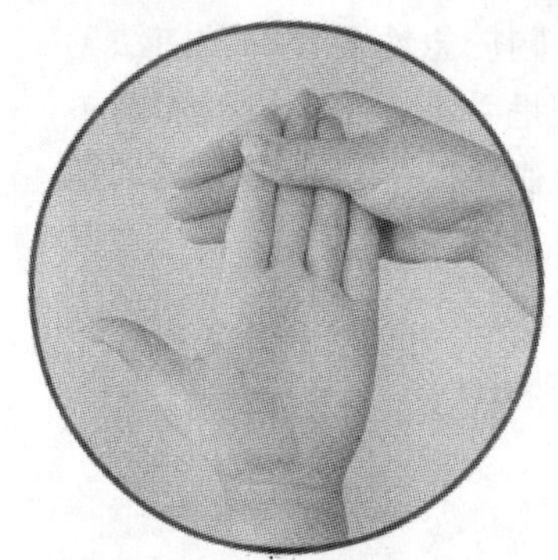

給予刺激直到去除瘀血為止

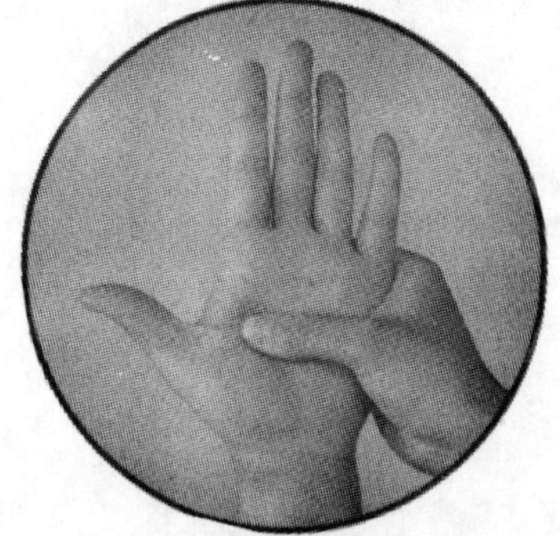

用力揉捏

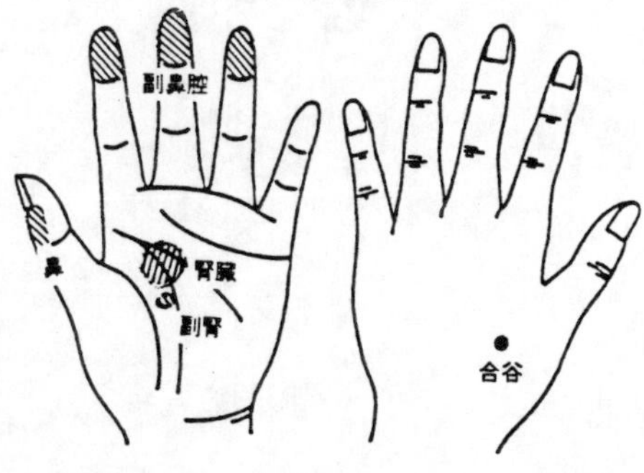

21 鼻蓄膿症

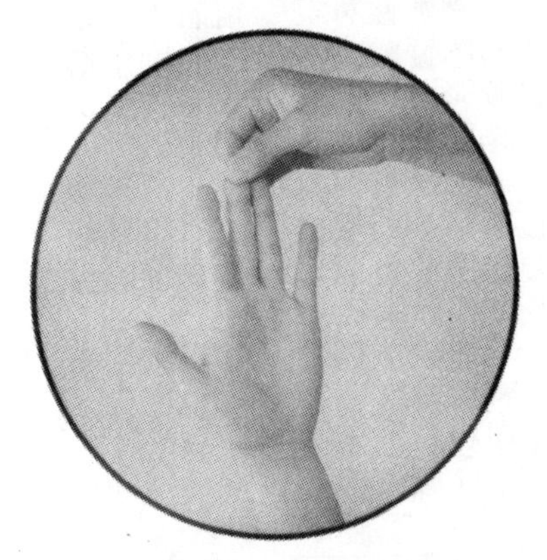
用力給予刺激直到柔軟為止

在鼻中深處副鼻腔粘膜受到細菌侵蝕引起發炎症狀，而出現化膿或膿積存的狀態，即是所謂的鼻蓄膿症（副鼻腔炎）。刺激反射帶，能去除瘀血，提高粘膜新陳代謝的能力，強化對於細菌的抵抗力，改善症狀。

鼻蓄膿症雖非危險的疾病，但會散放出惡臭的鼻汁、鼻塞、頭痛，造成思考力減退。一旦惡化，就要接受手術治療。利用手刺激副鼻腔；利用足刺激鼻、胰臟、肝臟。

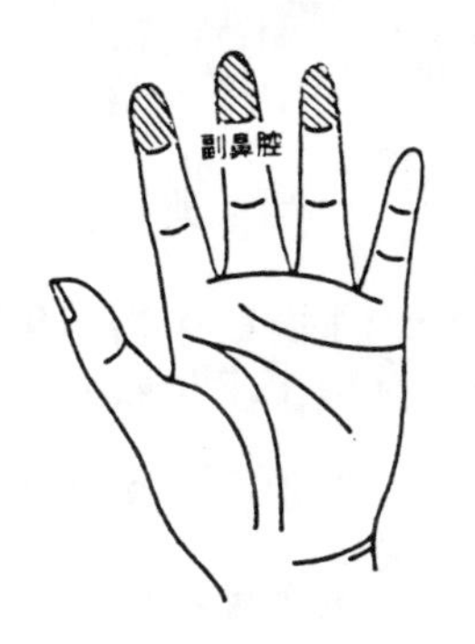

穴 道

手掌……胃、脾、大腸區

手背……中衝、合谷、鼻痛點、陽池

每天用牙籤或髮夾等刺激胃與脾臟，就能排除蓄積在鼻腔中的鼻汁。

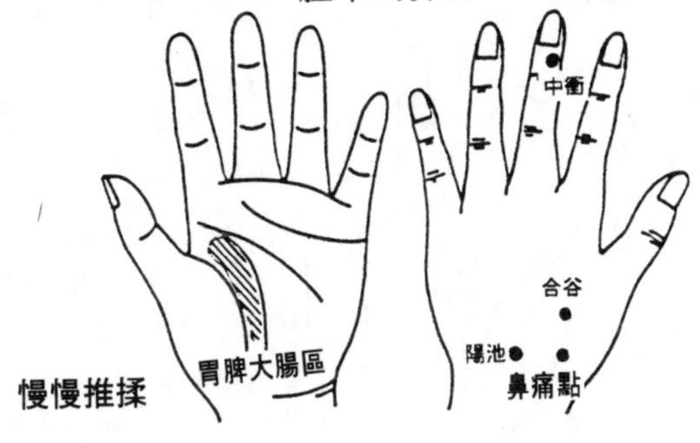

慢慢推揉

22 過敏性鼻炎

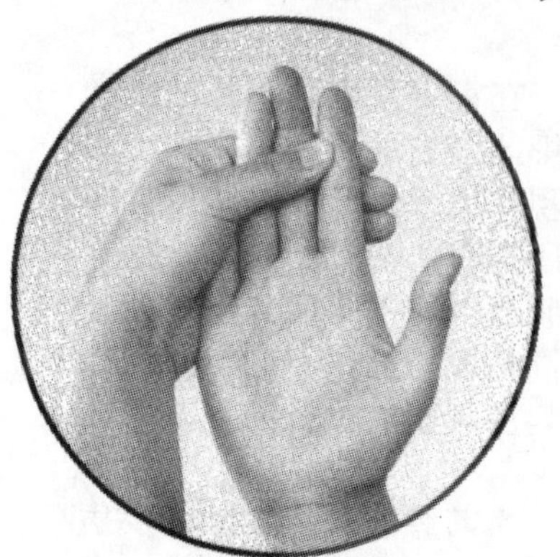
略微用力地刺激

過敏性鼻炎受到體質、遺傳的影響頗大，是由於副甲狀腺較弱所引起的過敏症。目前西洋醫學不見根治的方法。

用拇指與食指夾住「副鼻腔區」，仔細揉捏。同時，也要揉捏「腎臟」、「副腎區」及「甲狀腺區」。

症狀劇烈時，要刺激副腎（副腎皮質荷爾蒙）、腎臟、輸尿管、膀胱（排除毒素）、副甲狀腺（鈣的新陳代謝）區。

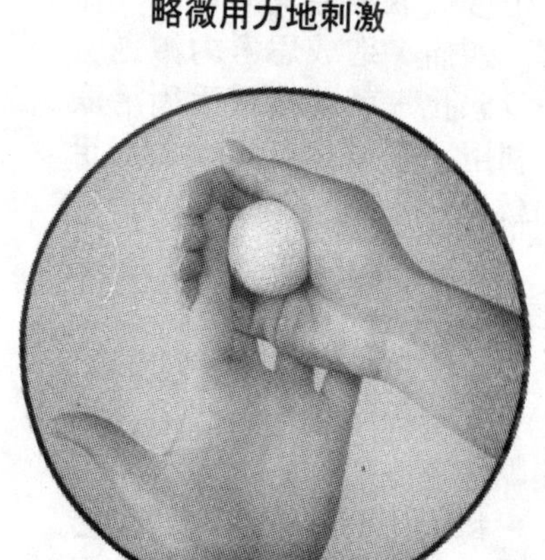
仔細刺激

穴 道

合谷……在手背的拇指與食指骨之間，給予第一關節部分強力的刺激。

鼻痛點……合谷與手腕之間。

中衝……手背的中指指甲的拇指側，在指甲生長處的稍下方。

肺穴……手掌側無名指第一關節的中央。

大腸……手掌側食指第一關節的中央。

各自用力地推揉，或以牙籤尖端來戳，抑或進行煙草灸等強力刺激。

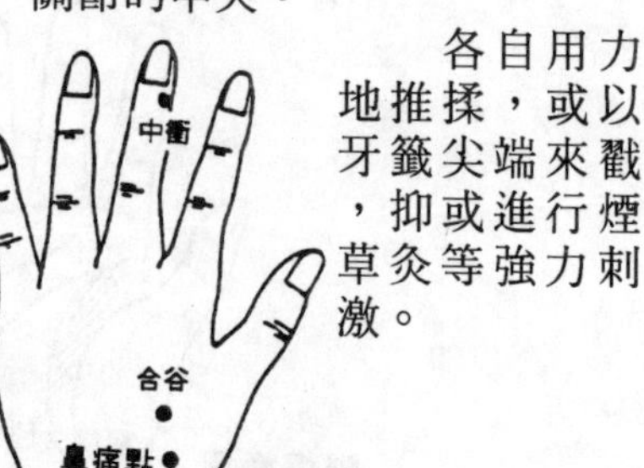

用力推揉

23 花粉症

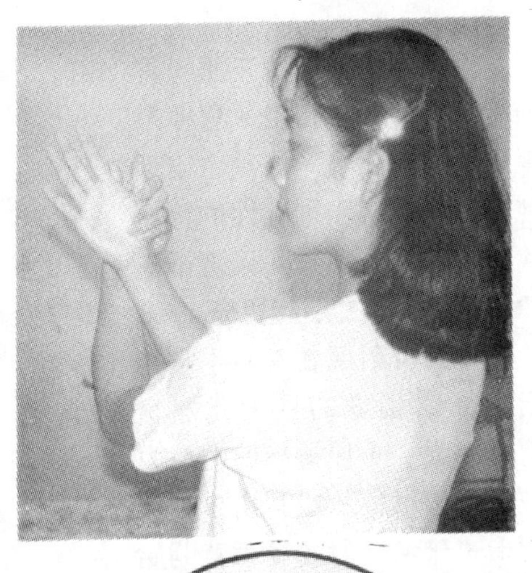

每年春天樹木花粉飛散的時期，會出現打噴嚏、流鼻水、流淚等痛苦的症狀，這是在過敏性鼻炎之中較為特殊的花粉症。

原因在於副甲狀腺的功能較弱，宜仔細揉捏甲狀腺的反射區。此外，要刺激腎臟、副腎區。對於存在鼻反射區的手指，也要仔細地揉捏。

也可能來自於壓力的影響，故要努力紓解壓力。

用力刺激

症狀嚴重時刺激稍強

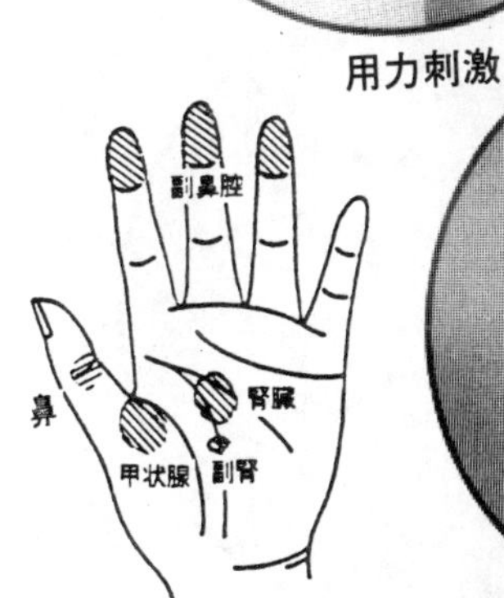

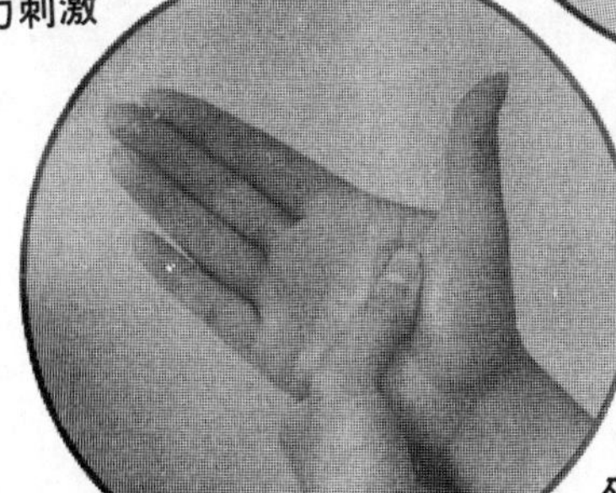

夾住擰揉

24 胃　痛

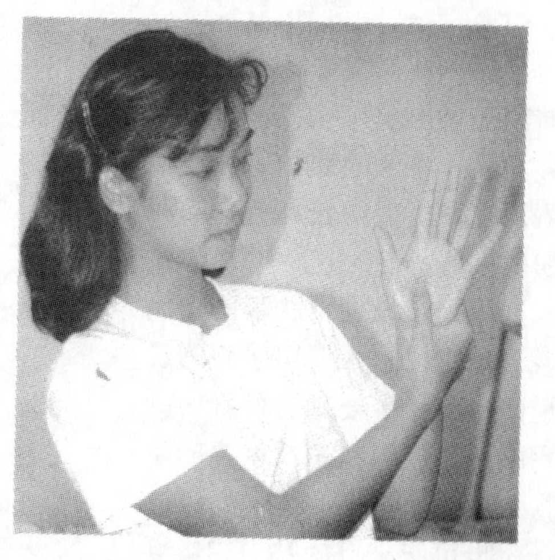

胃痛原因來自胃下垂、胃弛緩、胃擴張、胃炎、胃痙攣等胃病。胃弱者，飯後會出現鈍痛感，或出現神經性的胃痛。此外，暴飲暴食，過著不規律的生活，也會引起胃痛。

胃的反射區在左右手掌拇指根部膨脹處的「消化器官（胃）區」，以拇指前端用力按壓這個部位，或利用食指、中指、無名指對於從手背開始的周邊疼痛部位進行刺激。

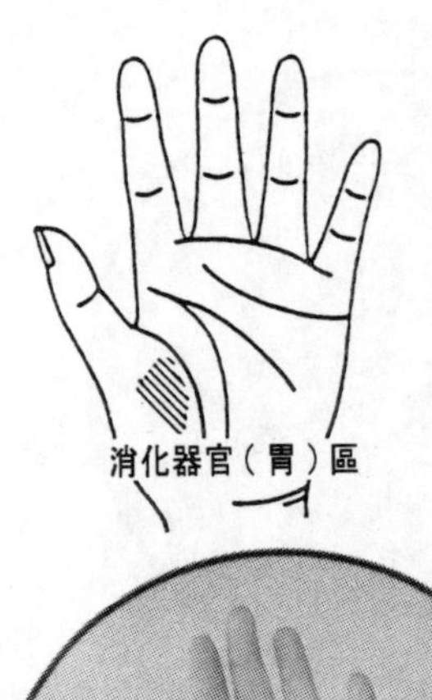

以消化器官為主
用力揉捏

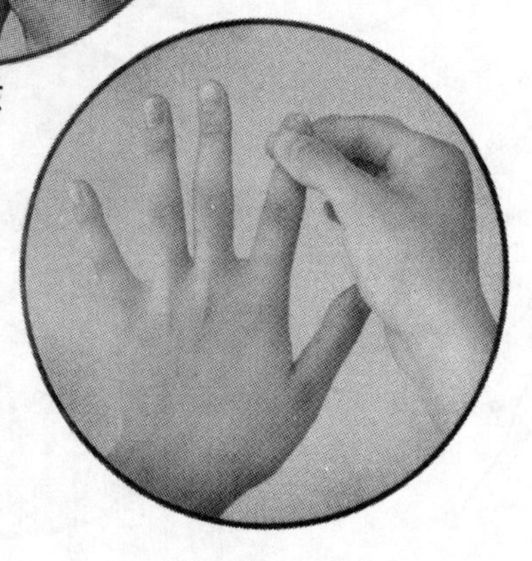

穴 道

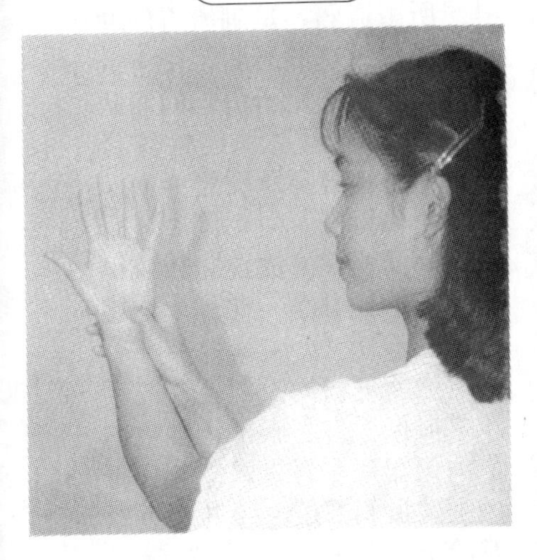

胃腸點……是最近在中國所發現的新穴道，豎起手指，用力按壓5秒鐘。刺激胃腸點，能夠減緩胃腸的蠕動，抑制胃酸的分泌，藉此能夠減輕疼痛。

少衝……小腸機能不良時，明顯地表現在小指上。

少商……促進胃腸的血液循環，尤其是輕度的胃腸病得以迅速復原。

落零五……在手背的拇指根部稍下方。經由刺激可消除疼痛。

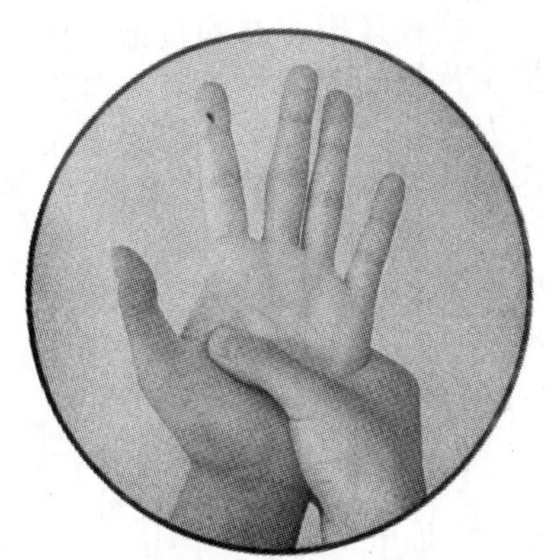

仔細用力揉捏胃腸點

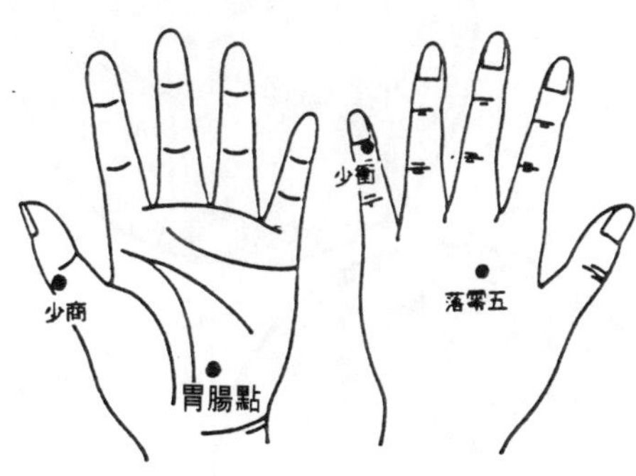

25 胃 弱

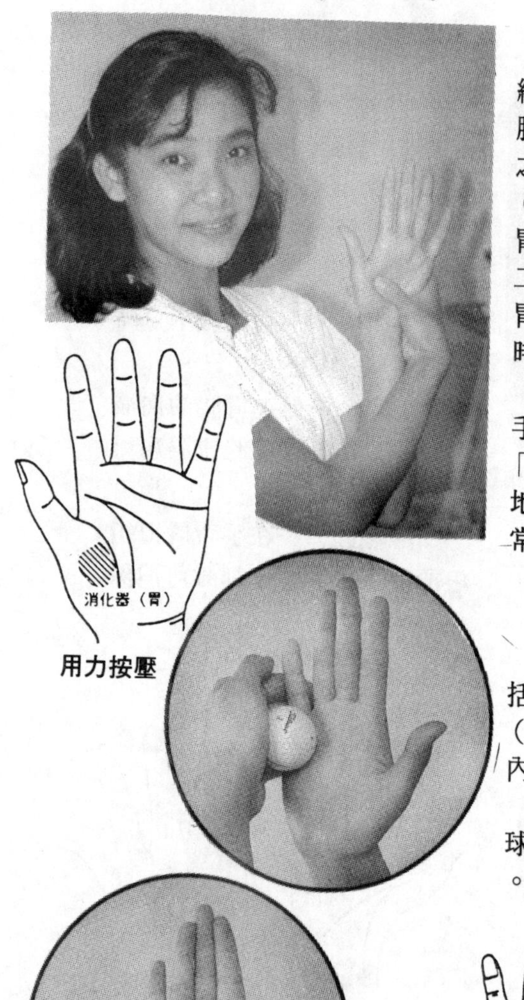

用力按壓

所謂胃弱，是刺激胃的神經與肌肉的功能減弱，使胃或腸的消化力不足所引起的症狀之總稱，起因是神經性胃炎（自律神經容易承受壓力）、胃下垂、胃炎、胃粘膜炎、十二指腸潰瘍等。飲食之後覺得胃重，感覺噁心。此外，空腹時感覺不適。

治療胃弱的反射區在左手手掌拇指下方膨脹部正中央的「消化器官（胃）區」，仔細地推揉這個部位。平時也要常常給予刺激。

穴　道

輕輕揉捏左右的食指，包括手背側的商陽、三間、合谷（大腸經）、手掌側的大腸在內，仔細地刺激這些穴道。

平常可握著胡核或高爾夫球轉，這是有效的手掌刺激法。

以健理三針區為主刺激整個手掌

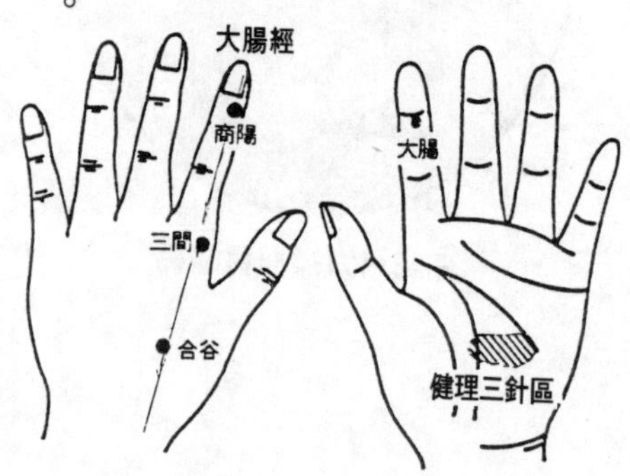

26 食慾不振

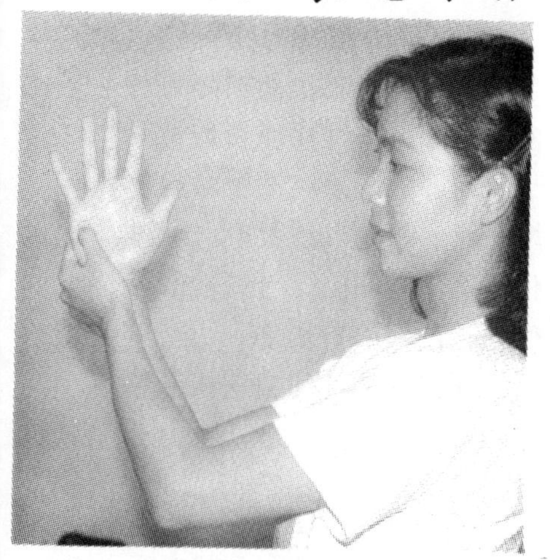

好像推胃（消化器官）區似地揉捏

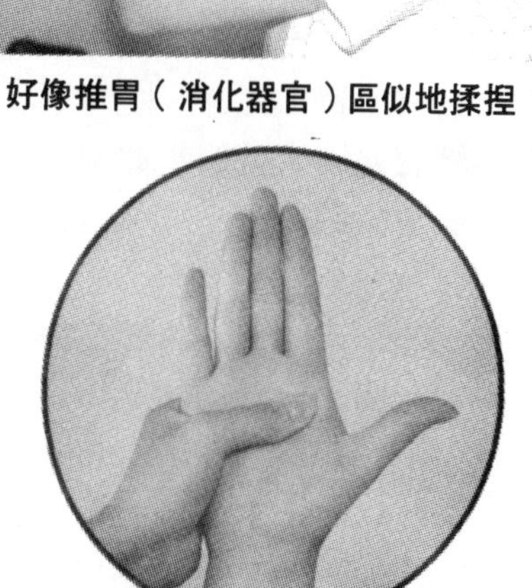

當胃或腸的消化吸收力減退時，或便秘、壓力積存而精神疲勞時，抑或是神經性的食慾不振等，都可能會引起厭食症。

要多花點時間輕輕揉捏在雙手手掌中央的「腎臟區」、「副腎區」與拇指根部的「甲狀腺區」。

當胃、腸機能特別減弱時，要輕輕刺激右手食指下方的「眼（腸區）」、拇指下方的「消化器官（胃）區」、「肝臟區」，效果明顯。

穴　道

在手掌中央的「手心」，是與心靈的活動有密切關係的區域。要輕柔地摩擦該部位，並加以揉捏。當胃腸等消化器官的機能減退時，刺激「胃、脾、大腸區」，具有卓效。

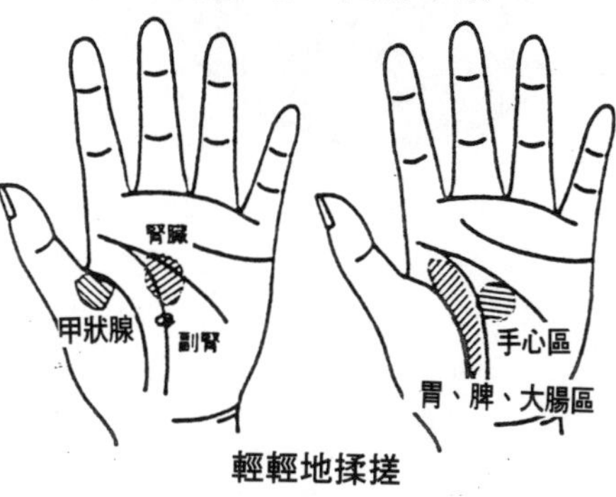

27 暴飲暴食

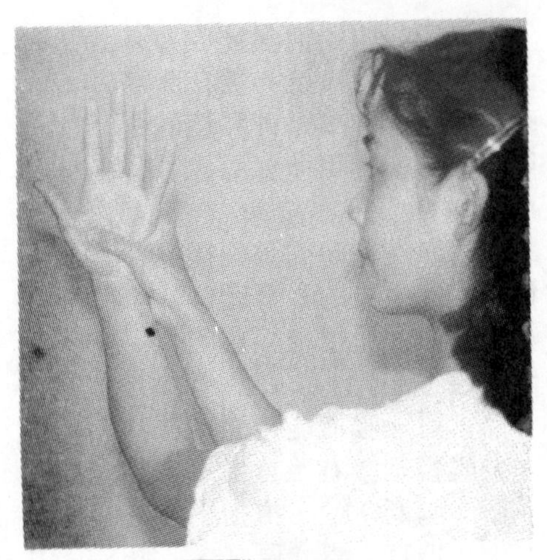

用力揉捏胃區

因為暴飲暴食而引起暫時性的胃酸分泌提高或胃灼熱等現象。經過一段時間後會自然地痊癒。不過，只要刺激「消化器官（胃）區」，就能改善症狀。慢性的胃灼熱，可能是因為攝取過量的甜食、蛋糕類、刺激物（煙、酒）、甘藷等食物所造成的。

以牙籤等物用力地刺激「消化器官（胃）區」，同時刺激「腎臟區」，就能夠抑制胃酸的異常分泌。

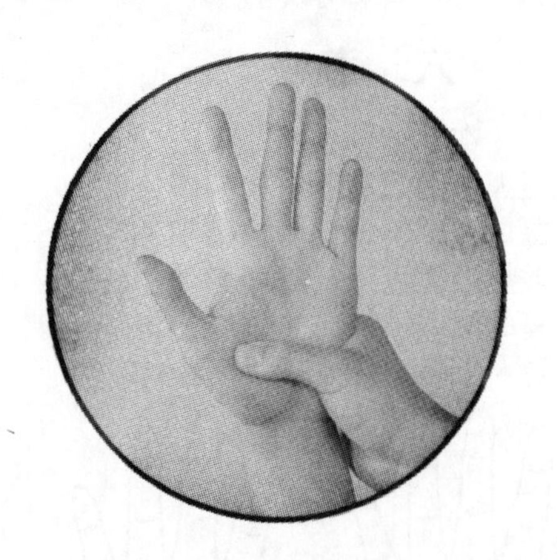

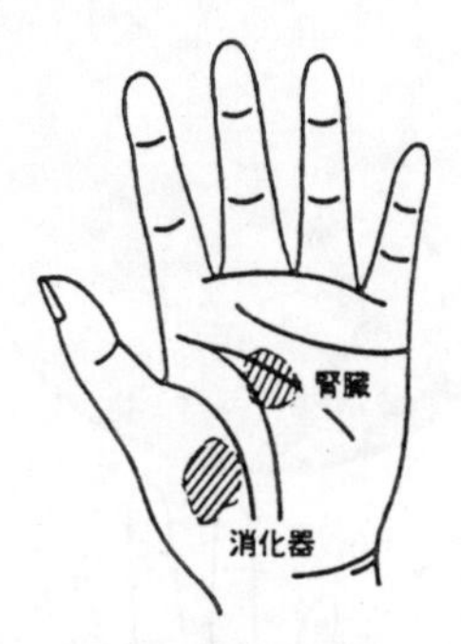

用力推揉

穴　道

胃有燃燒般的感覺（空腹時或飯後1～2小時內），多半是胃酸過多所造成的。按壓手掌中央稍下方的胃腸點、手背中央的胸腹區，能夠見效。

以牙籤、筆尖或指尖等前端帶尖的物質刺激這2個部位，能夠降低機能，緩和胃灼熱的疼痛感。

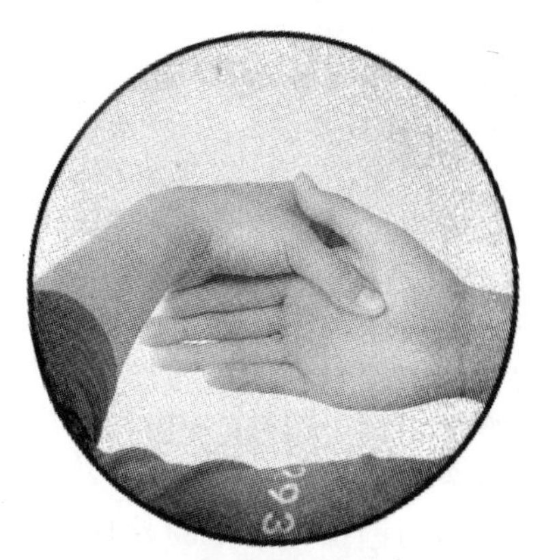

用力揉捏穴道

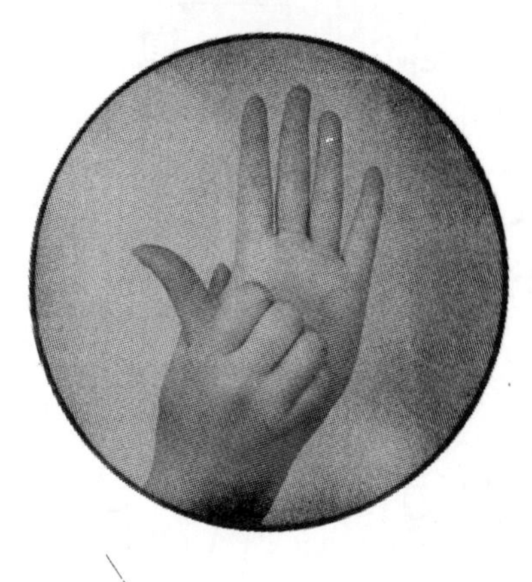

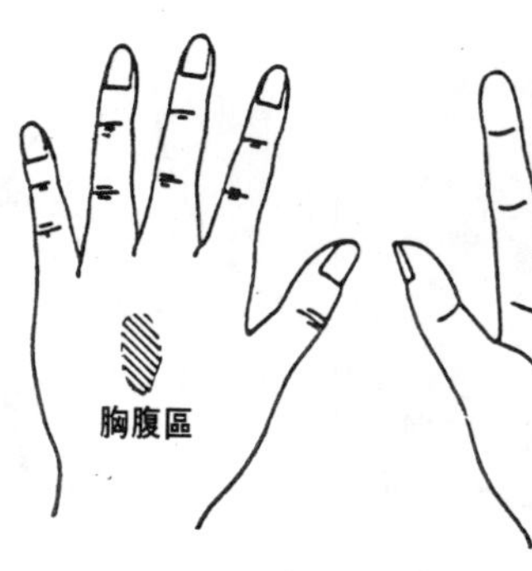

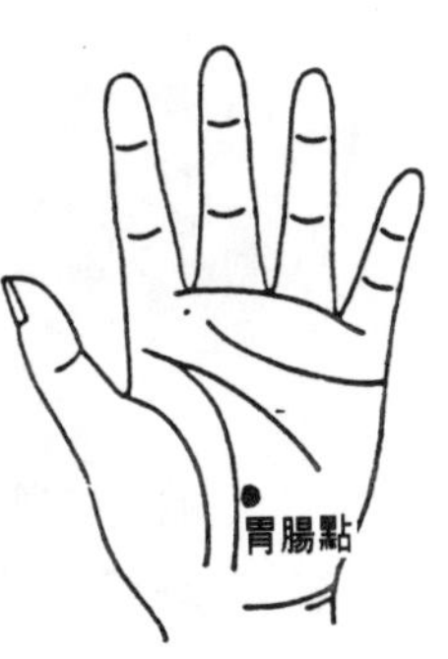

28 暈 車

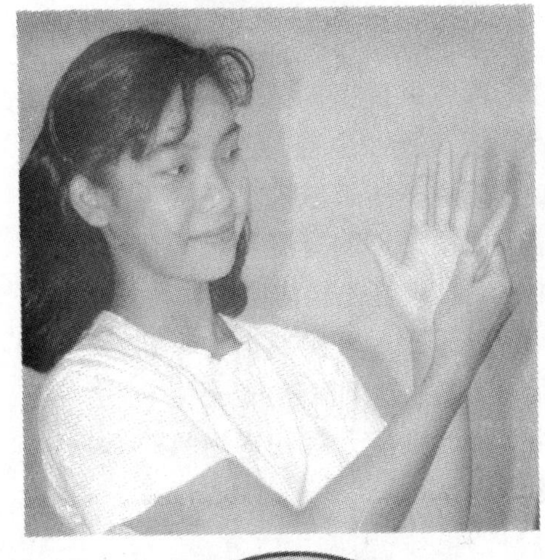

因對乘坐的交通工具產生神經過敏的反應，而造成胃腸、內耳、心臟三個器官同時變調，出現胃的嘔吐感、三半規管（耳）的變調、反胃等不快感。在感冒、睡眠不足、胃腸較弱時容易出現。交感神經、副交感神經的平衡崩潰、呼吸器官、循環器官、消化器官系統的調整不良，以及心理的影響，都會造成暈車。

要用力地揉捏小指的「耳區」及拇指的「頸部區」。

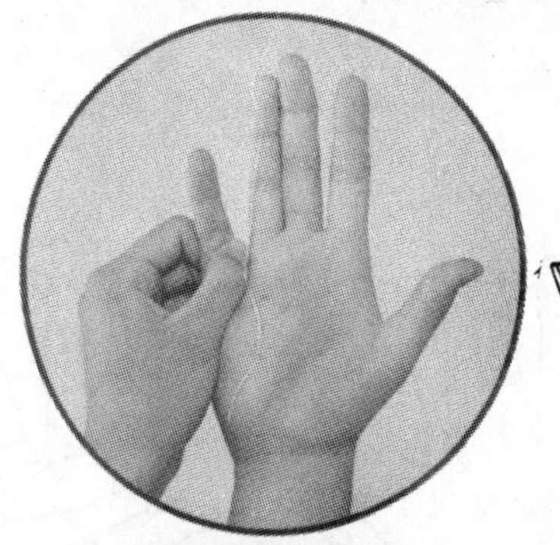

好像揉捏骨似的
給予強烈刺激

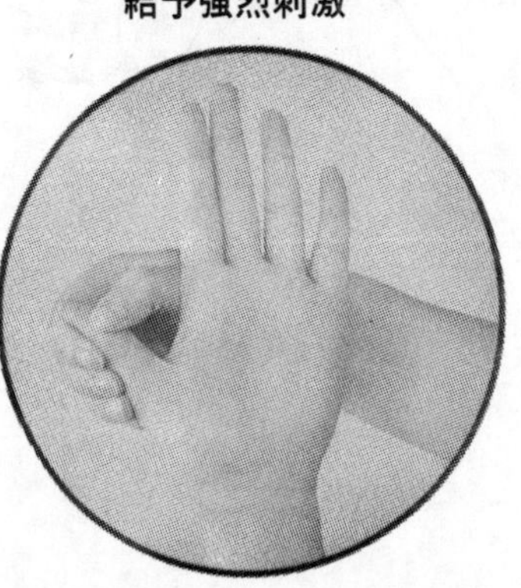

耳（生殖器）
頸部

穴 道

要多花點時間，給予與三個器官有密切關連的小腸經之神門、三焦經的關衝、心包經的手心緩慢的刺激。

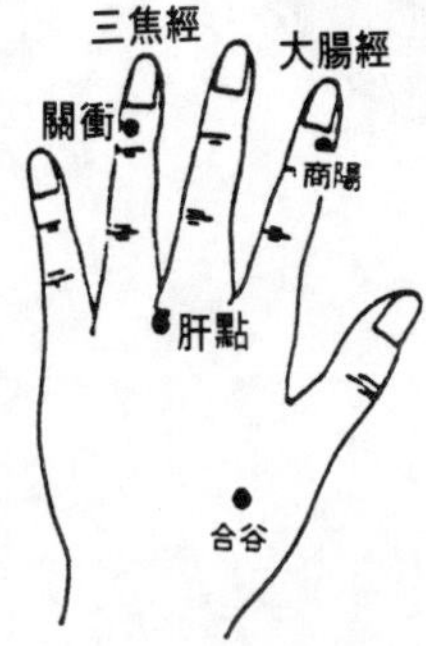

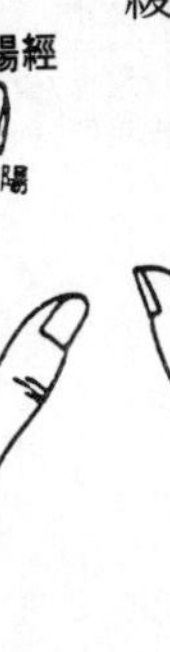

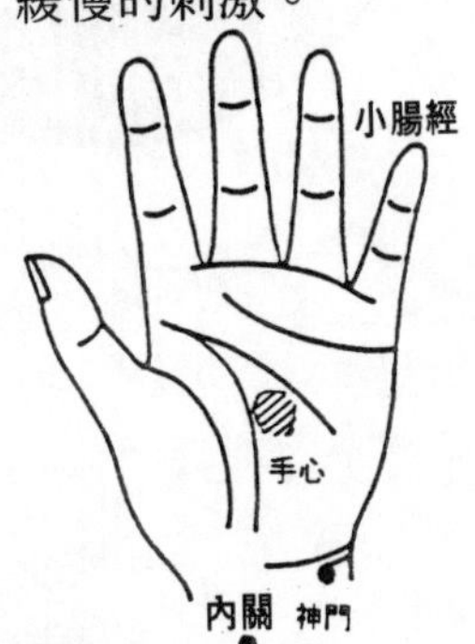

多花點時間輕輕推揉

29 反胃、噁心

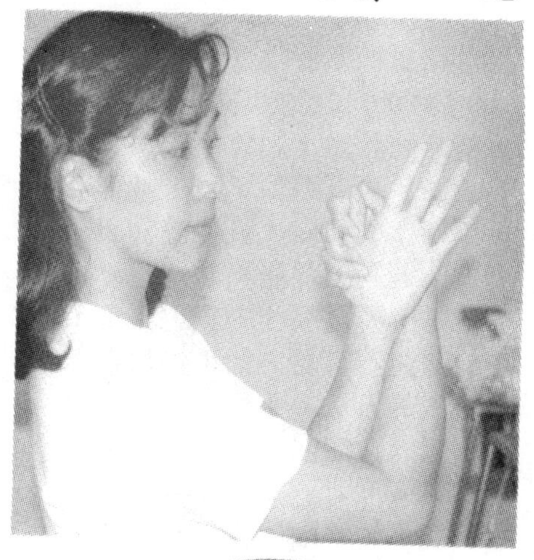

胃中積存過多的食物或呑下有害物時，胃的神經無法承受，而會出現噁心感。過度疲勞、感冒、神經不穩定或胃整體較弱時，症狀會惡化。是因給予在延髓的嘔吐中樞刺激所致。

仔細揉捏消化器官、腎臟、副腎、頭、胰臟的反射區。抑制胃酸的異常分泌，乃是先決條件。當胃酸過多時，刺激這些反射區，能夠抑制胃酸的分泌；當胃酸減少時，相反的，有促進胃酸分泌的作用。

穴　道

手掌的大腸、胃腸點。

手背的商陽、肝點、胸腹區。

以牙籤、髮夾或指甲的尖端給予刺激。

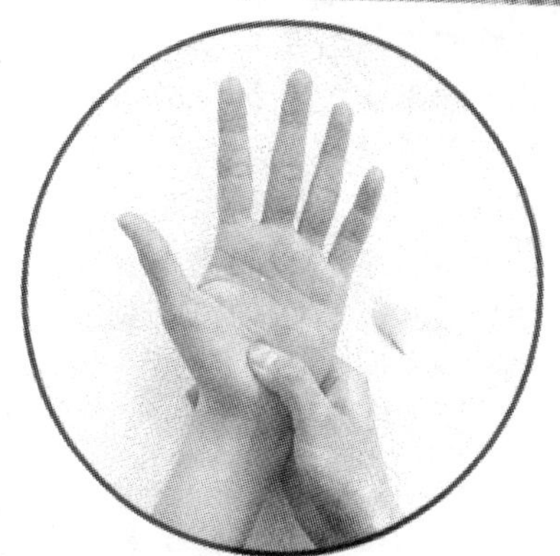

指尖插入似地按壓

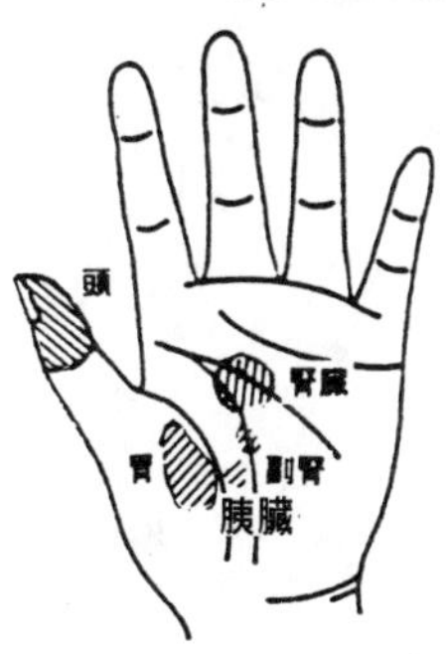

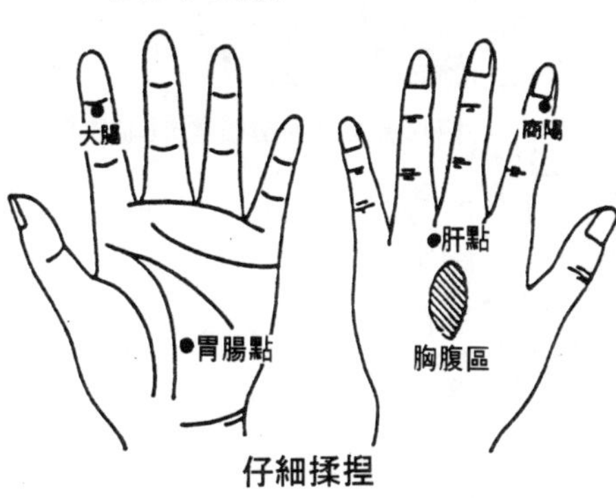

仔細揉捏

30 過 胖

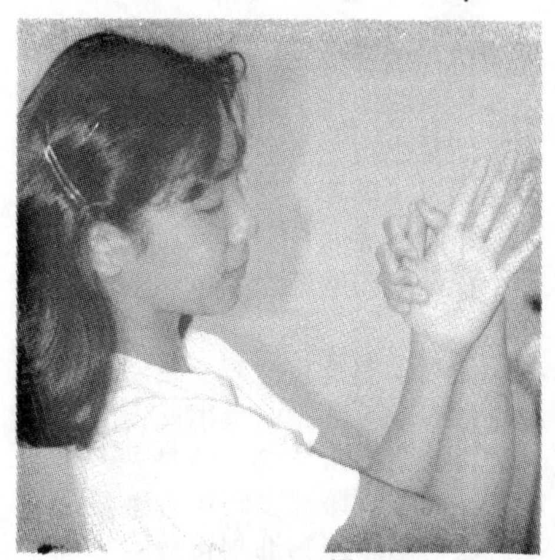
仔細用力揉捏

超過標準體重〔（身高－100）×9／10〕20％以上的人，稱為肥胖體。肥胖原因多半是過度飲食或運動不足，故要抑制過食的傾向，且持續從事過度的運動，就能夠防止肥胖。但是，要以堅強的意志來獲得成功並不容易。如果採用過度激烈的方法，可能由於反彈而引起過食症或厭食症，有損健康。

能不勉強地達成減肥目的，最好的方法就是抑制食慾，因此，建議各位進行反射帶的刺激。肥胖會導致全身循環機能減退，因此也要刺激心臟、腎臟、甲狀腺的反射帶。食指與全身消化器官的腸胃有關，故要仔細揉捏。

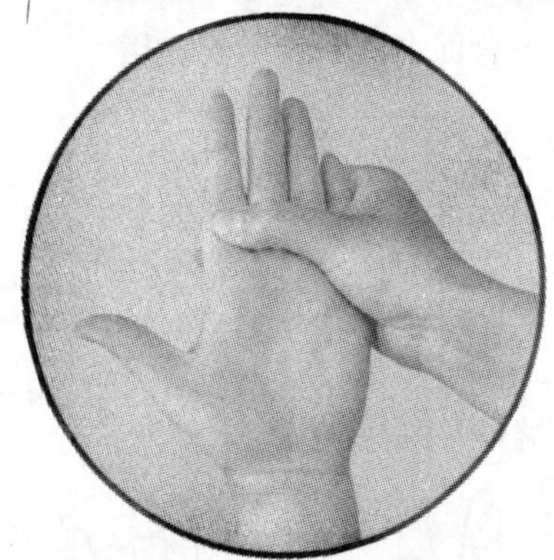
好像用2根手指按壓似地揉捏

穴 道

手掌的胃、脾、大腸區
手背的胸腹區

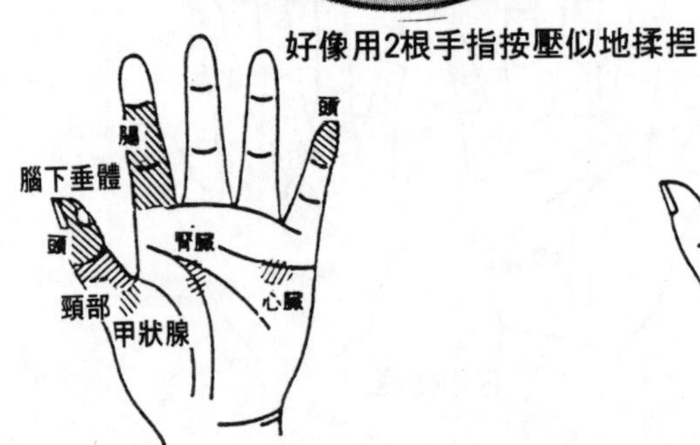

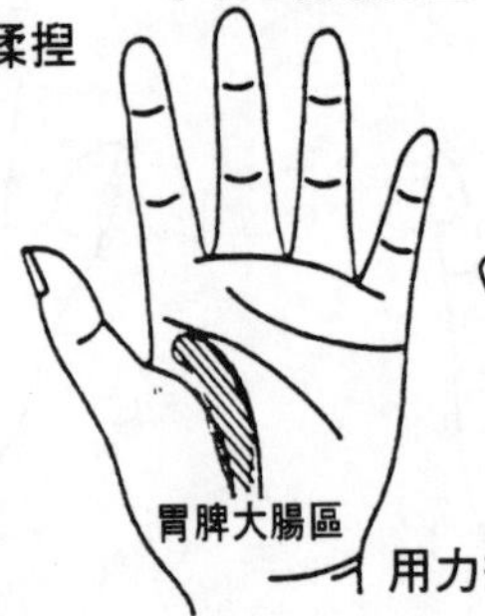

用力揉捏

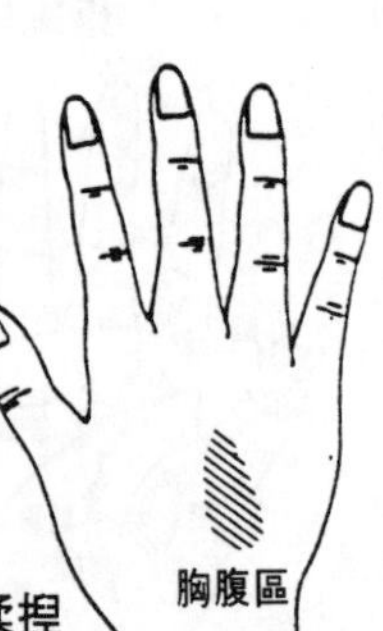

31 過　瘦

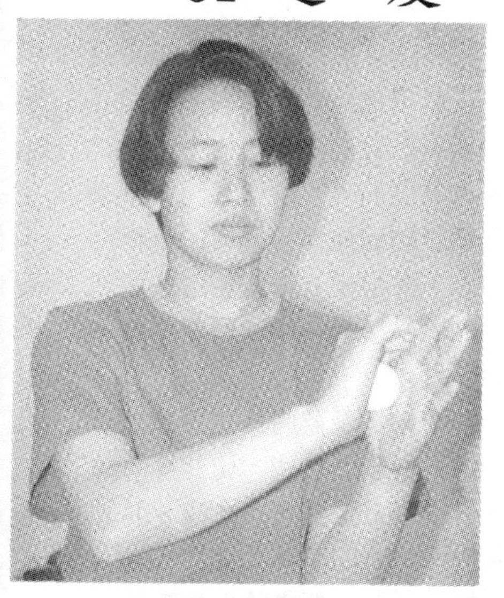

一般而言，體重比標準體重〔（身高－100）×9／10〕少20％以上，則視為「過瘦」。如果原因不是來自於疾病，而是體質性的「過瘦」時，就不用像「肥胖」那般擔心合併症的問題了。

如果「食量少而缺乏體力」時，就要仔細揉捏腸、肝臟、甲狀腺的反射帶，才能促進食物營養的消化吸收。

使用高爾夫球等工具揉捏手的肝臟（右）、小腸、直腸、消化器官（胃）、甲狀腺等區域，直到疼痛去除為止。

為了增進食欲，也可以緩和地刺激消除「肥胖」的穴道。

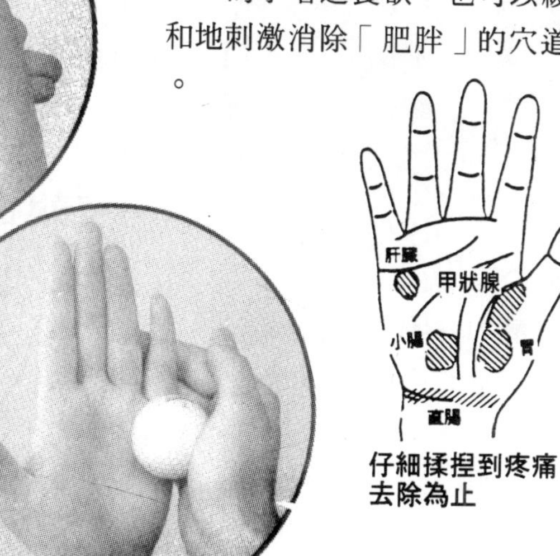

仔細揉捏到疼痛去除為止

32 虛弱體質

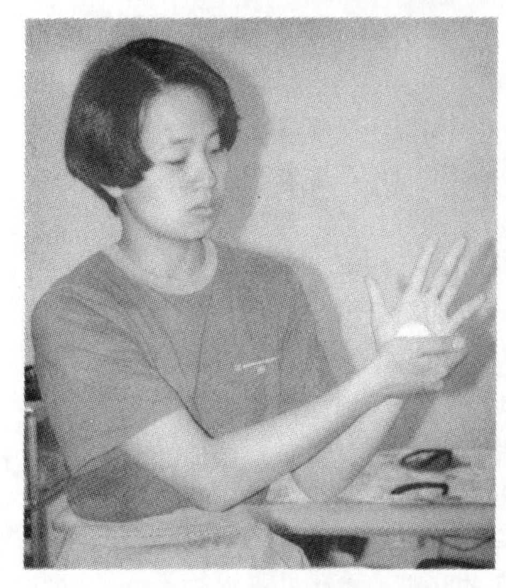

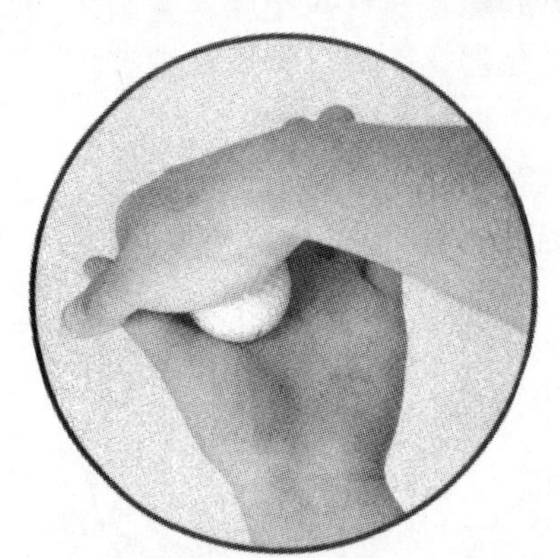

用高爾夫球仔細揉捏整個手掌

與生俱來身體較弱，或因機能與器質的不艮而體力較一般人為弱的人，抑或是因偏食而很難接受能保持健康的食物之人，多半體質虛弱。這些人容易罹患疾病，精神較差，氣力不足。

要創造身體的抵抗力，就要調整內臟的功能，使其能消化吸收具有營養價的食物，並調整荷爾蒙的平衡，提高代謝機能。因此，要去除拇指丘的僵硬、瘀血，仔細刺激腦下垂體、甲狀腺、胃、腸、腎臟的反射帶。足的方面，也同樣地刺激大腦、腦下垂體、甲狀腺、腎臟、胸椎、腰椎。

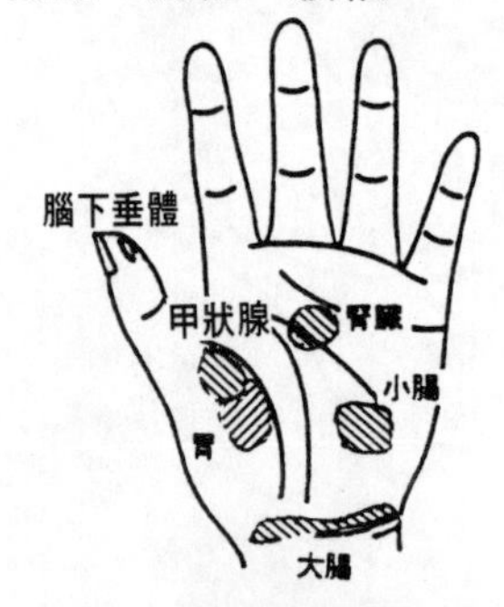

用微弱而感覺舒適的力道推揉

33 打　嗝

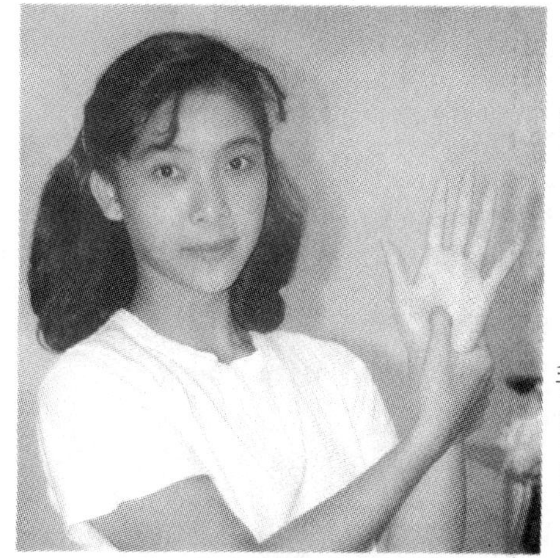

橫隔膜或與呼吸有關的肌肉突然收縮而引起打嗝。通常，被視為是橫隔膜痙攣的現象。喉頭緊閉，空氣由肺吐出時，就會發出打嗝聲。

以拇指指腹用力推揉位於手背中央左右呈帶狀展開的「橫隔膜區」以及手掌中央的「太陽神經叢區」。

穴　道

揉捏整個手背與手掌。

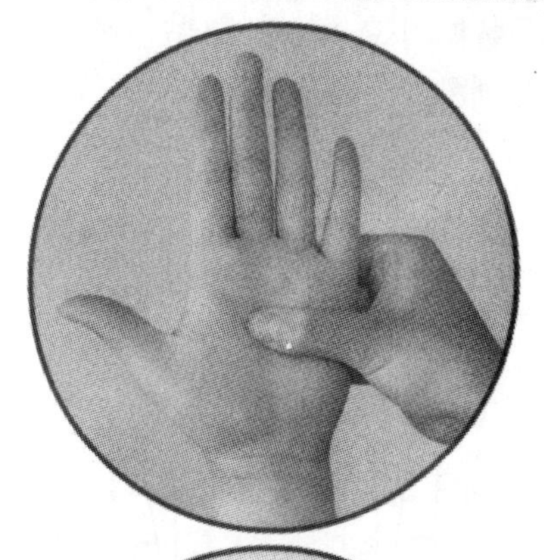

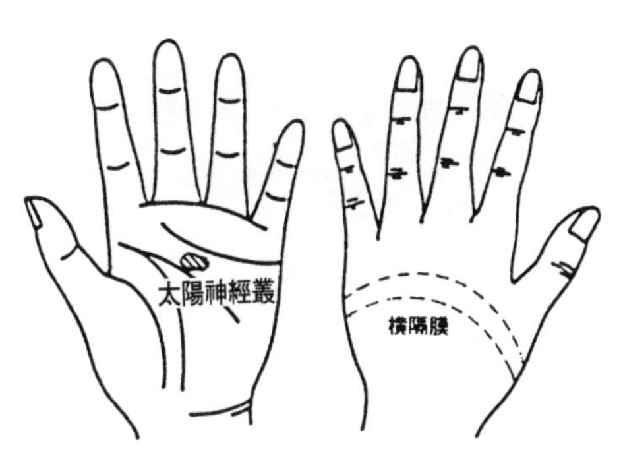

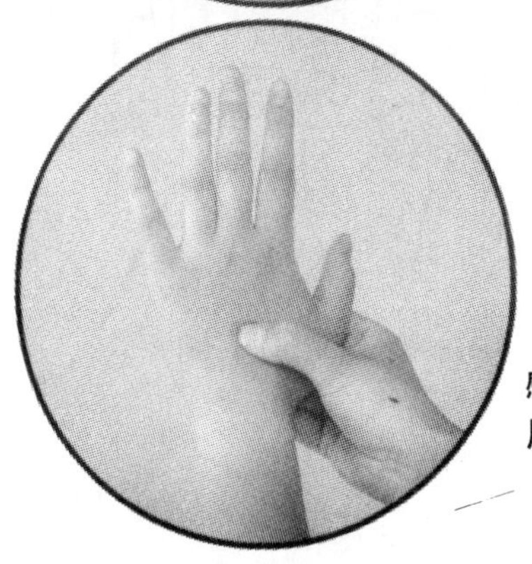

感覺好像影響到骨頭似的
用力推揉橫隔膜反射區

34 膝　痛

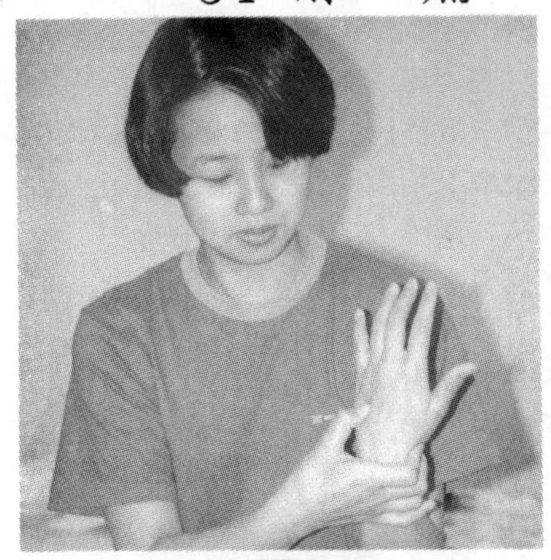

經常進行屈伸膝蓋的運動而造成膝痛，或持續在水泥地上慢跑，造成膝蓋軟骨引起發炎症狀或疼痛。

膝蓋障礙中，最常見的是變形性膝關節症，中年以後的女性較易罹患。因有水積存，故不艮於行。

消除膝痛的反射區，首先以手背的小指線接近手腕附近的「膝區」為第一刺激點，其次要刺激「腎臟、肝臟區」。

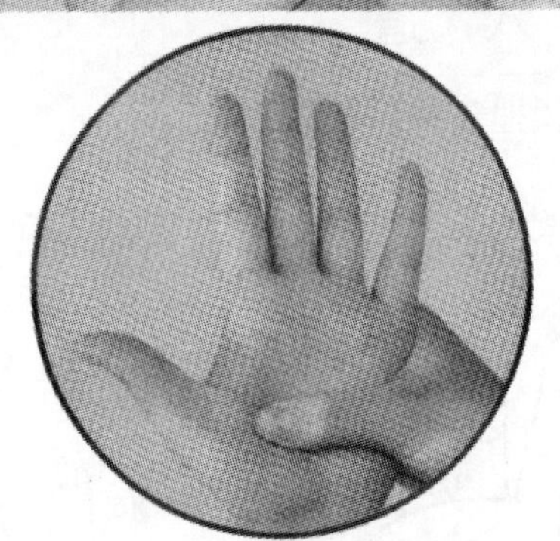

用力推揉

穴　道

揉捏疼痛側的小指第二關節的反應點。

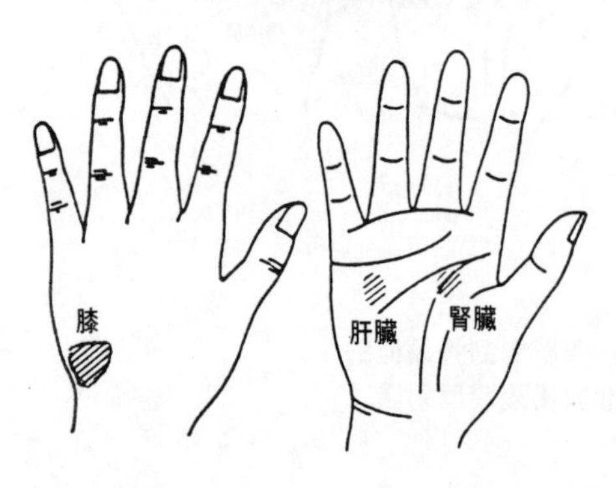

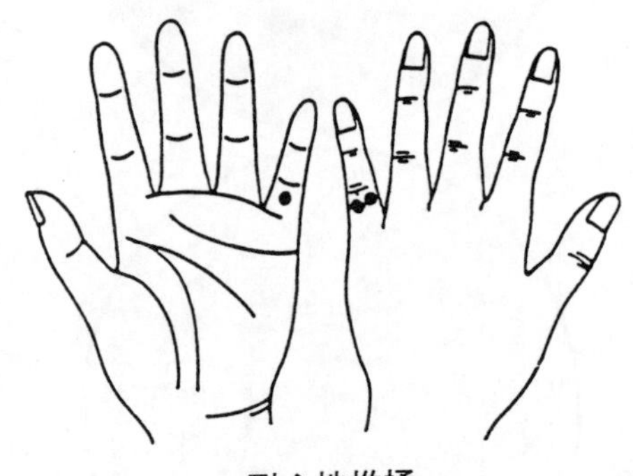

耐心地推揉

35 膀胱炎

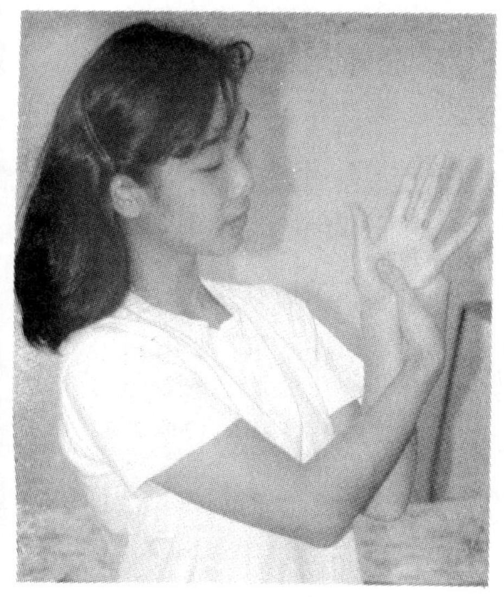

膀胱炎最普遍的症狀是排尿次數增加，排尿時或排尿後感覺疼痛，抑或排尿不暢、尿混濁等。

在感冒後或身體發冷時，容易出現膀胱炎，是女性較易罹患的疾病。及早治療，能夠迅速治癒。

避免攝取刺激性較強的食物，多喝水，稀釋尿液，藉此也能防止膀胱內細菌的增殖。

要仔細揉捏腎臟、副腎、膀胱的反射區。

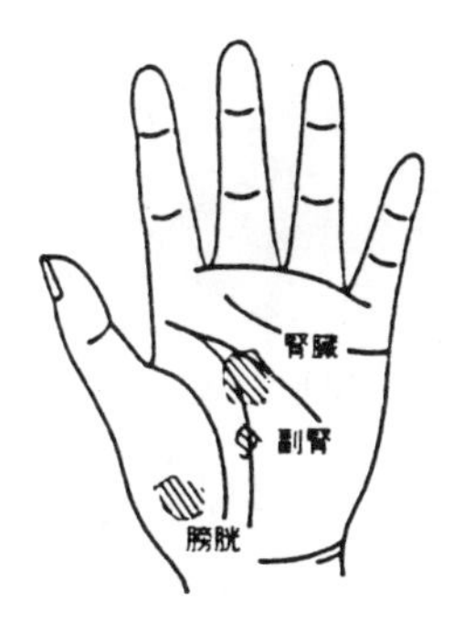

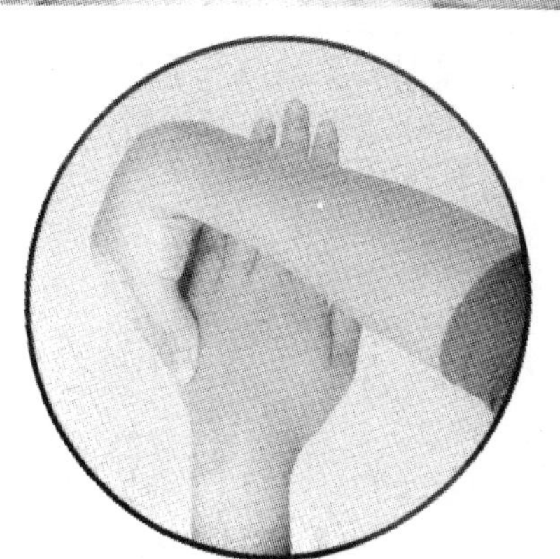

朝向中心用力揉捏反射區

36 下 痢

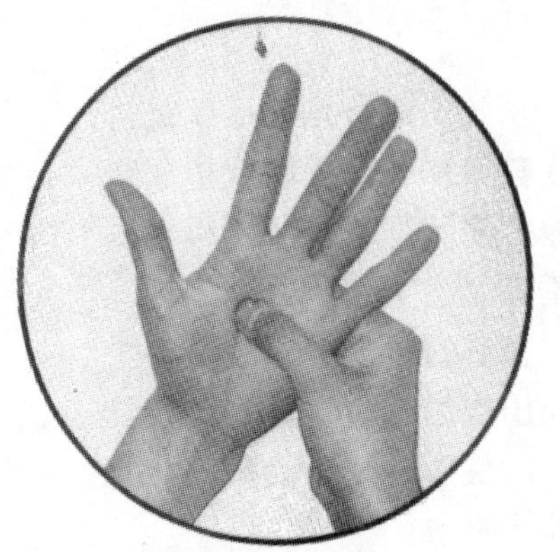

稍微用力推揉

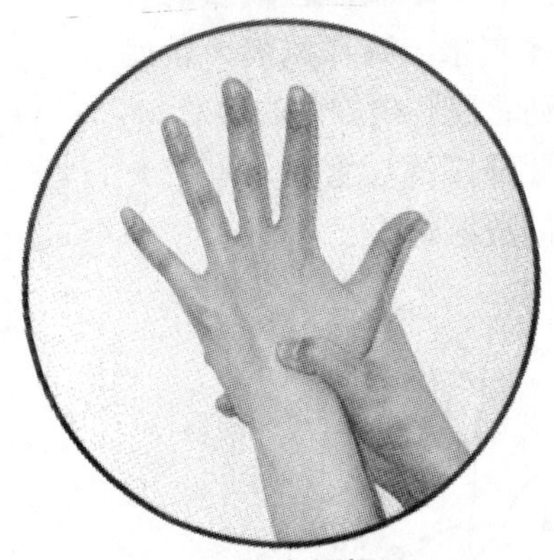

用力揉捏

可能因暴飲暴食或細菌性等原因而引起，精神性的壓力所造成的神經性下痢，也是原因之一。一般而言，消化器官功能不良或腸中無法消化吸收的食物異常發酵時，會產生下痢的症狀。

以手指用力按壓在手背的「橫隔膜區」；其次，也要用力刺激在手掌中心的「太陽神經叢區」。最後，用手指按壓「胰臟區」附近，即使是嚴重的下痢，也會停止便意。

穴 道

仔細揉捏右手食指、手背的商陽、合谷、下痢點。同時，要用力揉捏手掌的大腸、腎穴、健理三針區。

如果是壓力所造成的慢性下痢，則對腎穴、外勞宮施以煙草灸，極具效果。

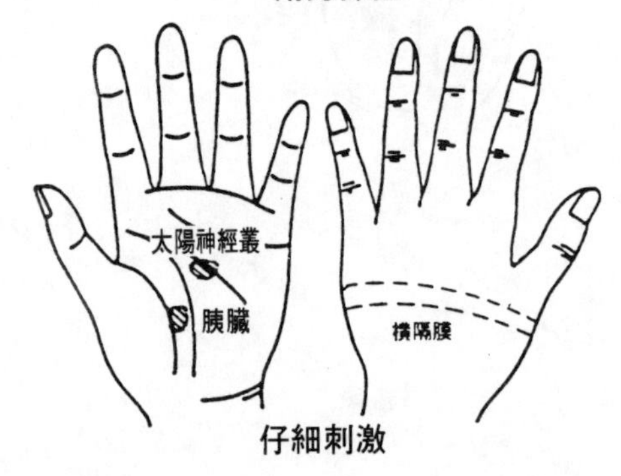

仔細刺激

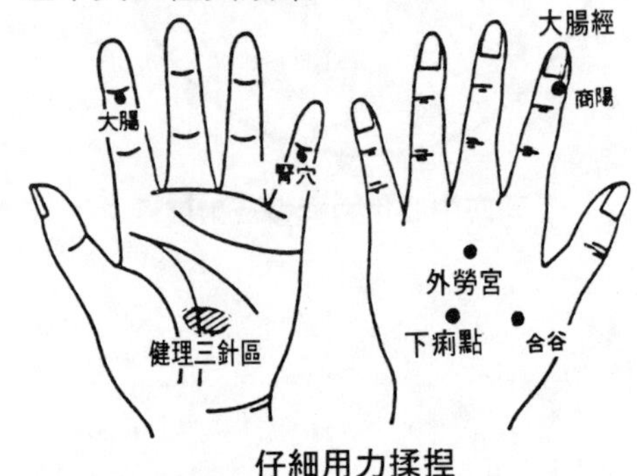

仔細用力揉捏

37 便　秘

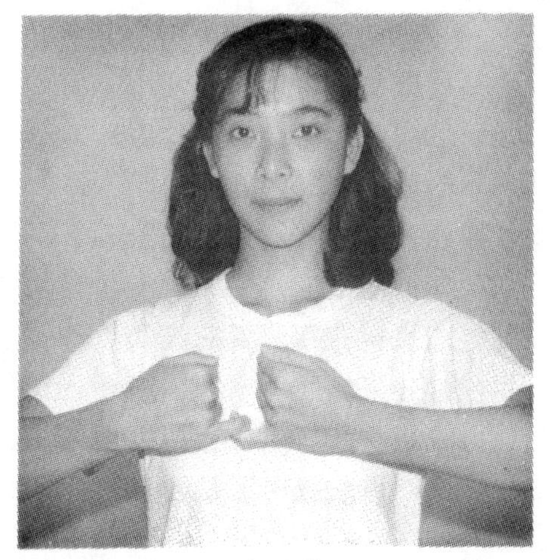

互勾小指

腸中食物的水分異常吸收，腸內糞便停留時間太長，或排出困難等狀態，稱為便秘。結果會出現頭痛、頭昏眼花、頸部與肩膀酸痛、痔瘡、長面皰、疙瘩等。

要仔細地揉捏便秘的反射區，亦即「消化器官區」、「膽囊區」、「直腸區」、「眼（腸）區」。

穴　道

手掌的神門（心經）、手背的食指靠近中指的根部第2間、小指的少澤都是具有特效的穴道。平時，要揉捏整個手指。此外，腸的大腸俞（第4、5腰椎之間凹陷的中央到左右3cm的點）、小腸俞（骶骨稜左右3cm點）均為特效的穴道。

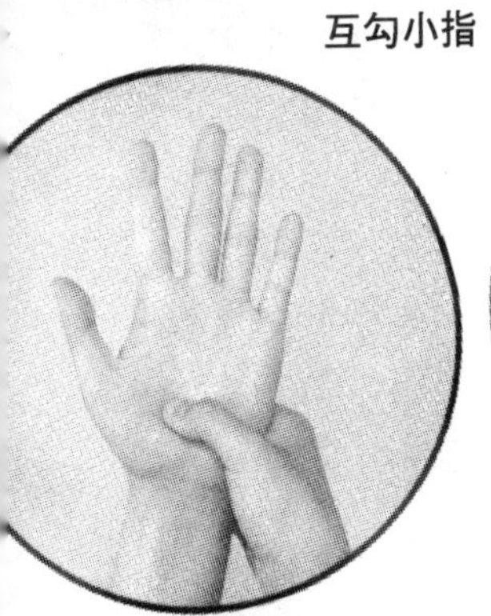

用力揉捏直腸區

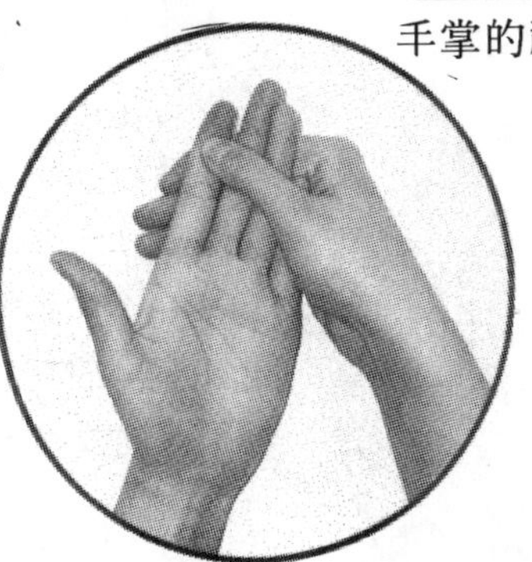

用力揉捏腸區

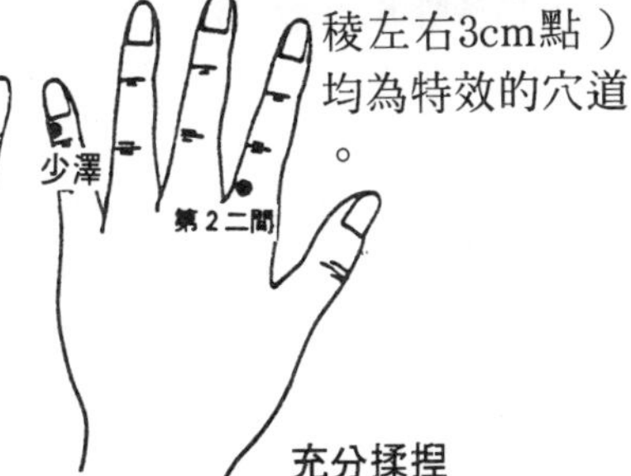

充分揉捏

38 肩膀酸痛

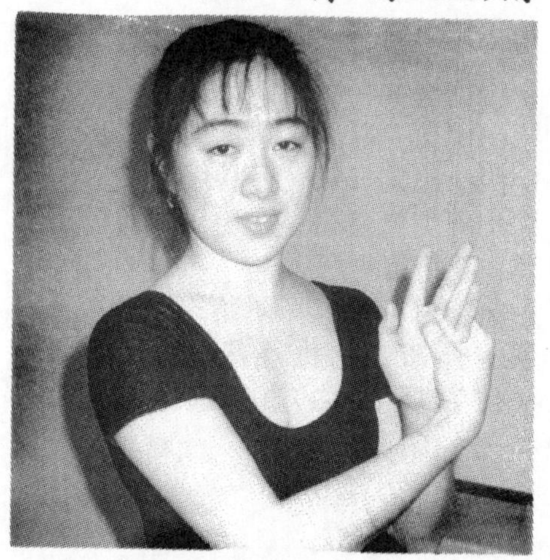
用力推揉直到柔軟為止

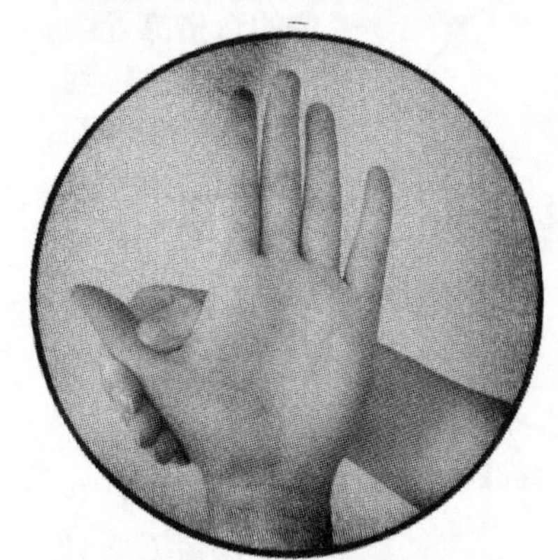
給予肌肉之間刺激

肩膀酸痛自古以來就被視為是新的現代病，長時間採取不自然的姿勢，或過度使用手臂及肩膀，抑或是精神壓力、高血壓、低血壓、便秘、內臟諸器官的疾病、頸肩臂症候群、自律神經失調症等原因，都可能造成肩膀酸痛。一旦持續出現強度的肩膀酸痛，就要接受專門醫生精密的檢查。

對於肩膀酸痛有效的反射區為雙手手掌與手背的「肩區」、拇指的「頸部區」，用拇指指腹充分揉捏這些部位，就能去除酸痛。此外，右手的「肝臟區」與左右手小指、拇指也要仔細地揉捏，能展現效果。

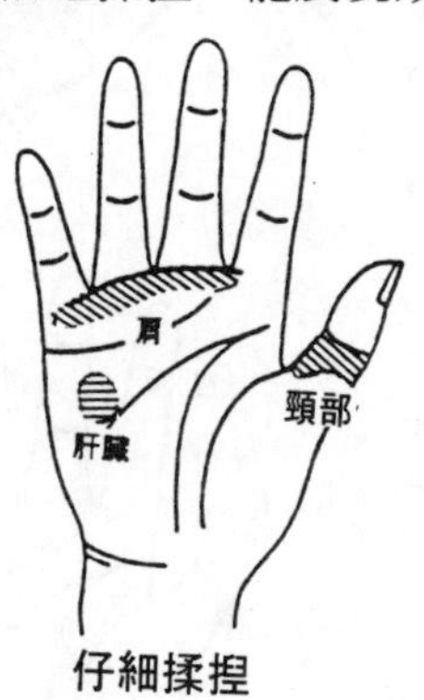

仔細揉捏

穴 道

生殖器官的變調與氣喘、心臟不良而引起肩膀酸痛的有效穴道。

對肩膀酸痛有效的穴道為拇指與食指之間的合谷，以及手背側食指和中指之間的頸頂點。如果其原因來自於精神焦躁或操心時，則無名指與小指根部的心悸點是有效穴道。若是氣喘、心臟不良所導致的肩膀酸痛，則食指與中指根部的咳喘點有效。也可以利用煙草灸刺激這些穴道。

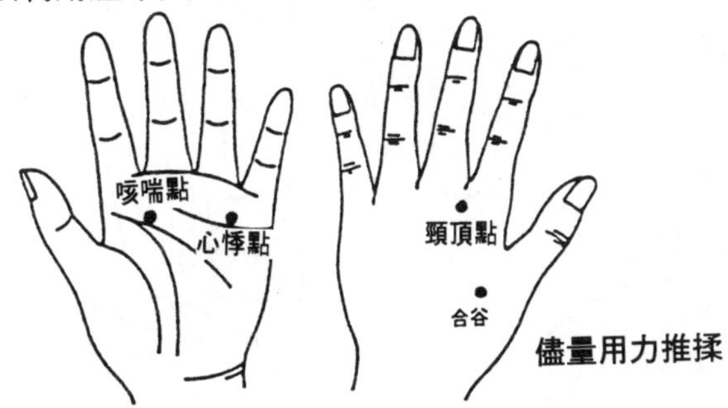

儘量用力推揉

睡擰脖子而引起肩膀酸痛的有效穴道。

由於睡姿不自然，導致頸部肌肉僵硬，早上起床後，朝左右彎曲會感覺疼痛，且出現頭痛或發燒等現象。仔細揉捏無名指的肺穴、肝穴，且要用力地揉捏手背的穴道。

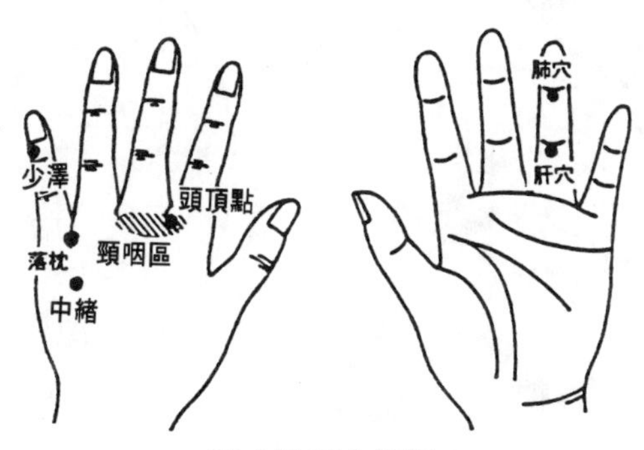

耐心地用力推揉

39 五十肩

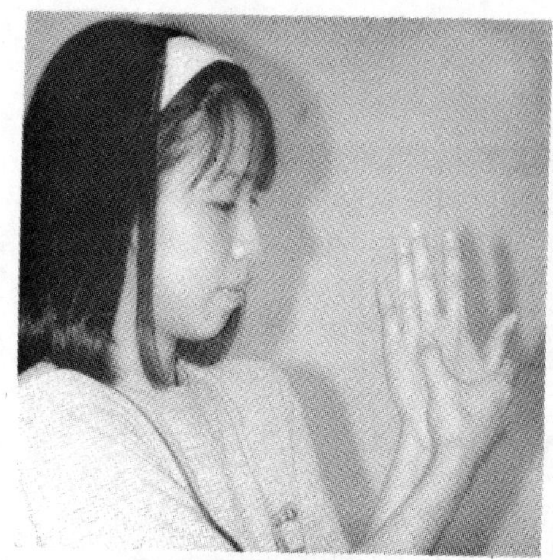

仔細揉捏肩反射區

五十肩的特徵是，肩膀疼痛、無法上抬、旋轉及動彈，勉強活動的話，肌肉會出現劇痛。

要用力刺激雙手的「肩區」、拇指的「頸部區」、右手的「肝臟區」。

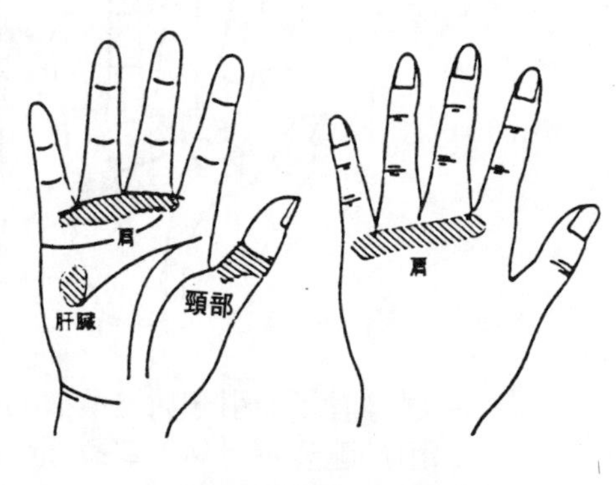

用力刺激

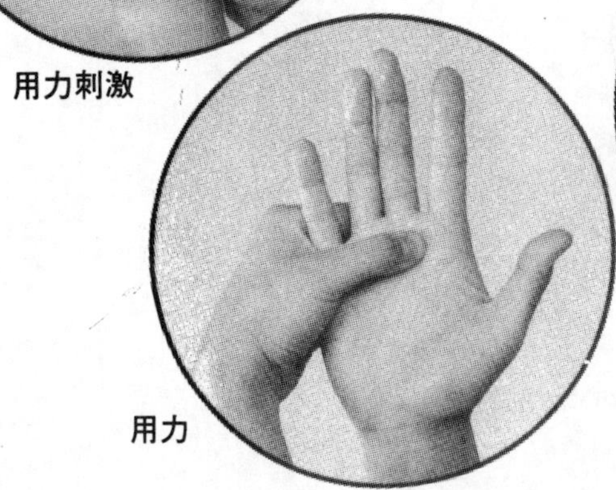

用力

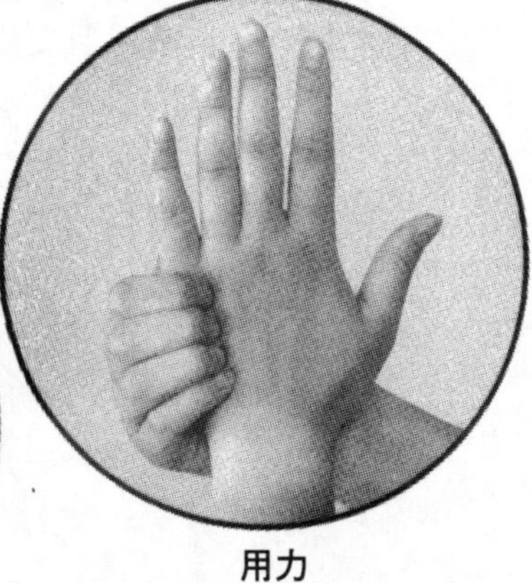

用力

穴　道

能有效治療五十肩的手部穴道，是能迅速治療肩膀異常的八大穴道。包括手背的合谷、手腕的陽谿（大腸經）、手掌手腕側的大淵（肺經）、神門（心經）、手背小指與無名指下方的液門（三焦經）、手掌側手腕的大陵與手背側中指指甲生長處的中衝（心包經）、小指本節的後谿（小腸經）。按壓這些穴道，並轉動手腕。另外，以煙草灸或牙籤刺激也能展現效果。

同時，也要仔細地揉捏肩部的肩井、手臂的尺澤。

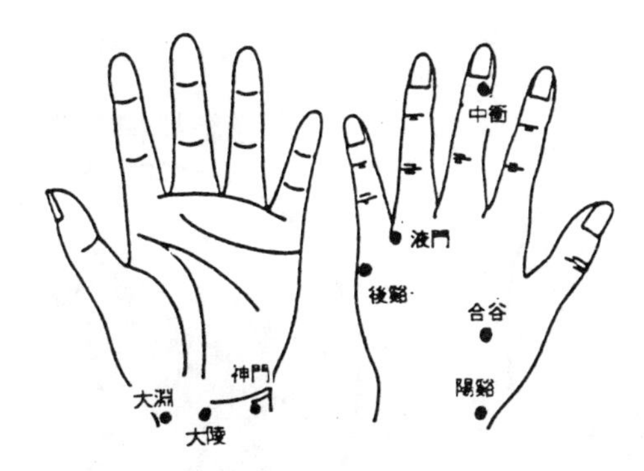

每天用力地推揉

40 肩胛骨的疼痛

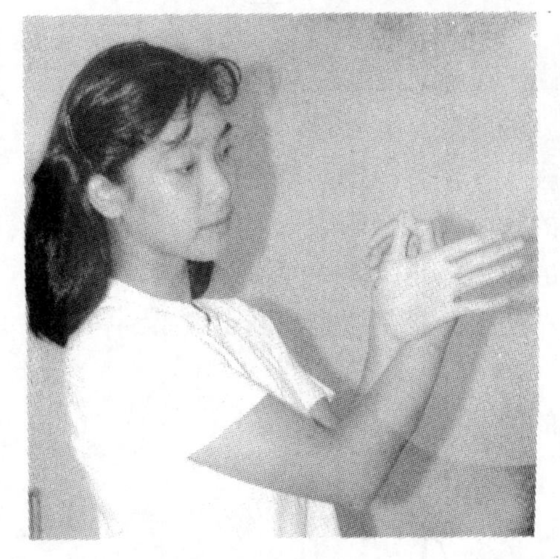

長時間坐在桌前工作，背骨兩側的肩胛骨會出現緊張、疼痛。肩胛骨出現障礙時，從肩膀到手肘會感覺疼痛、麻痺，手肘無法上抬。

要用拇指指腹仔細揉捏雙手手掌與手背的「肩區」、拇指的「頸部區」，進行與肩膀酸痛大致相同的調整。

穴　道

仔細揉捏手背中指上方的6處。

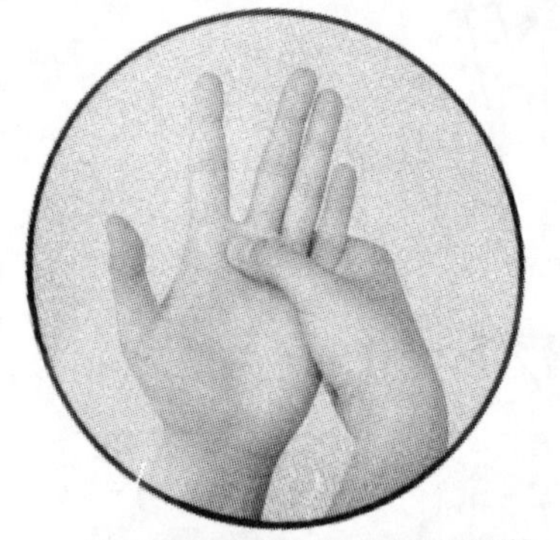

好像按壓骨間似的給予刺激

放鬆力量慢慢地刺激

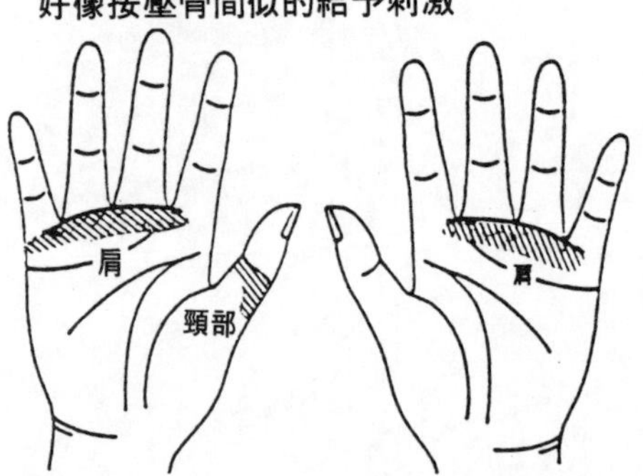

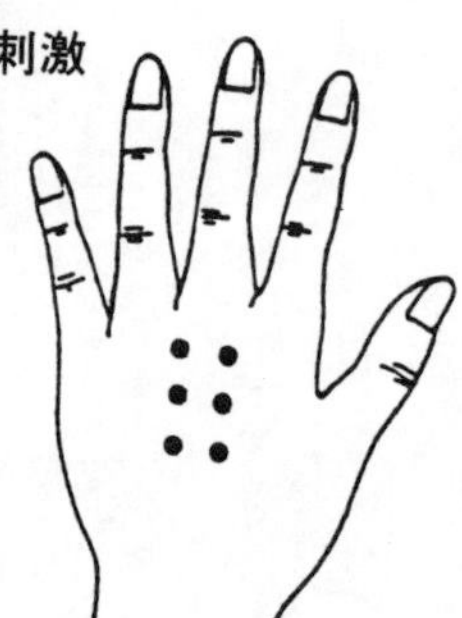

花點時間揉捏

41 閃　腰

以不良的姿勢抬重物，或用平常不曾做的動作彎腰時，腰部出現疼痛，或腰部肌肉好像板子似的緊繃，無法動彈，這即是所謂的閃腰。正式名稱為急性腰痛症。

反射區的刺激療法，是要對「脊椎區」、「骶骨區」、「膀胱區」、「腎臟區」加以刺激。

用力按壓手背的「腰區」也有效。

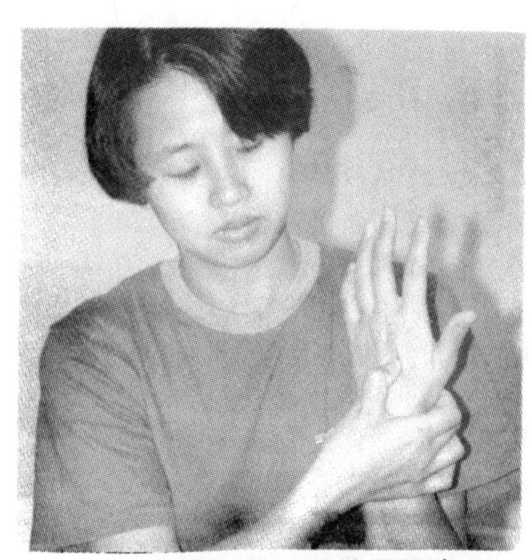

用力揉捏腰的反射區或腰腿點

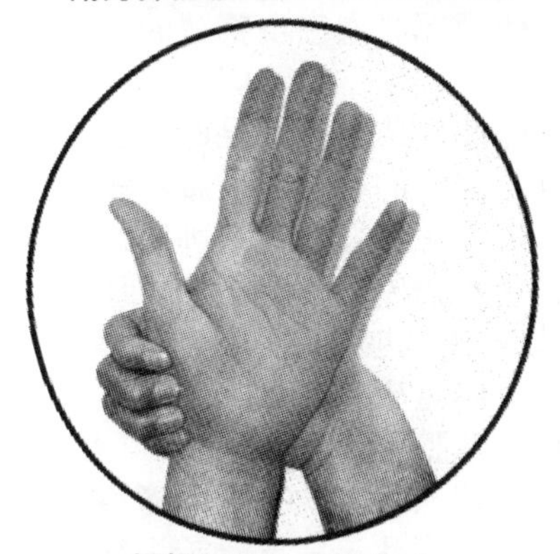

揉捏到硬塊去除為止

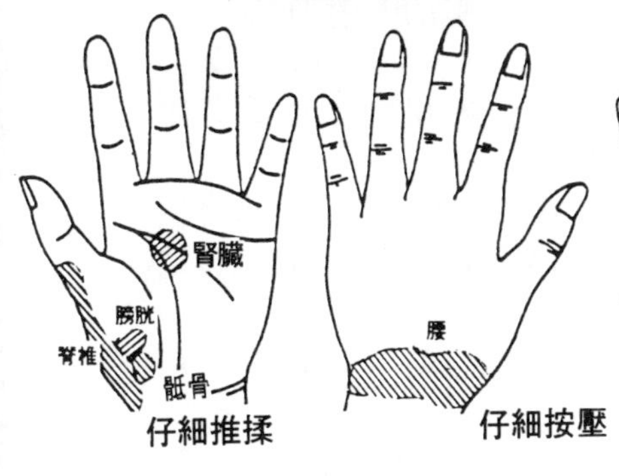

穴　道

用力推揉手背無名指側的腰腿點。

〔**預防法**〕

①日常要從事運動，鍛鍊腰背肌、腹肌。

②不要突然地做劇烈運動。宜事先進行準備（暖身）運動。

③避免過度疲勞，勿使腰部著涼。

④注意抬重物時的姿勢。勿嫌麻煩，要多注意重心的移動。

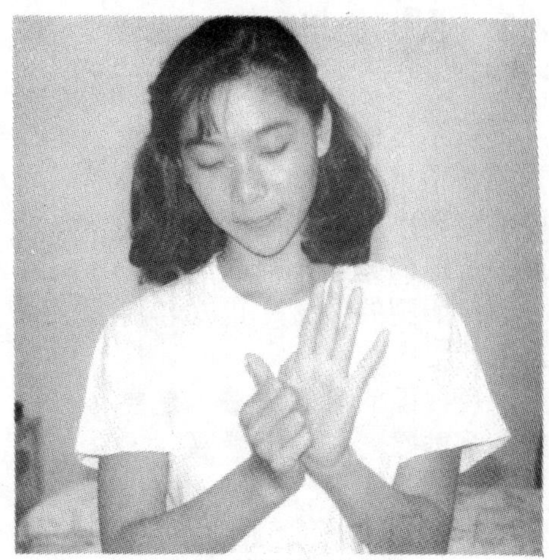

42 腰　痛

廣義而言，急性腰痛是因外傷所致。而慢性腰痛的源起不知始於何時，找不出直接的原因，可能是長時間加諸壓力所引起的，這些都屬於腰痛。

一動也不動始終採同一姿勢的生活，會使圍繞腰部的肌肉力量減弱，姿勢不良時，就會造成駝背。站立時，腰椎與骨盤之間會翹起，造成壓力增強，使腰部肌肉出現緊繃的疼痛。

除此之外，較常見的原因包括先天性的脊椎症、腰椎變形、畸形、周圍肌肉或神經的異常、精神壓力的堆積或體形所造成的，也可能因為坐骨神經痛、內臟異常所致。這多半是由於身體失調所造成的。

腰部無力、沈重、疼痛這些腰痛的症狀，需要給予手掌沿著拇指側的「脊椎區」、「骶骨區」、「膀胱區」刺激。此外，要用力推揉手背的「腰區」。

腰痛患者半數以上有腎臟方面的障礙，故平時要認真地揉捏「腎臟區」。

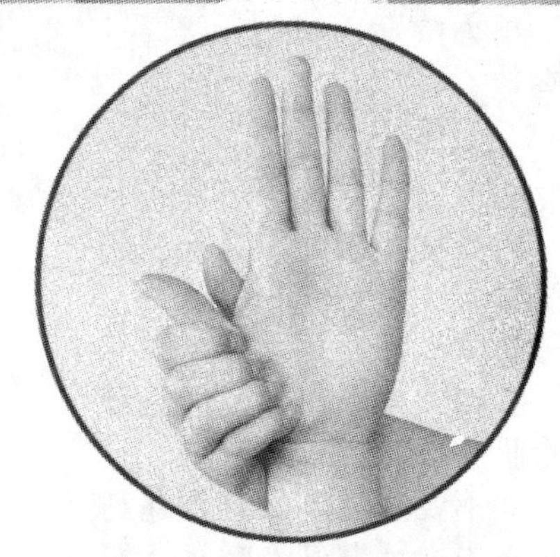

持續刺激直到脊椎區不痛為止

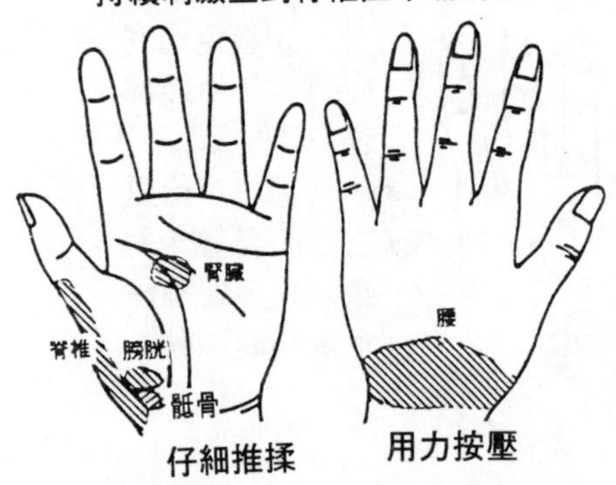

仔細推揉　　用力按壓

穴道

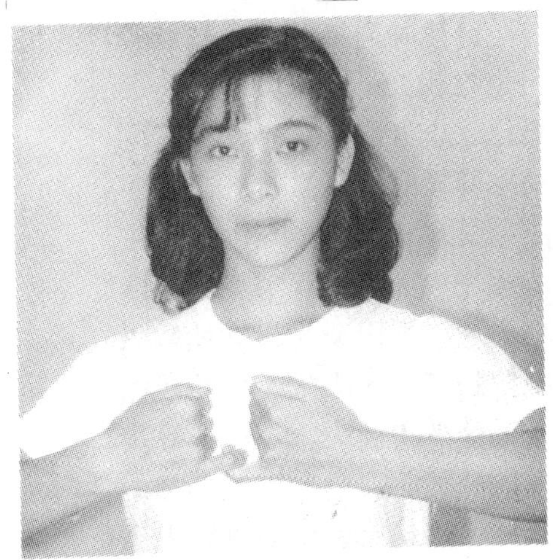

手的重點，在於刺激小指，效果明顯。且要輕輕地揉捏手掌的足腿區、手背的腰腿點、背、腰腿區、小指根部的坐骨神經點。

想要強化腰部，平時就要鍛鍊腰部，強化肌肉，保持正確的姿勢。

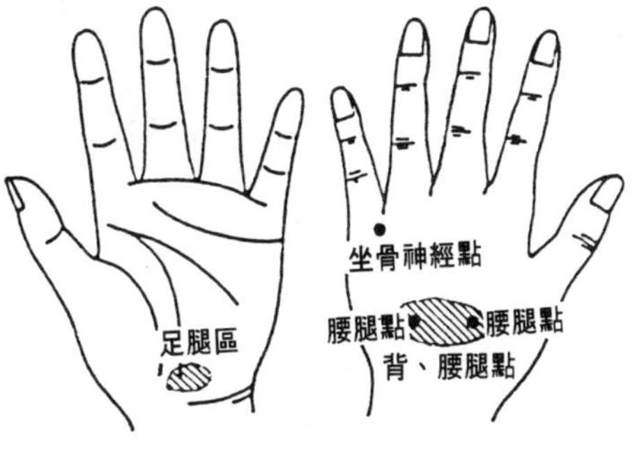

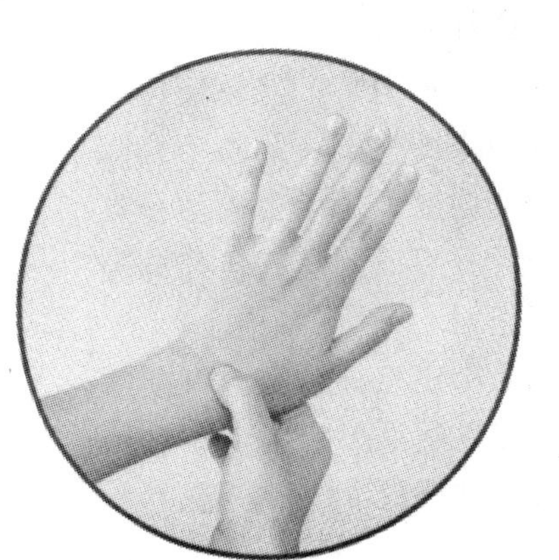

用力揉捏腰的反射區與穴道的腰腿點

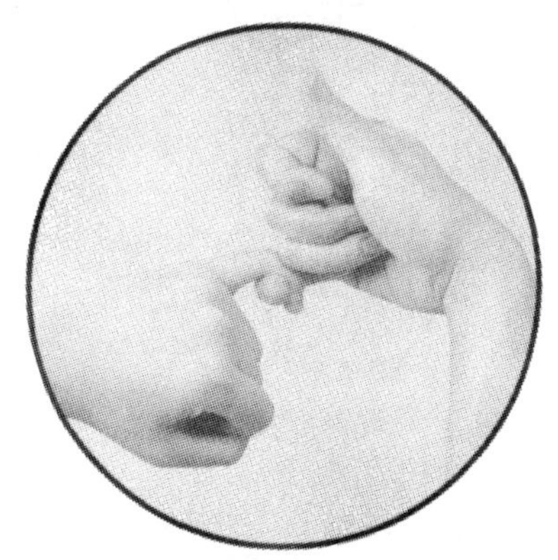

小指互勾，一邊吐氣，一邊互相拉扯

43 自律神經失調

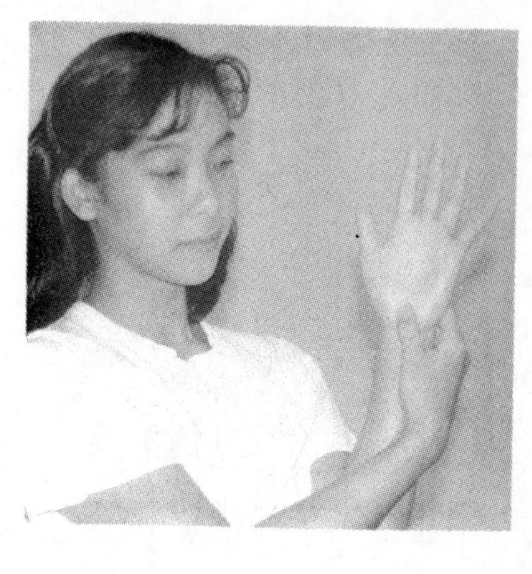

自律神經接近體表而較多出現的部位是手掌與腳底。與自己意志無關的交感神經和副交感神經受到刺激時，其興奮立刻就會反應到生理上，產生心悸、發汗、焦躁、疲勞、無氣力、頭昏眼花、起立性昏眩、眼睛疲勞、失眠、肩膀酸痛、頭痛、胃腸失調、口渴等複雜的體調不良感，出現各種的症狀。換句話說，如果因人際關係或社會環境等而引起擔心、煩惱、壓力時，就會使自律神經的平衡失調。此外，大腦疲勞或過度疲勞，也會使得支配全身五臟或器官的自律神經平衡失調。

要穩定自律神經，就要摩擦揉捏整個手。1天花10～15分鐘慢慢推揉「生殖器官區」。

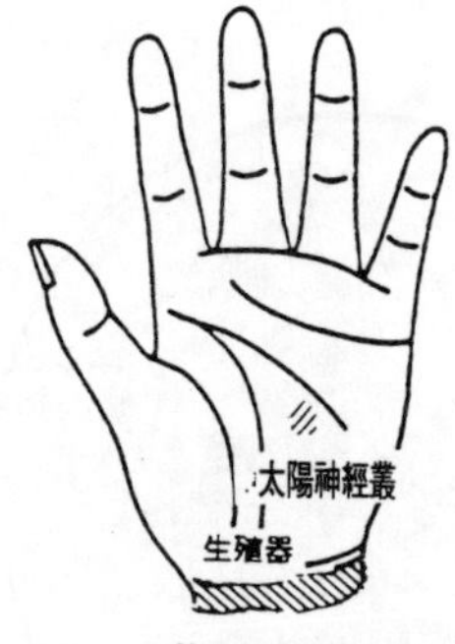

花點時間推揉

穴道

慢慢揉捏心包經的勞宮。

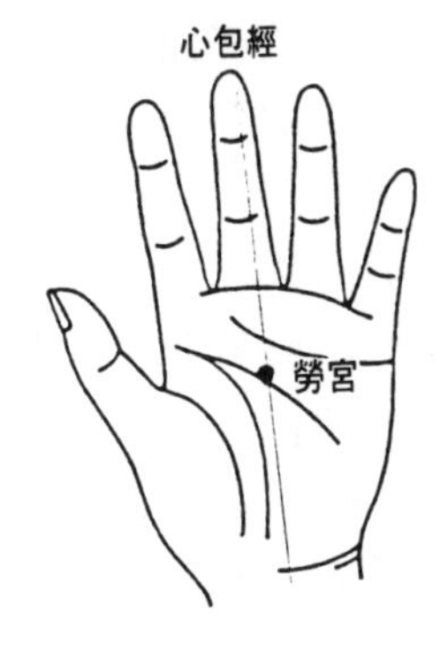

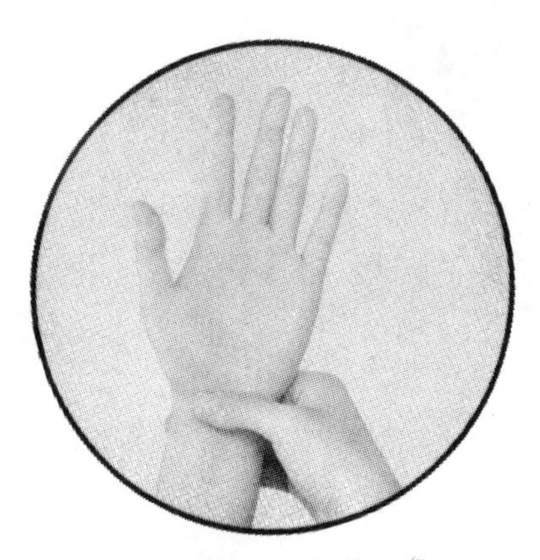

用力揉捏太陽神經叢

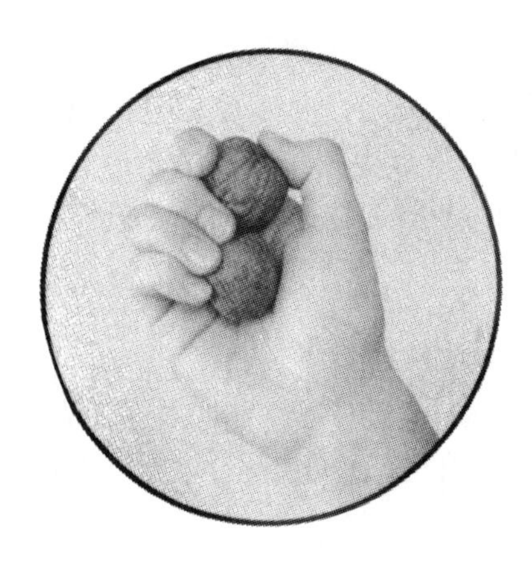

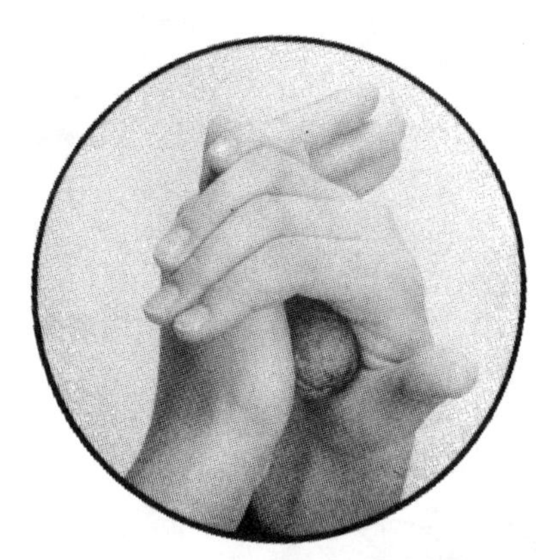

用核桃刺激，直到整個手掌暖和為止

44 失眠症

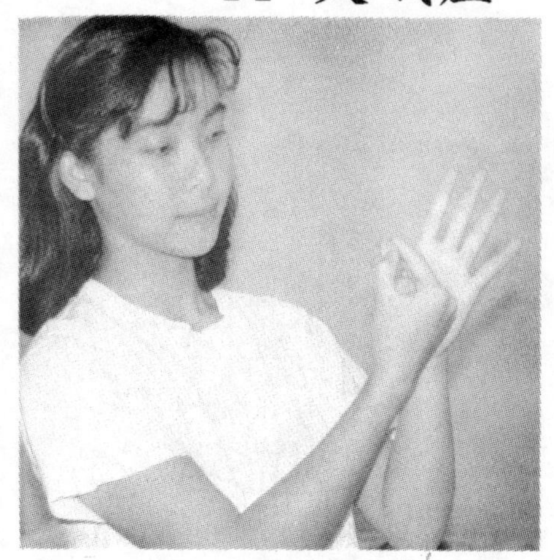

用力揉捏

失眠症是因為工作或壓力關係，使得腦神經的興奮無法去除，或頭部的充血不得去除時所造成的。這些都是由於白天的交感神經與夜晚的副交感神經的平衡崩潰所致。

對失眠症有效的手反射帶為手掌的「頭區」、「甲狀腺區」、「腎臟區」、「肝臟區」，要慢慢地加以揉捏。

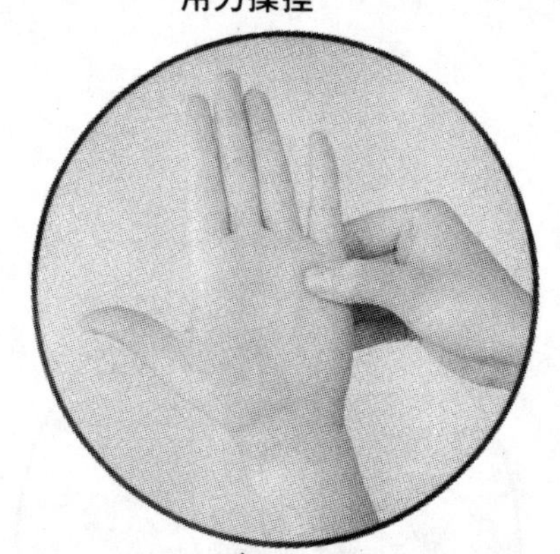

好像壓入似地用力

穴　道

要取得流通身體的能量之平衡，就要輕輕揉捏心包經的「心包區」、「手掌區」，以及中指指甲生長處的中衝，且用力推揉心經的神門。

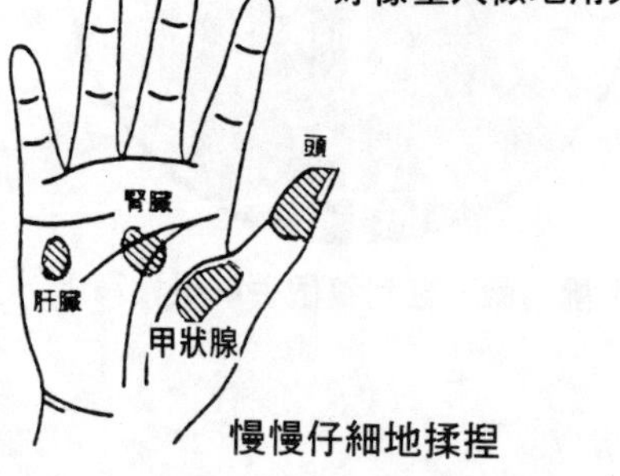

慢慢仔細地揉捏

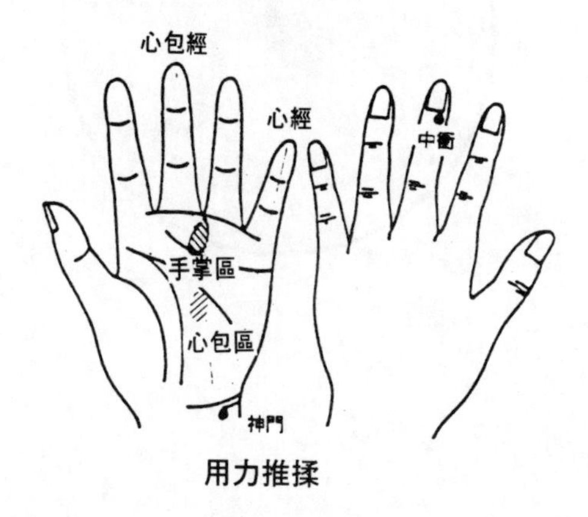

用力推揉

45 焦　躁

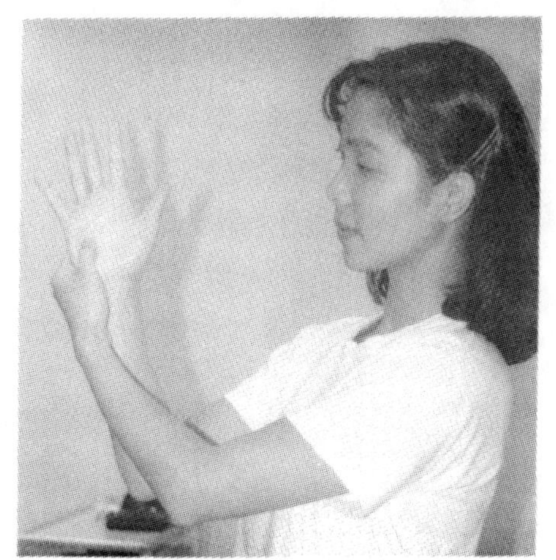
好像壓入中間似地揉捏

精神的壓力積存導致欲求不滿，或神經極端不安時所形成的狀態。

若要消除焦躁，必須每天花15分鐘揉捏拇指根部的「甲狀腺區」、拇指前端的「頭區」；其次，在忿怒時，要仔細地揉捏「肝臟區」（易怒）、中指、小指、拇指前端，藉以鎮定精神。

穴　道

用力揉捏手小指前端的少衝。此外，對於中衝、虎邊（癲癇）、陽谿及手掌的心穴、神門、大陵、手掌區加以刺激，也可收效。刺激腳拇趾根部的太白，也能夠鎮定情緒。

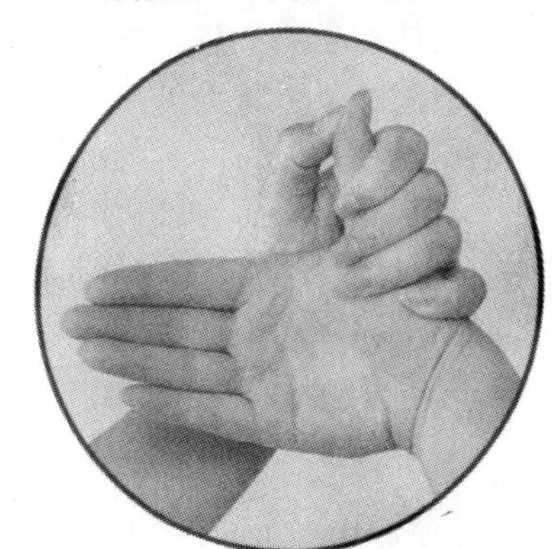
進行到去除瘀血而變軟為止

頭
肝臟
甲狀腺
仔細揉捏

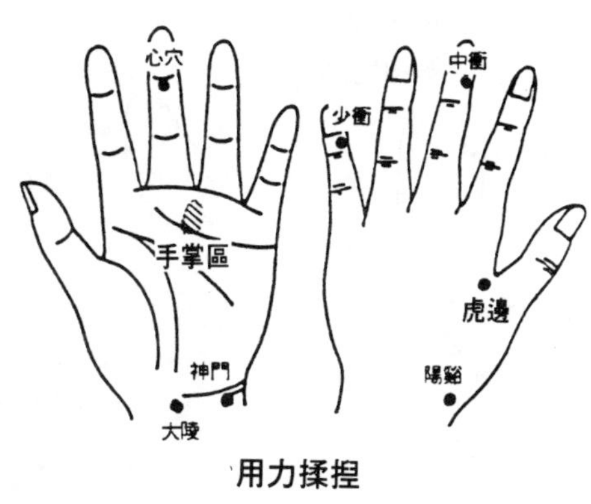

用力揉捏

46 害羞症

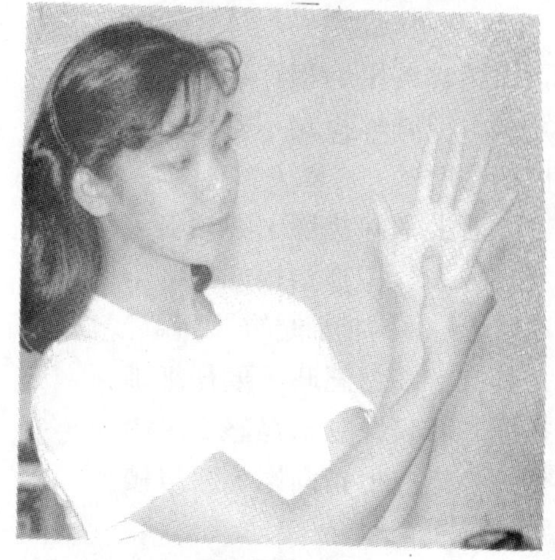

害羞症的對症療法，首先就是要消除緊張感。

緩和緊張的反射區是「腎臟區」、「消化器官（胃）區」、「生殖器區」。

利用輕微的刺激，給予胃好的影響。

穴　道

手掌中央的勞宮（心包經），是治療神經的有效穴道。用另一手握住左手的小指、無名指，然後深呼吸，有助於鎮定心神。

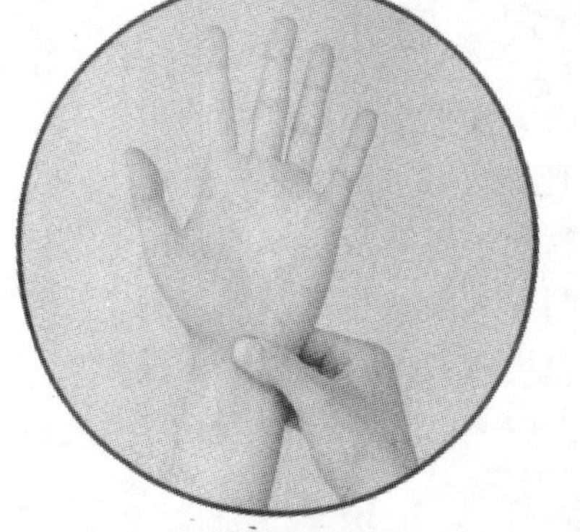

緩和地刺激

心包經

勞宮

持續用力按壓
1～2分鐘

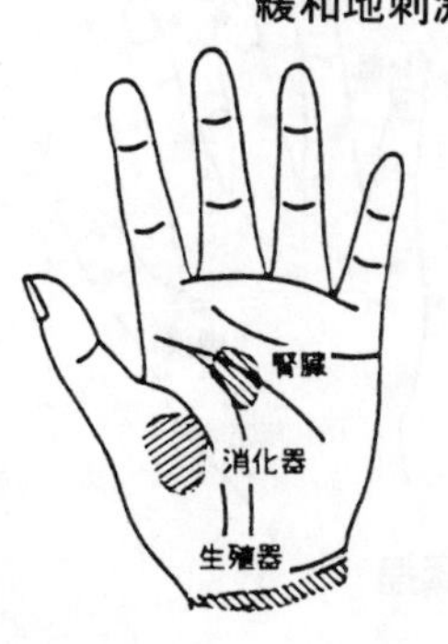

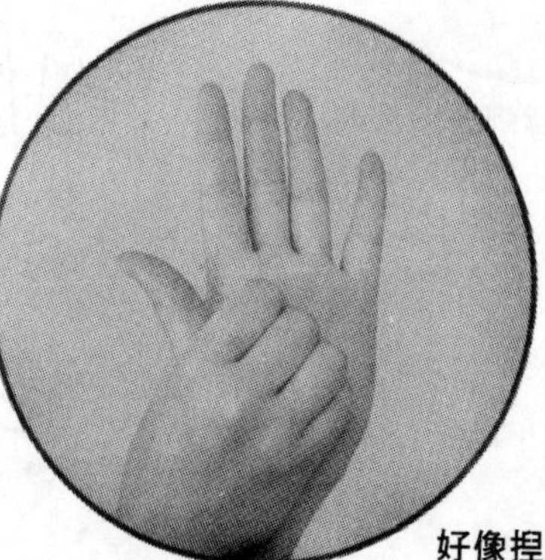

好像捏手掌似的給予刺激

47 集中力不足

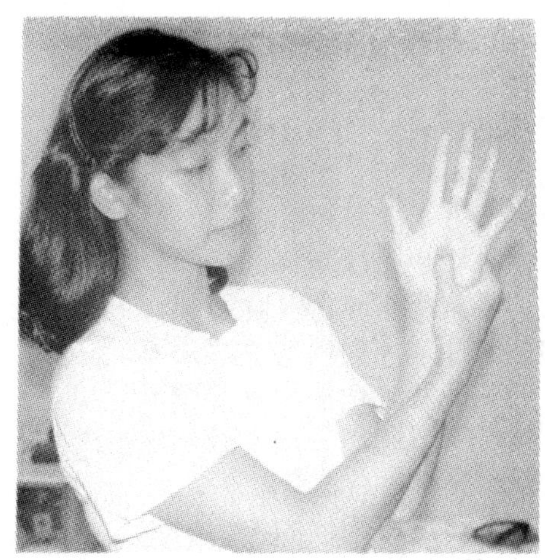

記憶力減退或容易健忘，被視為是一種老化現象。但是，現代年輕人也常常記不住新的東西，或左耳進右耳出，雖然不是偷懶，卻無法將新的知識與情報當成是自己的情報而輸入到頭腦中，有些人根本不具記事的欲望。

當腎臟機能減退時，會喪失幹勁，也缺乏想要學習事物的欲望。學生一旦腎臟狀況不良，往往無法得到學業成績。

要仔細下點工夫揉捏頭、頸部、腎臟區。

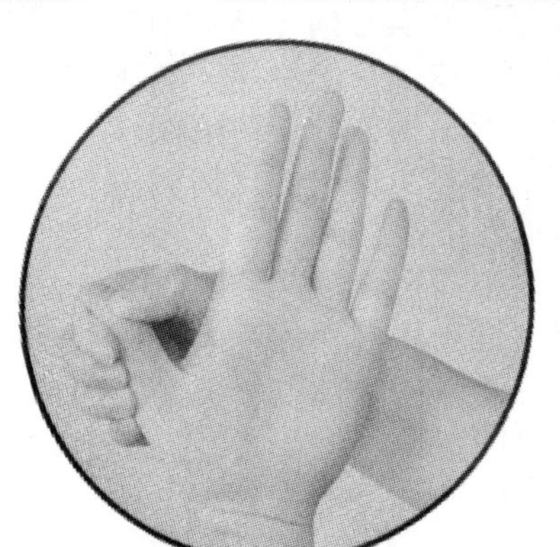

稍微用力地揉捏

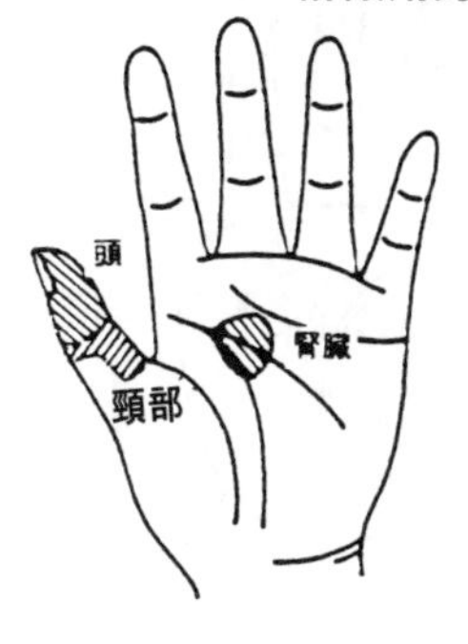

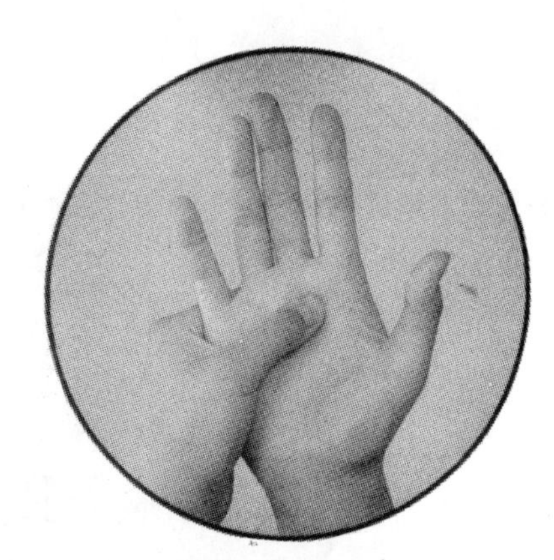

多花點時間揉捏

48 神經症

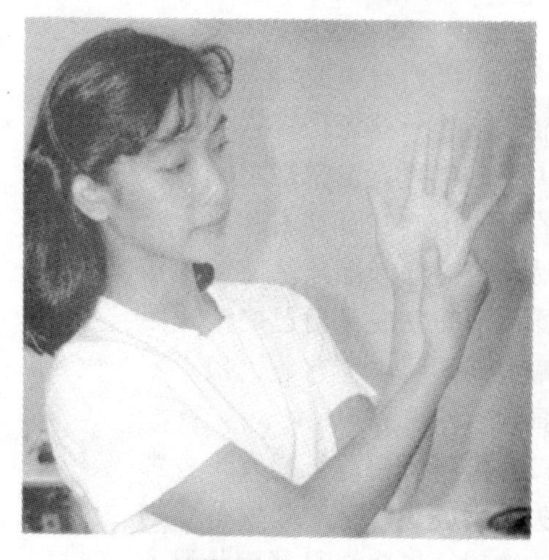

因心理因素而引起精神機能障礙的總稱，包括不安神經症、心氣神經症、強迫神經症、離人神經症、抑鬱神經症、神經衰弱、歇斯底里等。

神經過敏、思考障礙、注意力不集中、焦躁、疲勞、脫力感、頭痛、肩膀酸痛等，是一般的症狀。由於精神的壓力，使得交感神經、副交感神經的作用失調，荷爾蒙異常。

像這些心因性的疾病，需要休養及轉換心情，努力消除原因，恢復正常的生活。藉著有助於安定精神的反射療法，能夠改善容易形成神經衰弱的體質或性格。

仔細揉捏腎臟、輸尿管、膀胱、胃、生殖器的反射帶，去除性能量的過剩或疲勞，刺激精氣的根源，促使過敏反應的胃活性化。

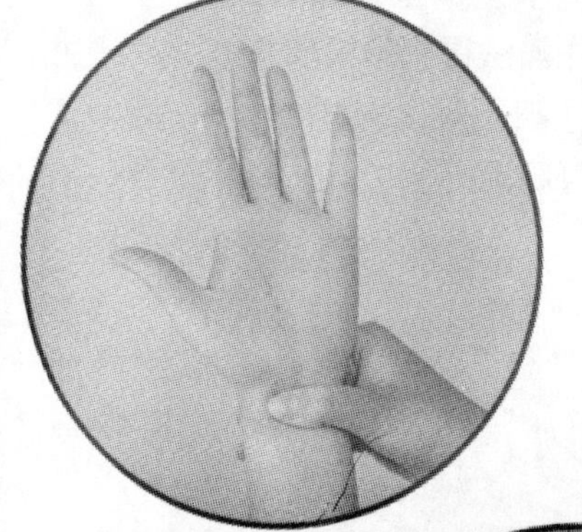

稍微用力地搓揉

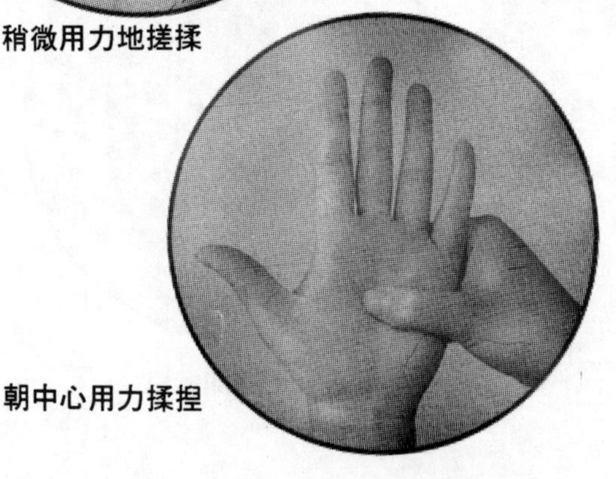

朝中心用力揉捏

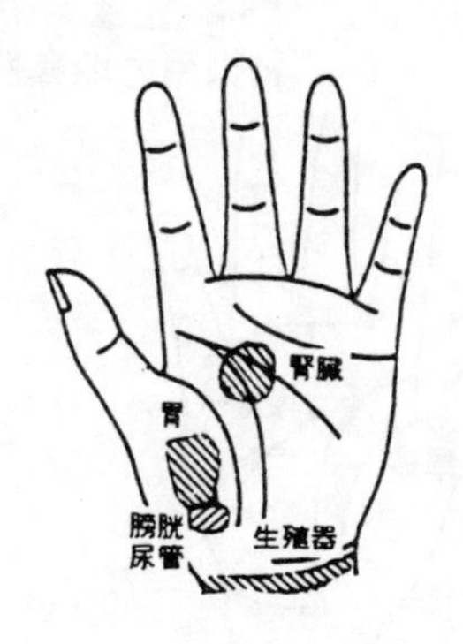

穴　道

手掌……心穴、手掌區、大陵

手背……虎邊、陽谿、少衝、中衝

緩和心悸、去除心的焦躁、不安，緩和欲求不滿，使紊亂的情緒恢復正常。

通里（手腕的縐褶處、小指側的肌腱朝手肘方向的一整根手指）以及在足底中央的湧泉，這兩個穴道是治療神經症或鎮定神經的有效穴道。從輕微的刺激開始，直到感覺舒適為止，儘可能給予多次的刺激。

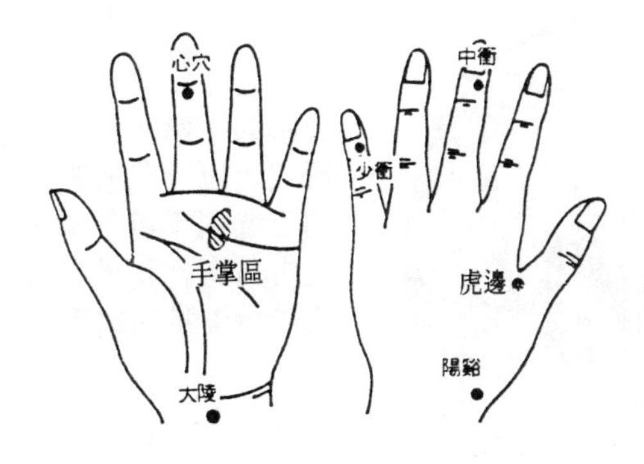

49 美　肌

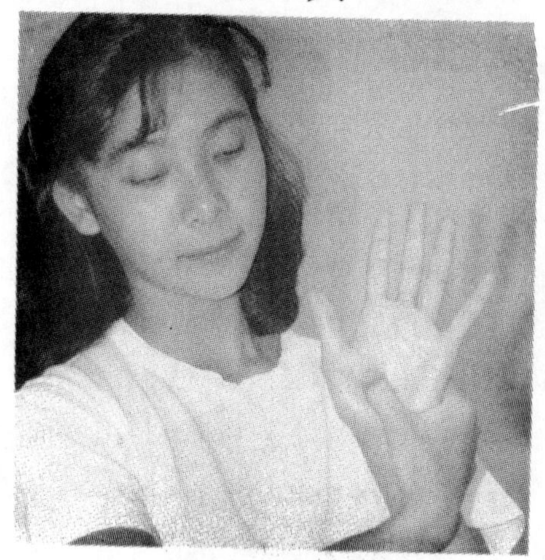

用力仔細地推揉

食物無法完全消化，或營養無法送達全身每個部位，腎臟荷爾蒙調節不良，或皮膚末梢部的血液循環停滯，就會造成肌膚乾燥或缺乏光澤與彈性。

防止肌膚乾燥，創造美肌的刺激反射區是右手手掌的「肝臟區」、拇指根部的「甲狀腺區」、「腎臟區」、「消化器官（胃）區」等，以拇指指腹用力地進行揉捏。

穴　道

要仔細揉捏能促進荷爾蒙分泌的手掌小指第一關節上的腎穴，以及掌管肌膚血液循環的手背側手腕的陽池，還有對皮膚具有作用的肺穴，及使皮膚光滑細膩的關衝。

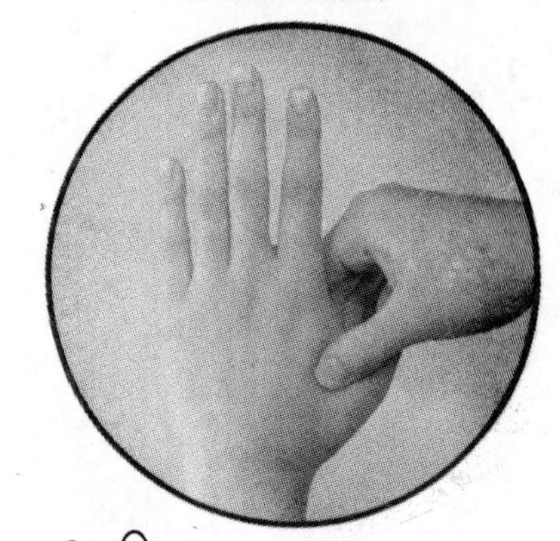

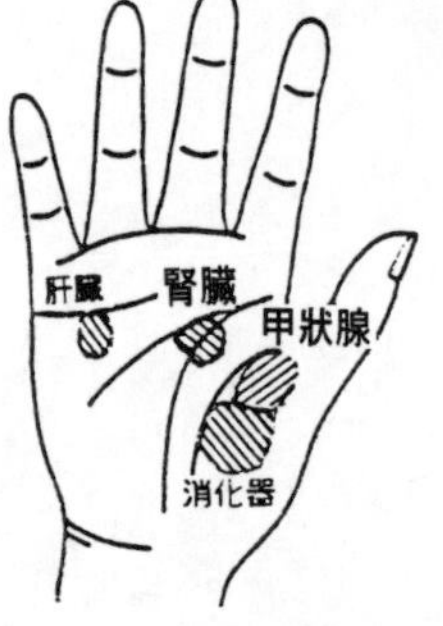

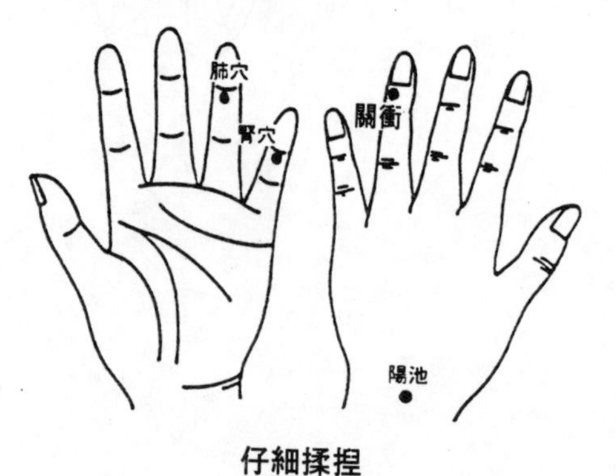

仔細揉捏

50 夏日懶散

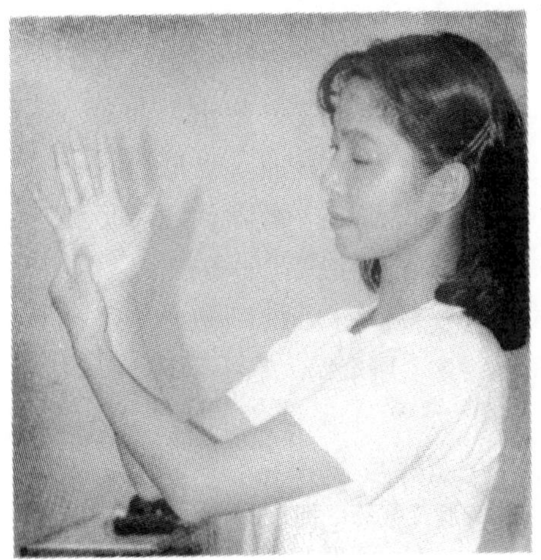
用力刺激

難以適應高溫高濕的夏日氣候，雖然說不出到底哪個部位不適，但全身出現倦怠感、疲勞、不快感，這即是所謂的夏日懶散症。

一旦出現這種症狀，就會喪失欲望，身體逐漸變得無氣力。

刺激雙手手掌的腎臟、副腎、肝臟、太陽神經叢區，能促進內臟的諸器官活性化。刺激拇指前端的「頭區」，能促進荷爾蒙的分泌。

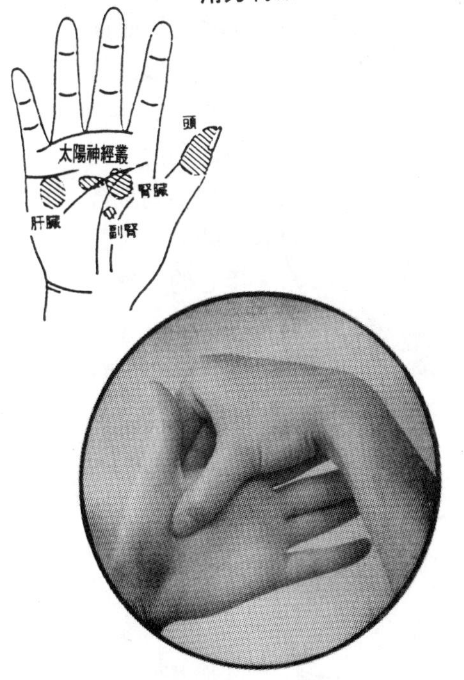

稍微用力地推揉

穴 道

重複推揉能緩和壓力和高漲神經的「手心」，以及促進內臟功能活性化的「胃、脾、大腸區」、「健理三針區」。

同時，推揉能去除全身倦怠的中渚。另外，煙草灸也有效果。

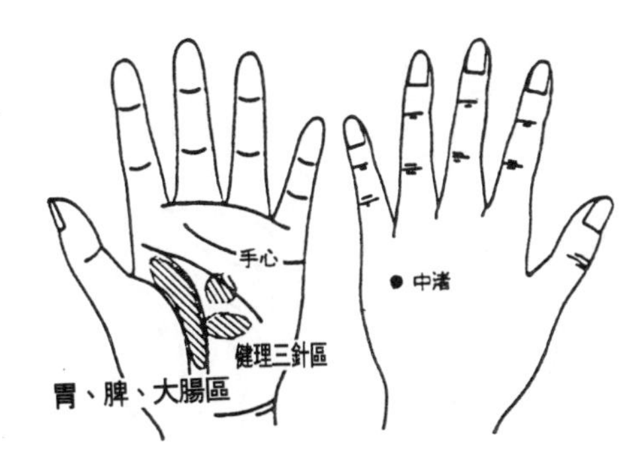

51 寒冷症

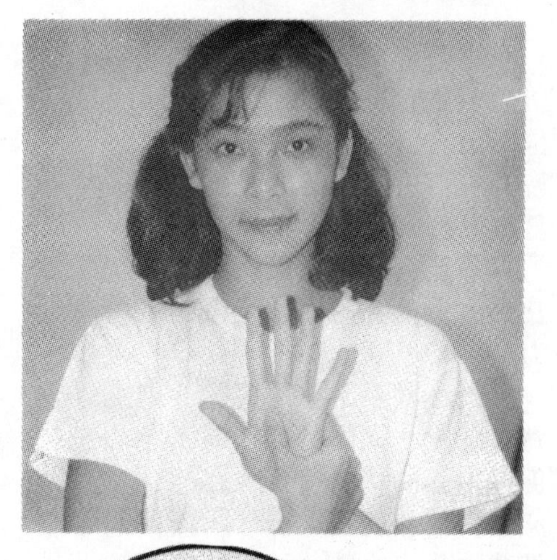

腎臟、脾臟機能較弱者，容易罹患寒冷症。會出現荷爾蒙分泌異常、貧血、低血壓、水分分布偏頗、新陳代謝降低等症狀，女性患者佔多數。

要緩和仔細地刺激「腎臟區」、「肝臟區（右手手掌）」、「頭區」、「頸部區」、「生殖器區」。

穴　道

多下點工夫刺激支配血液循環或荷爾蒙分泌的手背側手腕中央的陽池。此外，也要刺激合谷、關衝、命門、手心的治療區。

用力刺激

花點時間慢慢地刺激

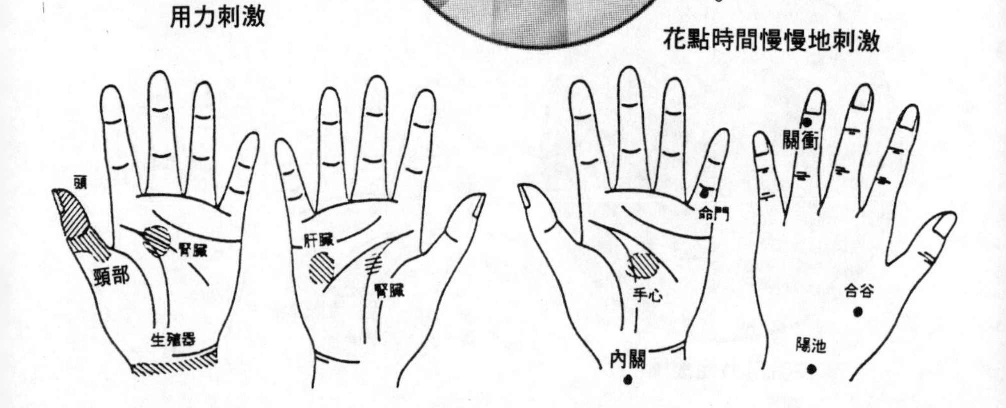

52 更年期障礙

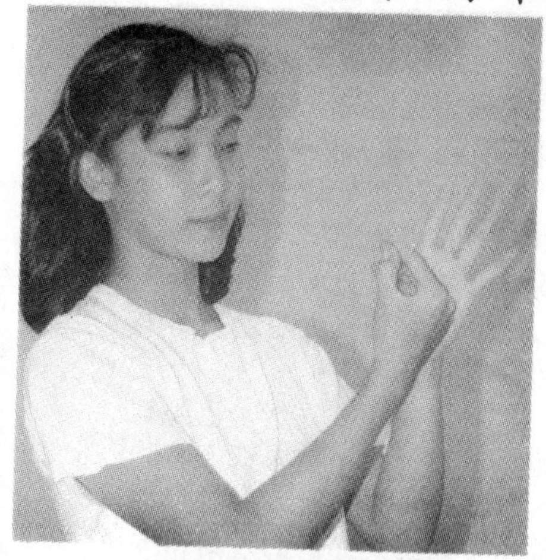

揉捏到硬塊去除為止

是女性停經期前後會出現的障礙，包括暈眩、臉發燙、頭痛、畏冷、肩膀酸痛、心悸、頭昏眼花、失眠等各種症狀。性荷爾蒙的平衡失調，也會對自律神經中樞造成影響，形成多樣化的症狀。

肉體的不安定，也會連帶性地造成精神面的不安定，使症狀更為惡化。因此，不要焦躁，要保持心境的年輕。擁有興趣或工作，才能安然無事地度過這段時期。

要仔細刺激手足的腦下垂體、生殖器（卵巢、輸卵管）、副腎、腹腔神經叢。

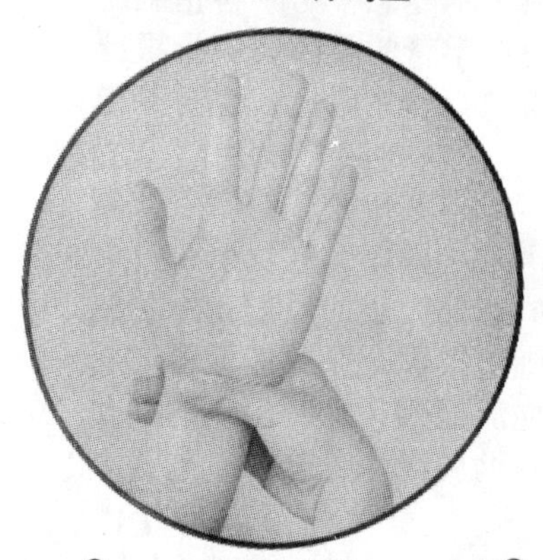

用力刺激

穴　道

手掌……腎穴、生殖器、心包區
手背……二間、關衝、陽池、前谷
多花點時間仔細揉捏。

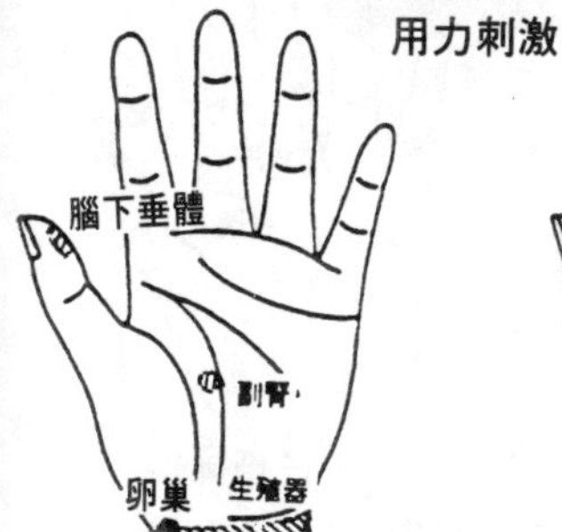

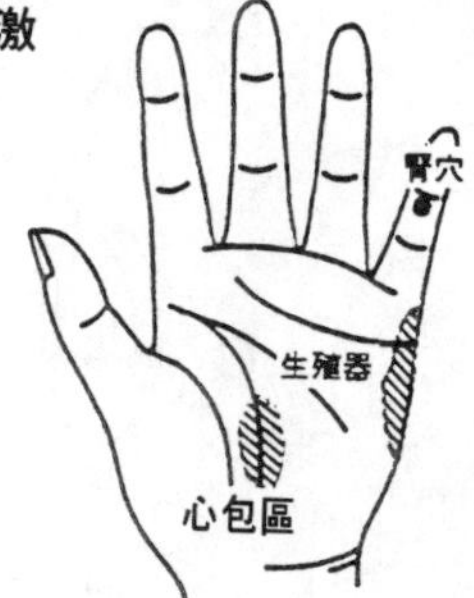

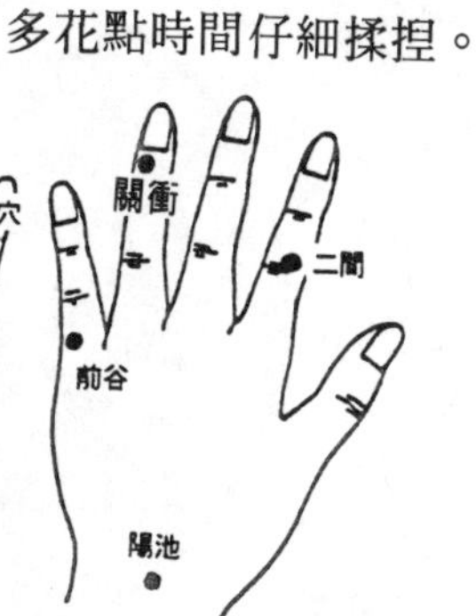

53 白內障、綠內障

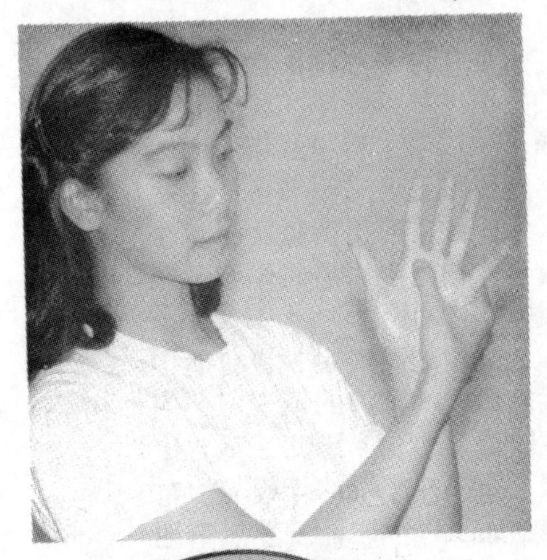

白內障是眼睛晶狀體混濁的疾病，包括先天性或因糖尿病而引起，抑或是老化所致。

綠內障則是眼壓上升，使眼部機能出現障礙。以高齡者的男性較為常見。如果兩者都置之不理，皆有失明之虞，為可怕的疾病。

除了接受治療外，也要刺激手掌的腎臟、輸尿管、膀胱、眼、肩、斜方肌（肩的反射區）、頸部及頭部的反射帶。同時，不要忘了給予各指刺激。對於手背的食指與中指根部周邊和合谷穴附近，也要刺激。

此外，足底心的附近或腳跟內側泌尿器官的反射帶及腳趾的頭部和眼的反射帶，也要仔細地揉捏，藉此能使微血管的血流通暢，抑制疾病的惡化，有助於緩和疼痛。

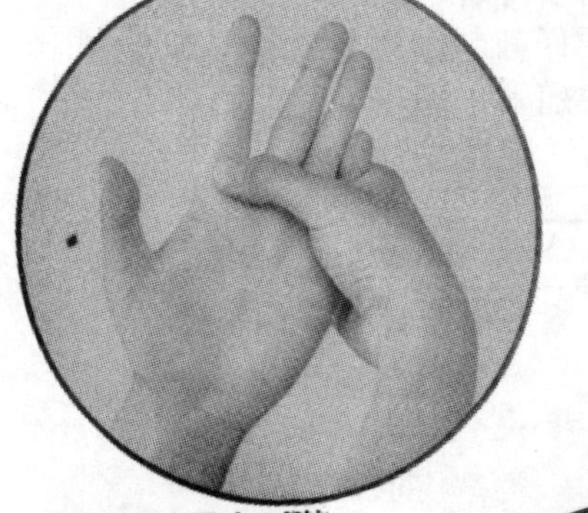

壓入般地用力刺激

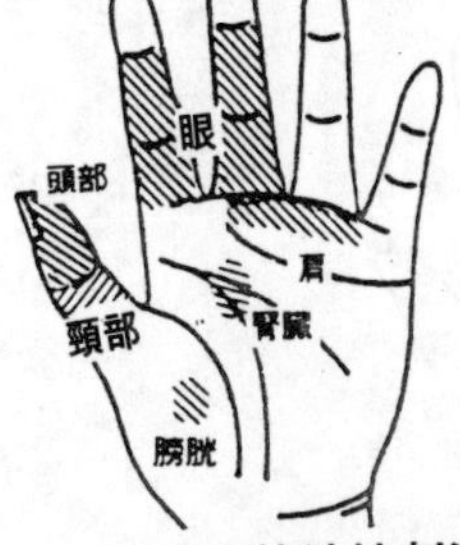

強力快速地刺激

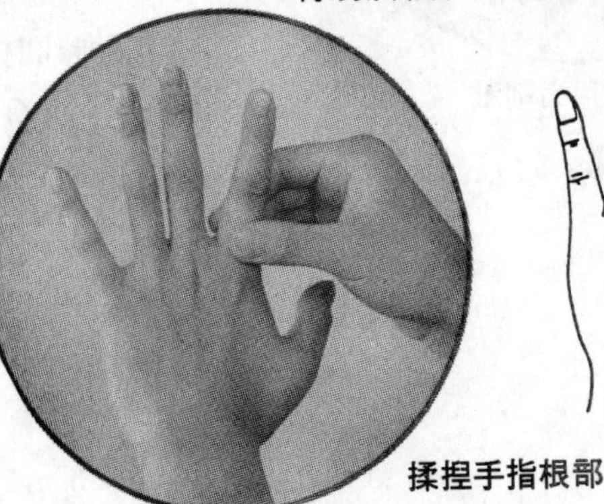

揉捏手指根部

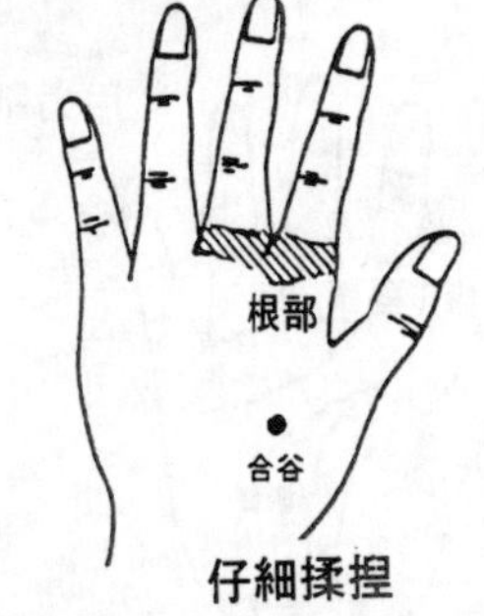

仔細揉捏

54 性不滿

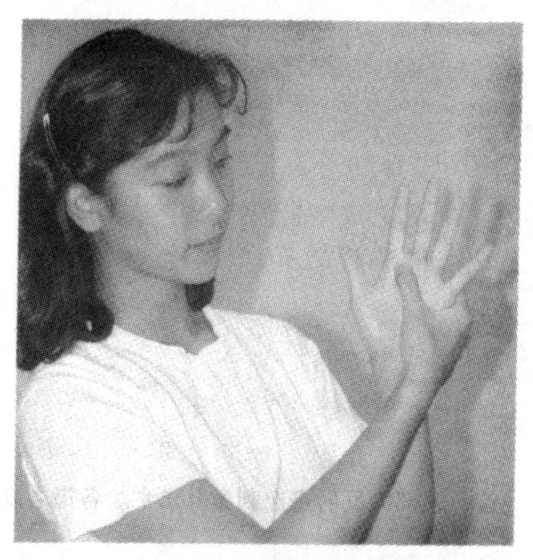

雖然身體並無不適，卻無法集中思考，缺乏集中力，心情容易鬱悶，經常出現性不滿。在無法平靜或頭腦欠清晰時，往往有性不滿積存。相反的，性生活滿足者，全身充滿活力，在工作上也幹勁十足。

要仔細揉捏手掌與手背的「肩區」、拇指根部的「頸部區」、接近手腕的「生殖器區」。另外，按摩頭部，能展現相同的效果，使頭腦變得清晰，產生集中力。

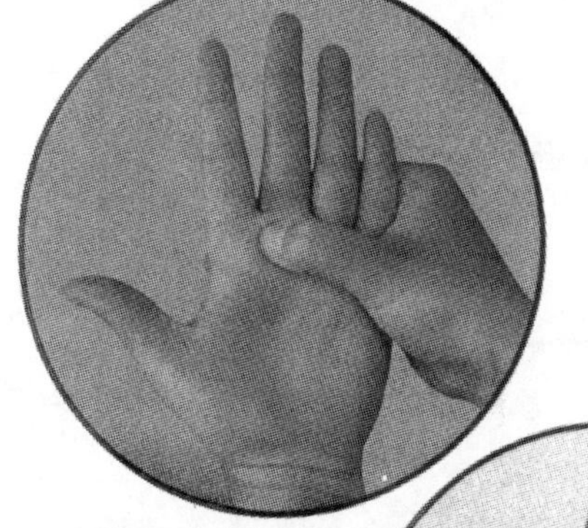

仔細用力地刺激

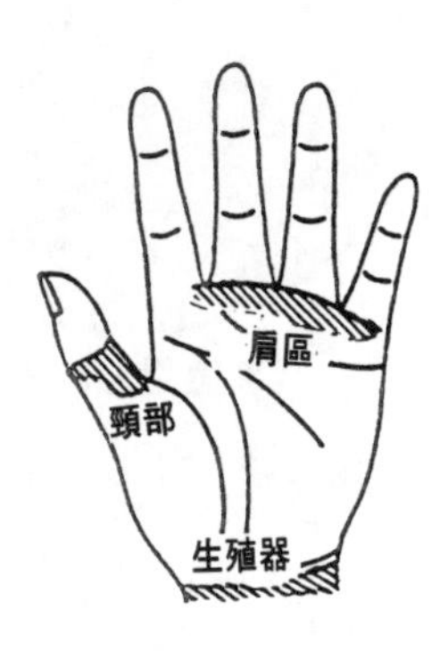

稍微用力仔細地刺激

55 增強精力

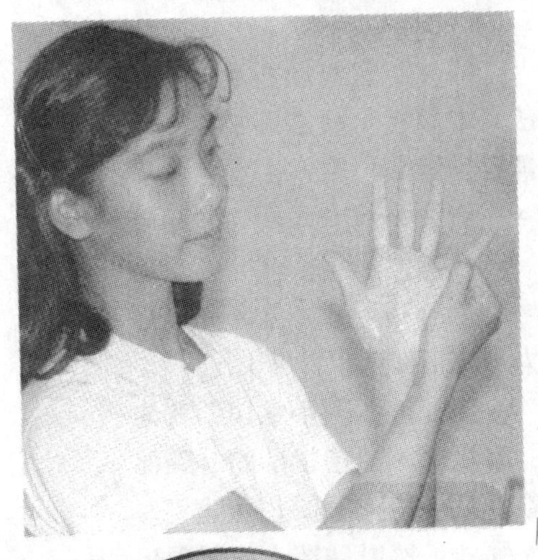

自覺到精力減退時，會加速老化。進入中年期以後，精力減退是無可厚非之事，但也不少20幾歲的年輕人有精力減退的傾向。平常不要讓肝或胃承受太多的負擔，要努力地紓解壓力，且強化足腰。

花點工夫推揉手掌的「腎臟區」、「生殖器區」、拇指的「頭區」，皆能奏效。1日花15～20分鐘進行推揉。

穴 道

花點工夫仔細揉捏在手背接近手腕的陽池。

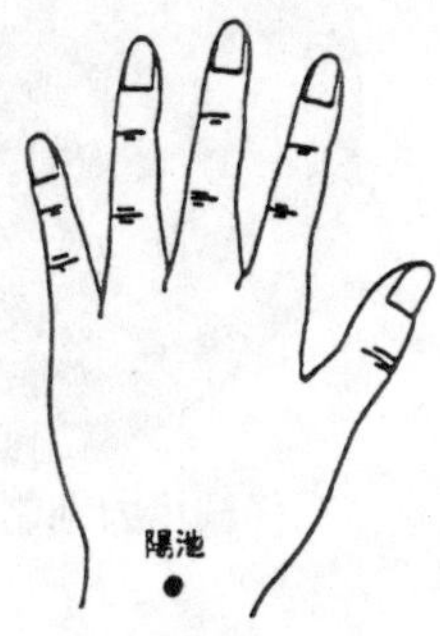

花點時間揉捏

稍微用力刺激

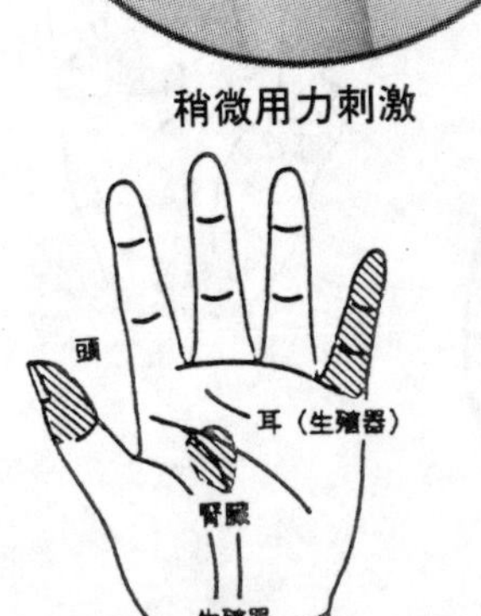

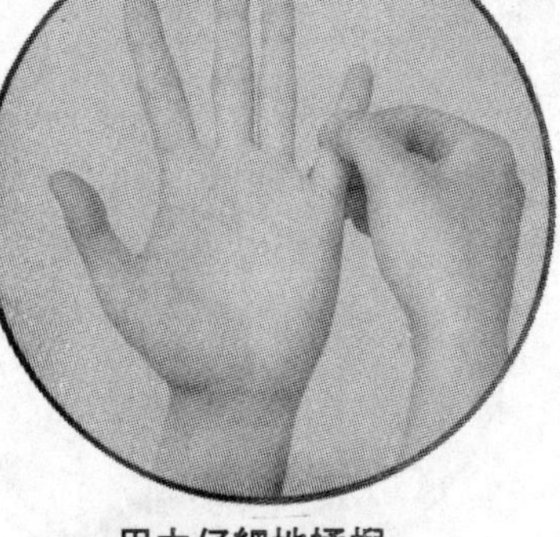

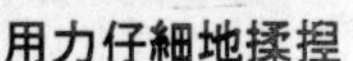

用力仔細地揉捏

56 精力減退

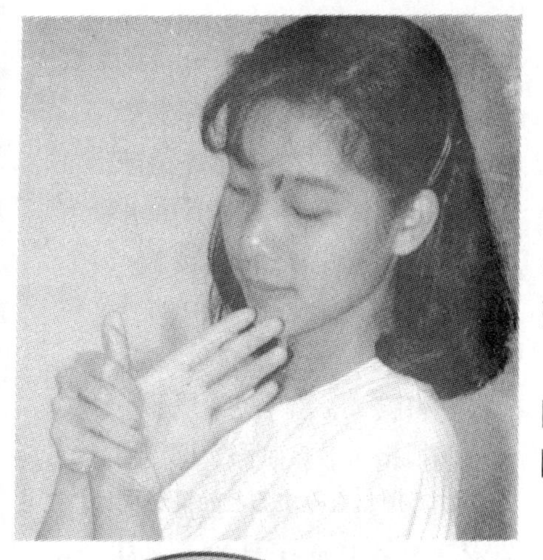

精力較弱者，腰椎的下部與骶骨相連處較硬，性荷爾蒙減退，血液循環不暢，為主要原因。當然，也與腎臟、泌尿器官、生殖器等器官的功能減弱有密切的關連。

要充分刺激手掌的「腎臟區」、「副腎區」、「生殖器區」。也要鍛鍊小指。

穴道

仔細揉捏手背側小指的少衝、少澤，無名指的關衝，中指的中衝，能夠健康內臟機能，自然地提昇性能力。

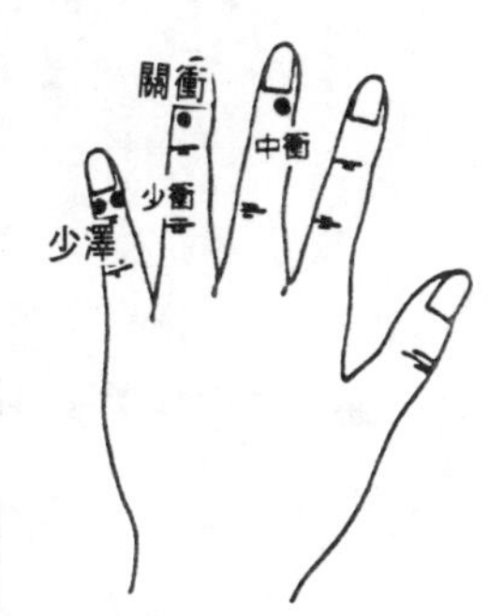

認真地推揉

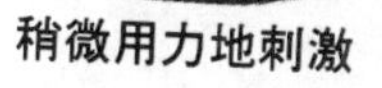

稍微用力地刺激

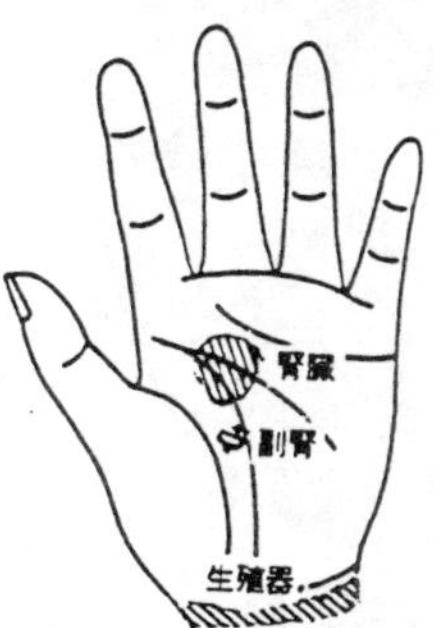

如握住手掌般地給予刺激

57 冷感症

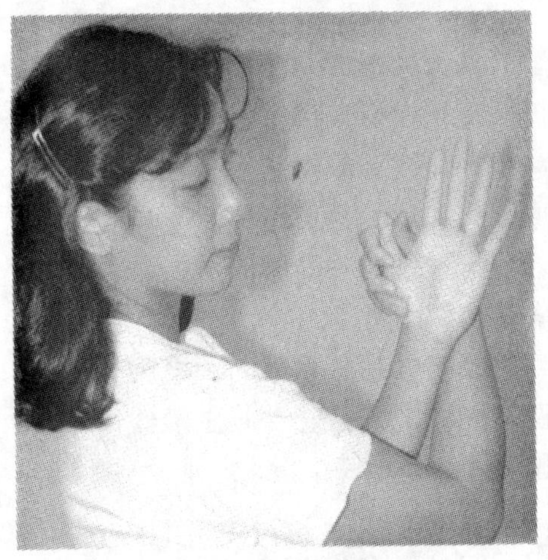

對於性有偏見或不愉快的經驗，或與性伴侶之間有人際關係的不協調，這些都是造成冷感症的因素。訴說冷感症的人，多半有寒冷症的傾向。

寒冷症患者多半是肝臟、腎臟、脾臟較弱。基本上，要推揉「腎臟」、右手的「肝臟」、整個拇指，並且刺激「頭區」、「頸部區」、腦下垂體，使荷爾蒙分泌旺盛，且給予「生殖器區」緩和的刺激。

性生活不美滿，就無法順利地進行夫妻生活，對於日常生活會帶來諸多的阻礙。雙方要有互相溝通、體貼、理解之心，培養快樂的心情來進行性行為，勿過於神經質。

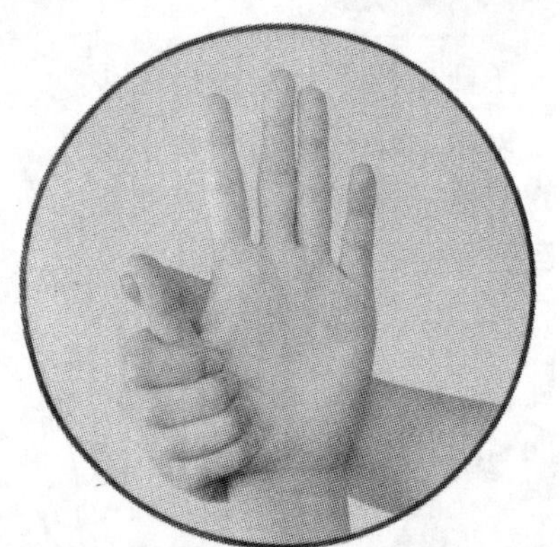

用力揉捏拇指指頭及整根手指

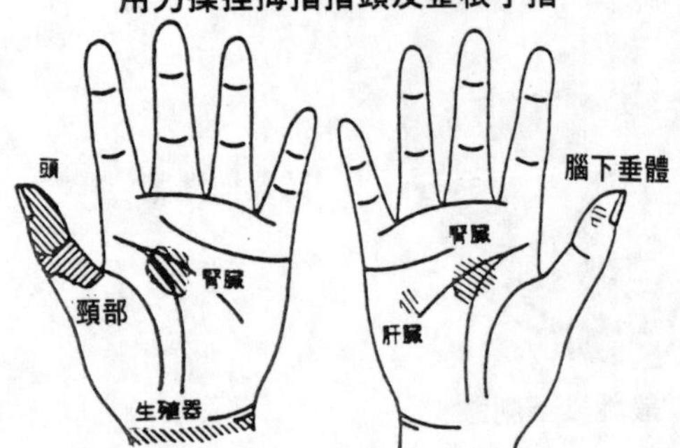

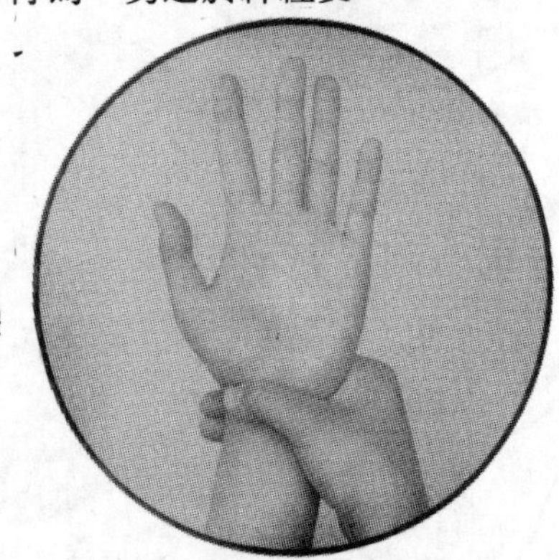

花點時間慢慢地揉捏

穴 道

揉捏刺激手的中指、小指周圍。

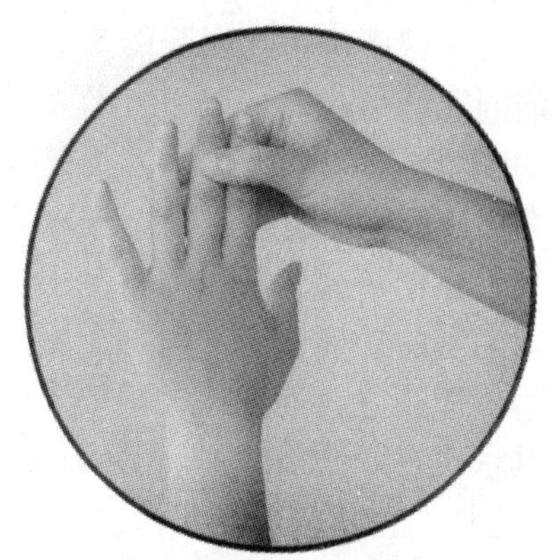

花點時間仔細地揉捏

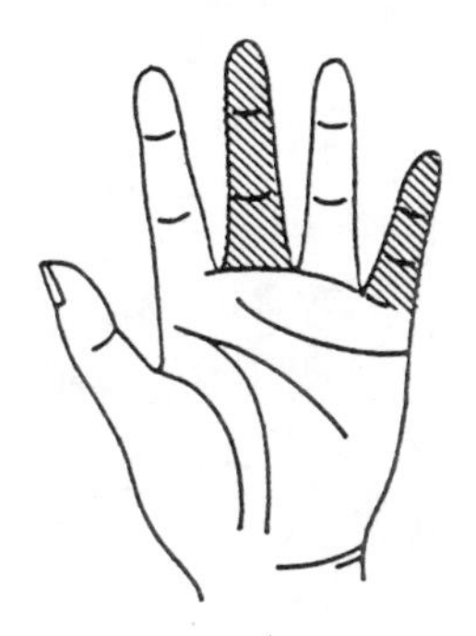

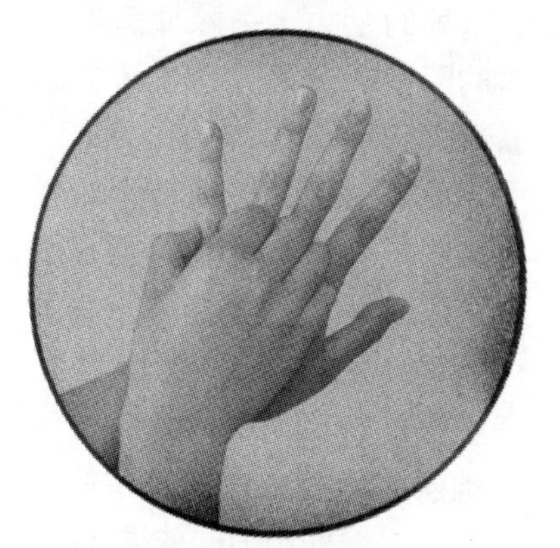

花點時間仔細揉捏

58 陽　痿

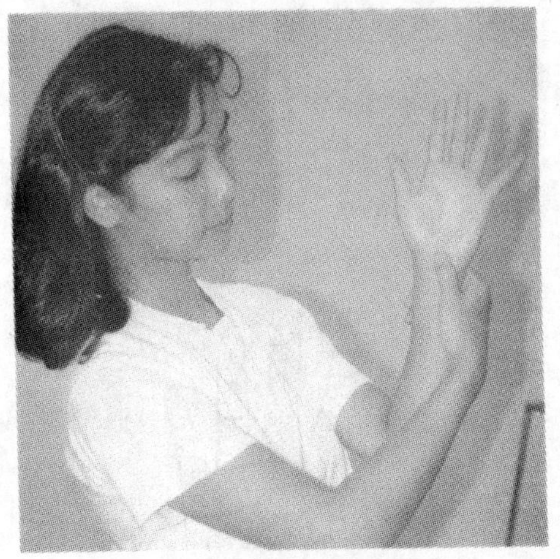

性無能，即是所謂的陽痿。以疾病來說，是由於荷爾蒙的平衡失調、腦或脊髓等神經障礙、糖尿病等代謝障礙等機能問題所引起的。但是，最大的問題不在於機能原因，而是其他原因所造成的陽痿。

包括腎臟、泌尿器官、生殖器官的功能衰退，再加上壓力、煙酒之害而造成的陽痿。其根底，則在於精神、心理的要因。

因此，要消除體力的衰退及精神的壓力，去除煙酒等毒害的因子，這是日常生活中的當務之急。

此外，為了恢復精神的強度，要刺激腎臟的反射區，喚起性慾。要用力揉捏腦下垂體、副腎、生殖器區。尤其小指與生殖器有密切的關連，宜仔細地揉捏，藉由增強手指的力量，提昇增強精力的效果。

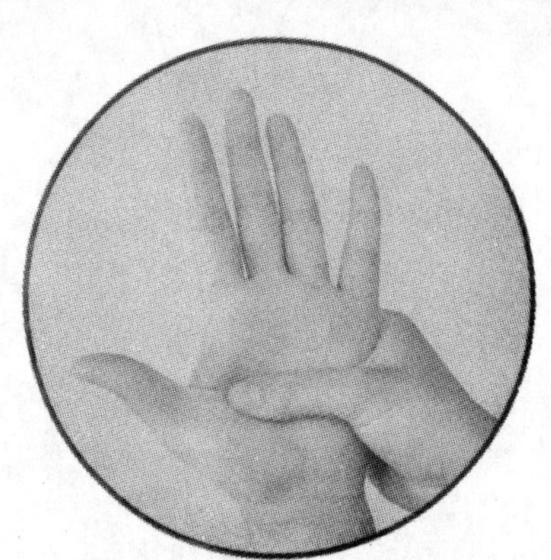

用力揉捏

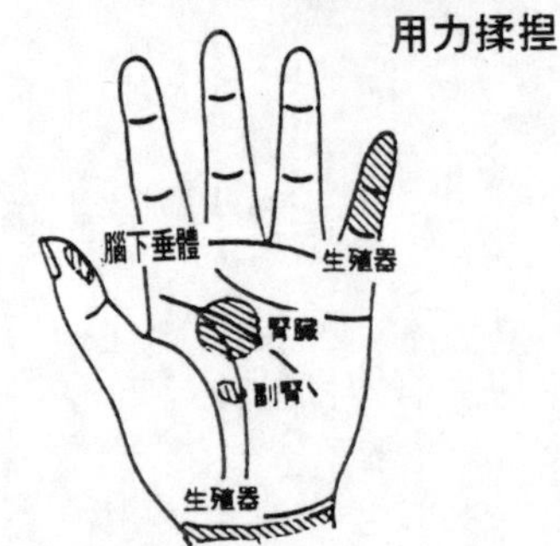

穴　道

仔細揉捏「手心」。

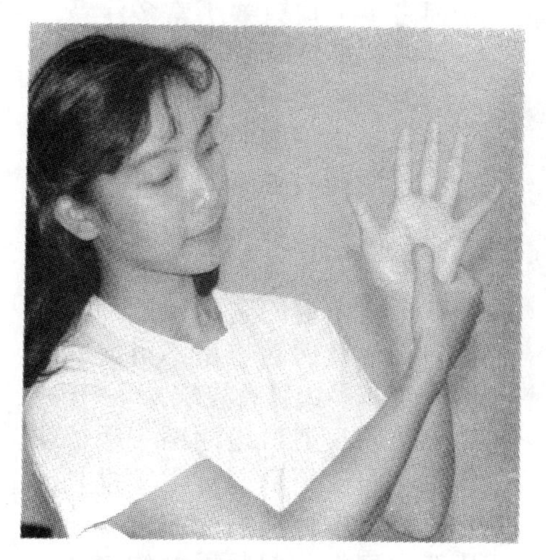

花點時間用力地揉捏

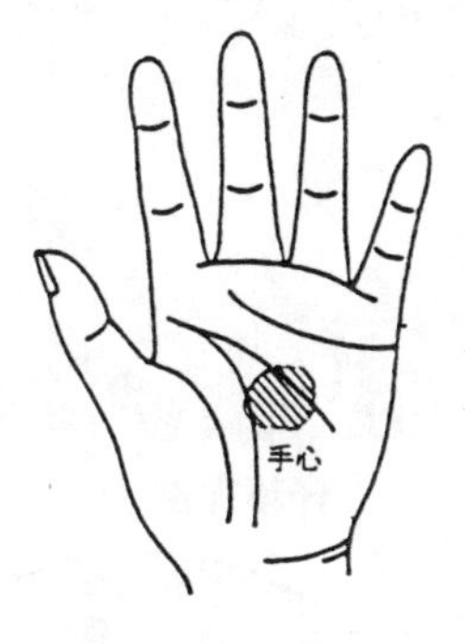

59 防止老化

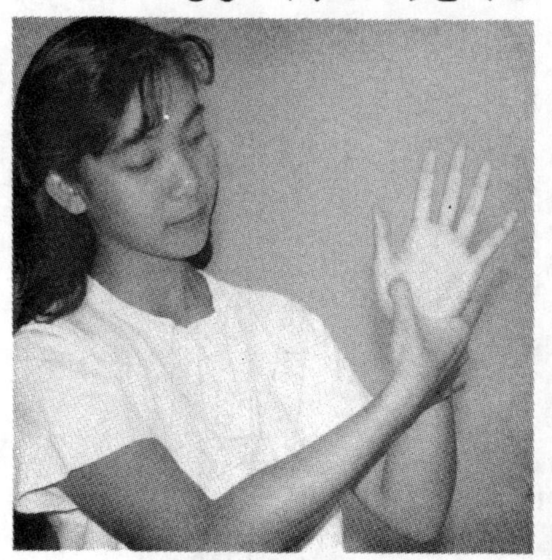

仔細揉捏

隨著年齡的增長，體力衰退，身體機能減退，這是無可奈何之事。但只要平常多注意，就能夠永保青春。

為了成為一名健康的老人，必須從事適度的運動與休養，注意均衡的營養。另外，平時就要保有一顆平靜的心。尤其要絕對避免會給精神或肉體造成不艮影響的暗示。此外，擁有工作或興趣也是不可或缺的，宜多多與社會接觸。

手的反射帶是頭部、頸部、甲狀腺、腎臟區，尤其是刺激腎臟區，能夠消除疲勞，防止體力衰退，對此重要的臟器，要仔細地揉捏。

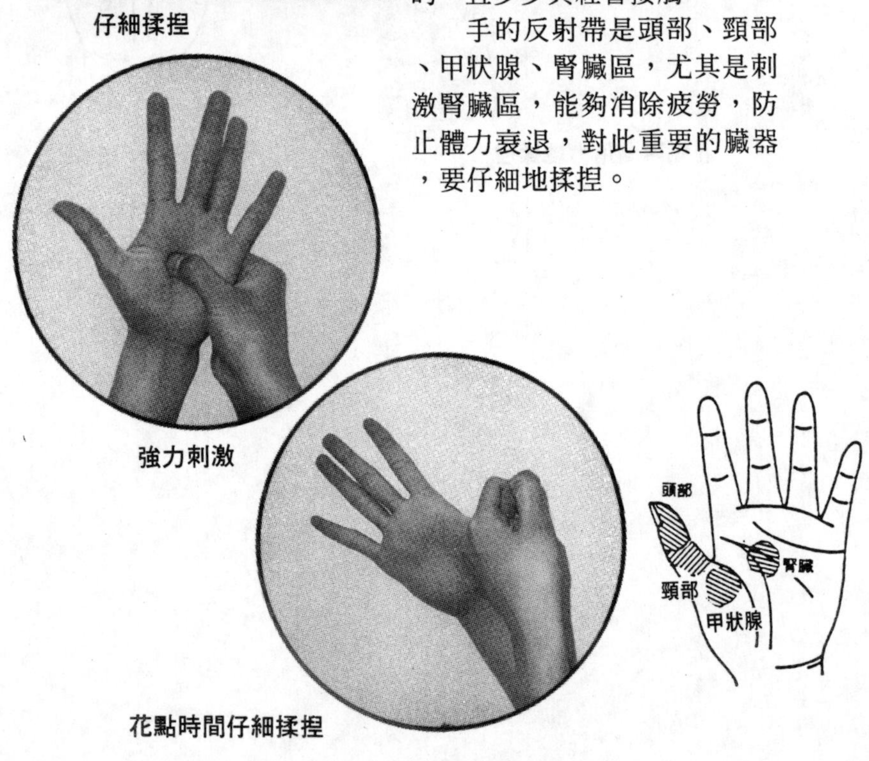

強力刺激

花點時間仔細揉捏

另一方面，經常使用手，能夠刺激大腦，有助於預防痴呆。包括指尖在內，要經常地使用、活動整個手指，進行手及手指的按摩與屈伸運動，以及手腕的扭轉運動等。常常進行使用手部的運動，就能防止老化。

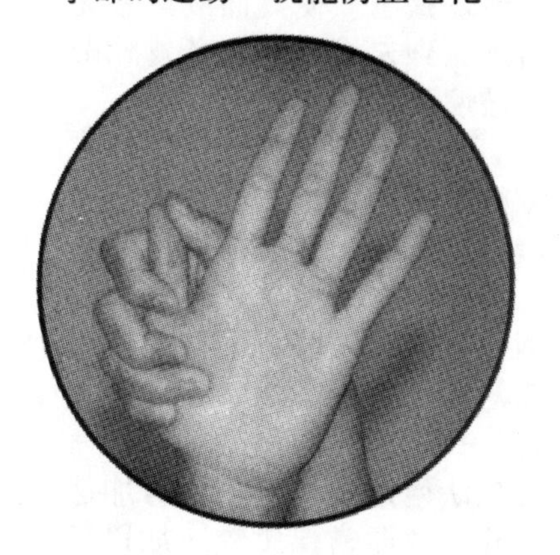

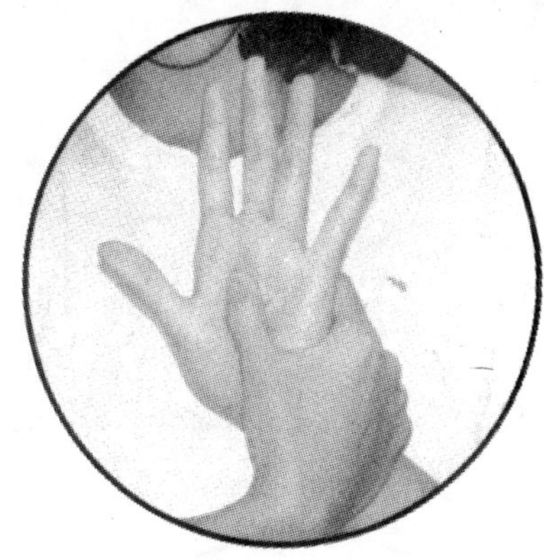

穴 道

手背側接近手腕附近的「養老」穴，是保持青春的穴道，對於老花眼也具療效。

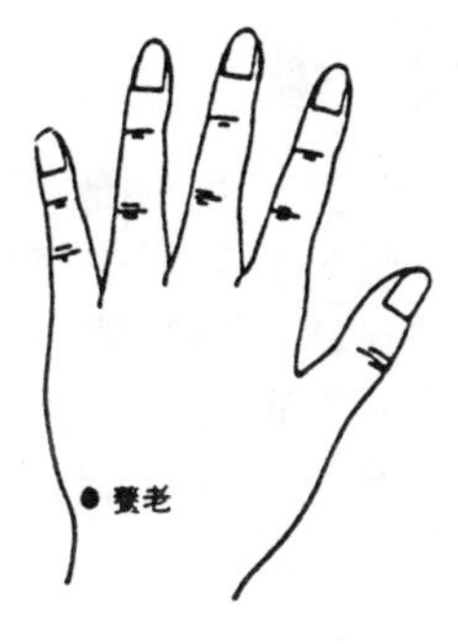

60 防止痴呆

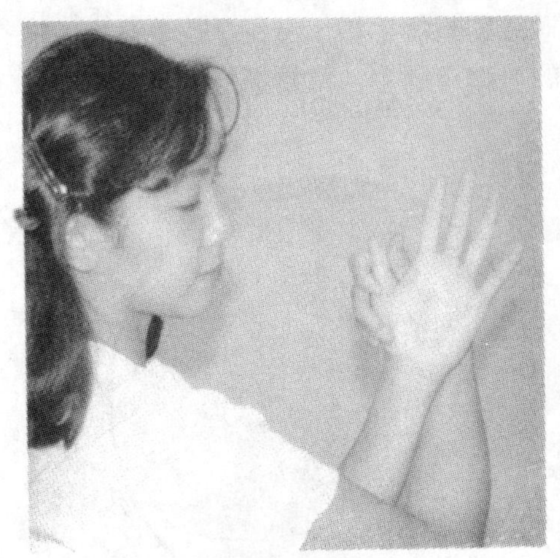

仔細揉捏

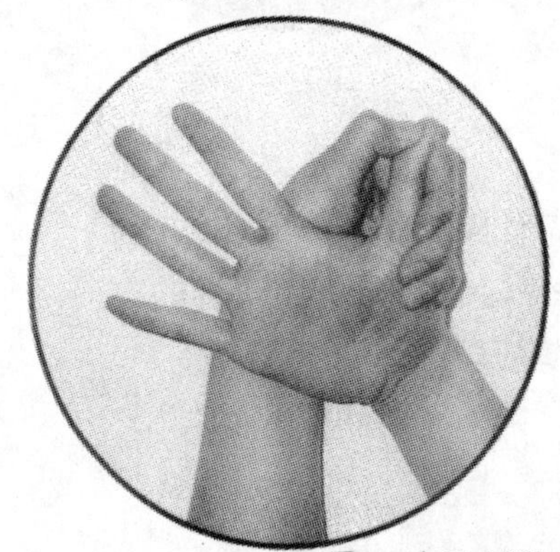

稍微用力地刺激

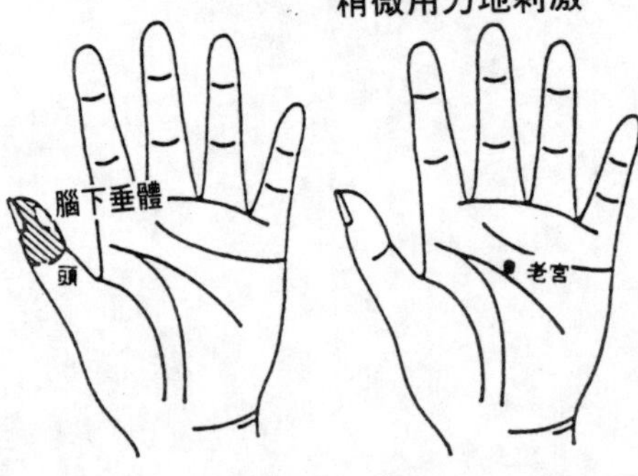

所謂的老人痴呆，原因多半來自於腦的動脈硬化。腦的動脈變狹窄，使得血液無法充分地流到末梢，引起營養障礙，破壞腦的細胞組織。

因此，藉由刺激集中許多末梢神經的手足，能夠促使血液循環良好，使腦部血液暢通。尤其集中刺激腦或腦幹的反射帶，更具效果。同時，要經常活動帶動腦與全身管道的頸部。一旦後脖頸僵硬，腦的命令無法傳達到全身，就會加速老化，故要常保柔軟，加以預防。

平常，就要仔細揉捏腦下垂體、頭的反射區，並且經常活動指尖，使腦的功能活性化。

穴　道

刺激老宮，能夠促進腦部的血液循環，並且要經常地用腦思考，向新的事物挑戰，且付諸行動，這都是重點。

平常要充分進行能夠使用手指或指尖的工作。

作者簡介：手嶋昇

1926年出生於愛媛縣西條市

畢業於東京體專（現在的筑波大學）

畢業於東京身體均整學院（現在的姿勢保健均整專校）

現　任日本女子體育大學教授

日本籃球協會顧問

日本學生籃球聯盟顧問

關東女子學生籃球連盟副會長

日本體育協會1級教練

體型設計師

大展出版社有限公司	圖書目錄

地址：台北市北投區11204 電話：(02) 8236031
致遠一路二段12巷1號 8236033
郵撥： 0166955～1 傳眞：(02) 8272069

• 法律專欄連載 • 電腦編號 58

台大法學院 法律學系／策劃
法律服務社／編著

①別讓您的權利睡著了[1]	200元
②別讓您的權利睡著了[2]	200元

• 秘傳占卜系列 • 電腦編號 14

①手相術	淺野八郎著	150元
②人相術	淺野八郎著	150元
③西洋占星術	淺野八郎著	150元
④中國神奇占卜	淺野八郎著	150元
⑤夢判斷	淺野八郎著	150元
⑥前世、來世占卜	淺野八郎著	150元
⑦法國式血型學	淺野八郎著	150元
⑧靈感、符咒學	淺野八郎著	150元
⑨紙牌占卜學	淺野八郎著	150元
⑩ＥＳＰ超能力占卜	淺野八郎著	150元
⑪猶太數的秘術	淺野八郎著	150元
⑫新心理測驗	淺野八郎著	150元

• 趣味心理講座 • 電腦編號 15

①性格測驗１	探索男與女	淺野八郎著	140元
②性格測驗２	透視人心奧秘	淺野八郎著	140元
③性格測驗３	發現陌生的自己	淺野八郎著	140元
④性格測驗４	發現你的真面目	淺野八郎著	140元
⑤性格測驗５	讓你們吃驚	淺野八郎著	140元
⑥性格測驗６	洞穿心理盲點	淺野八郎著	140元
⑦性格測驗７	探索對方心理	淺野八郎著	140元
⑧性格測驗８	由吃認識自己	淺野八郎著	140元
⑨性格測驗９	戀愛知多少	淺野八郎著	140元

⑩性格測驗10　由裝扮瞭解人心	淺野八郎著	140元
⑪性格測驗11　敲開內心玄機	淺野八郎著	140元
⑫性格測驗12　透視你的未來	淺野八郎著	140元
⑬血型與你的一生	淺野八郎著	140元
⑭趣味推理遊戲	淺野八郎著	140元

•婦 幼 天 地•電腦編號 16

①八萬人減肥成果	黃靜香譯	150元
②三分鐘減肥體操	楊鴻儒譯	150元
③窈窕淑女美髮秘訣	柯素娥譯	130元
④使妳更迷人	成　玉譯	130元
⑤女性的更年期	官舒妍編譯	160元
⑥胎內育兒法	李玉瓊編譯	120元
⑦早產兒袋鼠式護理	唐岱蘭譯	200元
⑧初次懷孕與生產	婦幼天地編譯組	180元
⑨初次育兒12個月	婦幼天地編譯組	180元
⑩斷乳食與幼兒食	婦幼天地編譯組	180元
⑪培養幼兒能力與性向	婦幼天地編譯組	180元
⑫培養幼兒創造力的玩具與遊戲	婦幼天地編譯組	180元
⑬幼兒的症狀與疾病	婦幼天地編譯組	180元
⑭腿部苗條健美法	婦幼天地編譯組	150元
⑮女性腰痛別忽視	婦幼天地編譯組	150元
⑯舒展身心體操術	李玉瓊編譯	130元
⑰三分鐘臉部體操	趙薇妮著	120元
⑱生動的笑容表情術	趙薇妮著	120元
⑲心曠神怡減肥法	川津祐介著	130元
⑳內衣使妳更美麗	陳玄茹譯	130元
㉑瑜伽美姿美容	黃靜香編著	150元
㉒高雅女性裝扮學	陳珮玲譯	180元
㉓蠶糞肌膚美顏法	坂梨秀子著	160元
㉔認識妳的身體	李玉瓊譯	160元
㉕產後恢復苗條體態	居理安•芙萊喬著	200元
㉖正確護髮美容法	山崎伊久江著	180元

•青 春 天 地•電腦編號 17

①A血型與星座	柯素娥編譯	120元
②B血型與星座	柯素娥編譯	120元
③O血型與星座	柯素娥編譯	120元
④AB血型與星座	柯素娥編譯	120元

⑤青春期性教室	呂貴嵐編譯	130元
⑥事半功倍讀書法	王毅希編譯	130元
⑦難解數學破題	宋釗宜編譯	130元
⑧速算解題技巧	宋釗宜編譯	130元
⑨小論文寫作秘訣	林顯茂編譯	120元
⑪中學生野外遊戲	熊谷康編著	120元
⑫恐怖極短篇	柯素娥編譯	130元
⑬恐怖夜話	小毛驢編譯	130元
⑭恐怖幽默短篇	小毛驢編譯	120元
⑮黑色幽默短篇	小毛驢編譯	120元
⑯靈異怪談	小毛驢編譯	130元
⑰錯覺遊戲	小毛驢編譯	130元
⑱整人遊戲	小毛驢編譯	120元
⑲有趣的超常識	柯素娥編譯	130元
⑳哦！原來如此	林慶旺編譯	130元
㉑趣味競賽100種	劉名揚編譯	120元
㉒數學謎題入門	宋釗宜編譯	150元
㉓數學謎題解析	宋釗宜編譯	150元
㉔透視男女心理	林慶旺編譯	120元
㉕少女情懷的自白	李桂蘭編譯	120元
㉖由兄弟姊妹看命運	李玉瓊編譯	130元
㉗趣味的科學魔術	林慶旺編譯	150元
㉘趣味的心理實驗室	李燕玲編譯	150元
㉙愛與性心理測驗	小毛驢編譯	130元
㉚刑案推理解謎	小毛驢編譯	130元
㉛偵探常識推理	小毛驢編譯	130元
㉜偵探常識解謎	小毛驢編譯	130元
㉝偵探推理遊戲	小毛驢編譯	130元
㉞趣味的超魔術	廖玉山編著	150元
㉟趣味的珍奇發明	柯素娥編著	150元

•健 康 天 地• 電腦編號 18

①壓力的預防與治療	柯素娥編譯	130元
②超科學氣的魔力	柯素娥編譯	130元
③尿療法治病的神奇	中尾良一著	130元
④鐵證如山的尿療法奇蹟	廖玉山譯	120元
⑤一日斷食健康法	葉慈容編譯	120元
⑥胃部強健法	陳炳崑譯	120元
⑦癌症早期檢查法	廖松濤譯	130元
⑧老人痴呆症防止法	柯素娥編譯	130元

⑨松葉汁健康飲料	陳麗芬編譯	130元
⑩揉肚臍健康法	永井秋夫著	150元
⑪過勞死、猝死的預防	卓秀貞編譯	130元
⑫高血壓治療與飲食	藤山順豐著	150元
⑬老人看護指南	柯素娥編譯	150元
⑭美容外科淺談	楊啟宏著	150元
⑮美容外科新境界	楊啟宏著	150元
⑯鹽是天然的醫生	西英司郎著	140元
⑰年輕十歲不是夢	梁瑞麟譯	200元
⑱茶料理治百病	桑野和民著	180元
⑲綠茶治病寶典	桑野和民著	150元
⑳杜仲茶養顏減肥法	西田博著	150元
㉑蜂膠驚人療效	瀨長良三郎著	150元
㉒蜂膠治百病	瀨長良三郎著	150元
㉓醫藥與生活	鄭炳全著	160元
㉔鈣聖經	落合敏著	180元
㉕大蒜聖經	木下繁太郎著	160元

•實用女性學講座• 電腦編號 19

①解讀女性內心世界	島田一男著	150元
②塑造成熟的女性	島田一男著	150元

•校 園 系 列• 電腦編號 20

①讀書集中術	多湖輝著	150元
②應考的訣竅	多湖輝著	150元
③輕鬆讀書贏得聯考	多湖輝著	150元
④讀書記憶秘訣	多湖輝著	150元
⑤視力恢復！超速讀術	江錦雲譯	160元

•實用心理學講座• 電腦編號 21

①拆穿欺騙伎倆	多湖輝著	140元
②創造好構想	多湖輝著	140元
③面對面心理術	多湖輝著	140元
④偽裝心理術	多湖輝著	140元
⑤透視人性弱點	多湖輝著	140元
⑥自我表現術	多湖輝著	150元
⑦不可思議的人性心理	多湖輝著	150元
⑧催眠術入門	多湖輝著	150元

⑨責罵部屬的藝術	多湖輝著	150元
⑩精神力	多湖輝著	150元
⑪厚黑說服術	多湖輝著	150元
⑫集中力	多湖輝著	150元
⑬構想力	多湖輝著	150元
⑭深層心理術	多湖輝著	160元
⑮深層語言術	多湖輝著	160元
⑯深層說服術	多湖輝著	180元

・超現實心理講座・電腦編號 22

①超意識覺醒法	詹蔚芬編譯	130元
②護摩秘法與人生	劉名揚編譯	130元
③秘法！超級仙術入門	陸　明譯	150元
④給地球人的訊息	柯素娥編著	150元
⑤密教的神通力	劉名揚編著	130元
⑥神秘奇妙的世界	平川陽一著	180元

・養 生 保 健・電腦編號 23

①醫療養生氣功	黃孝寛著	250元
②中國氣功圖譜	余功保著	230元
③少林醫療氣功精粹	井玉蘭著	250元
④龍形實用氣功	吳大才等著	220元
⑤魚戲增視強身氣功	宮　嬰著	220元
⑥嚴新氣功	前新培金著	250元
⑦道家玄牝氣功	張　章著	200元
⑧仙家秘傳袪病功	李遠國著	160元
⑨少林十大健身功	秦慶豐著	180元
⑩中國自控氣功	張明武著	220元

・社會人智囊・電腦編號 24

①糾紛談判術	清水增三著	160元
②創造關鍵術	淺野八郎	150元
③觀人術	淺野八郎	180元

・精 選 系 列・電腦編號 25

①毛澤東與鄧小平	渡邊利夫等著	280元

・心 靈 雅 集・電腦編號00

①禪言佛語看人生	松濤弘道著	180元
②禪密教的奧秘	葉逯謙譯	120元
③觀音大法力	田口日勝著	120元
④觀音法力的大功德	田口日勝著	120元
⑤達摩禪106智慧	劉華亭編譯	150元
⑥有趣的佛教研究	葉逯謙編譯	120元
⑦夢的開運法	蕭京凌譯	130元
⑧禪學智慧	柯素娥編譯	130元
⑨女性佛教入門	許俐萍譯	110元
⑩佛像小百科	心靈雅集編譯組	130元
⑪佛教小百科趣談	心靈雅集編譯組	120元
⑫佛教小百科漫談	心靈雅集編譯組	150元
⑬佛教知識小百科	心靈雅集編譯組	150元
⑭佛學名言智慧	松濤弘道著	220元
⑮釋迦名言智慧	松濤弘道著	180元
⑯活人禪	平田精耕著	120元
⑰坐禪入門	柯素娥編譯	120元
⑱現代禪悟	柯素娥編譯	130元
⑲道元禪師語錄	心靈雅集編譯組	130元
⑳佛學經典指南	心靈雅集編譯組	130元
㉑何謂「生」　阿含經	心靈雅集編譯組	150元
㉒一切皆空　般若心經	心靈雅集編譯組	150元
㉓超越迷惘　法句經	心靈雅集編譯組	130元
㉔開拓宇宙觀　華嚴經	心靈雅集編譯組	130元
㉕真實之道　法華經	心靈雅集編譯組	130元
㉖自由自在　涅槃經	心靈雅集編譯組	130元
㉗沈默的教示　維摩經	心靈雅集編譯組	150元
㉘開通心眼　佛語佛戒	心靈雅集編譯組	130元
㉙揭秘寶庫　密教經典	心靈雅集編譯組	130元
㉚坐禪與養生	廖松濤譯	110元
㉛釋尊十戒	柯素娥編譯	120元
㉜佛法與神通	劉欣如編著	120元
㉝悟（正法眼藏的世界）	柯素娥編譯	120元
㉞只管打坐	劉欣如編譯	120元
㉟喬答摩・佛陀傳	劉欣如編著	120元
㊱唐玄奘留學記	劉欣如編譯	120元
㊲佛教的人生觀	劉欣如編譯	110元
㊳無門關（上卷）	心靈雅集編譯組	150元

㊴無門關（下卷）	心靈雅集編譯組	150元
㊵業的思想	劉欣如編著	130元
㊶佛法難學嗎	劉欣如著	140元
㊷佛法實用嗎	劉欣如著	140元
㊸佛法殊勝嗎	劉欣如著	140元
㊹因果報應法則	李常傳編	140元
㊺佛教醫學的奧秘	劉欣如編著	150元
㊻紅塵絕唱	海　若著	130元
㊼佛教生活風情	洪丕謨、姜玉珍著	220元
㊽行住坐臥有佛法	劉欣如著	160元
㊾起心動念是佛法	劉欣如著	160元

・經 營 管 理・電腦編號 01

◎創新經營管理六十六大計（精）	蔡弘文編	780元
①如何獲取生意情報	蘇燕謀譯	110元
②經濟常識問答	蘇燕謀譯	130元
③股票致富68秘訣	簡文祥譯	100元
④台灣商戰風雲錄	陳中雄著	120元
⑤推銷大王秘錄	原一平著	100元
⑥新創意・賺大錢	王家成譯	90元
⑦工廠管理新手法	琪　輝著	120元
⑧奇蹟推銷術	蘇燕謀譯	100元
⑨經營參謀	柯順隆譯	120元
⑩美國實業24小時	柯順隆譯	80元
⑪撼動人心的推銷法	原一平著	150元
⑫高竿經營法	蔡弘文編	120元
⑬如何掌握顧客	柯順隆譯	150元
⑭一等一賺錢策略	蔡弘文編	120元
⑯成功經營妙方	鐘文訓著	120元
⑰一流的管理	蔡弘文編	150元
⑱外國人看中韓經濟	劉華亭譯	150元
⑲企業不良幹部群相	琪輝編著	120元
⑳突破商場人際學	林振輝編著	90元
㉑無中生有術	琪輝編著	140元
㉒如何使女人打開錢包	林振輝編著	100元
㉓操縱上司術	邑井操著	90元
㉔小公司經營策略	王嘉誠著	100元
㉕成功的會議技巧	鐘文訓編譯	100元
㉖新時代老闆學	黃柏松編著	100元
㉗如何創造商場智囊團	林振輝編譯	150元

㉘十分鐘推銷術	林振輝編譯	120元
㉙五分鐘育才	黃柏松編譯	100元
㉚成功商場戰術	陸明編譯	100元
㉛商場談話技巧	劉華亭編譯	120元
㉜企業帝王學	鐘文訓譯	90元
㉝自我經濟學	廖松濤編譯	100元
㉞一流的經營	陶田生編著	120元
㉟女性職員管理術	王昭國編譯	120元
㊱ＩＢＭ的人事管理	鐘文訓編譯	150元
㊲現代電腦常識	王昭國編譯	150元
㊳電腦管理的危機	鐘文訓編譯	120元
㊴如何發揮廣告效果	王昭國編譯	150元
㊵最新管理技巧	王昭國編譯	150元
㊶一流推銷術	廖松濤編譯	150元
㊷包裝與促銷技巧	王昭國編譯	130元
㊸企業王國指揮塔	松下幸之助著	120元
㊹企業精銳兵團	松下幸之助著	120元
㊺企業人事管理	松下幸之助著	100元
㊻華僑經商致富術	廖松濤編譯	130元
㊼豐田式銷售技巧	廖松濤編譯	120元
㊽如何掌握銷售技巧	王昭國編著	130元
㊿洞燭機先的經營	鐘文訓編譯	150元
52新世紀的服務業	鐘文訓編譯	100元
53成功的領導者	廖松濤編譯	120元
54女推銷員成功術	李玉瓊編譯	130元
55ＩＢＭ人才培育術	鐘文訓編譯	100元
56企業人自我突破法	黃琪輝編著	150元
58財富開發術	蔡弘文編著	130元
59成功的店舖設計	鐘文訓編著	150元
61企管回春法	蔡弘文編著	130元
62小企業經營指南	鐘文訓編譯	100元
63商場致勝名言	鐘文訓編譯	150元
64迎接商業新時代	廖松濤編譯	100元
66新手股票投資入門	何朝乾 編	180元
67上揚股與下跌股	何朝乾編譯	180元
68股票速成學	何朝乾編譯	180元
69理財與股票投資策略	黃俊豪編著	180元
70黃金投資策略	黃俊豪編著	180元
71厚黑管理學	廖松濤編譯	180元
72股市致勝格言	呂梅莎編譯	180元
73透視西武集團	林谷燁編譯	150元

⑯巡迴行銷術	陳蒼杰譯	150元
⑰推銷的魔術	王嘉誠譯	120元
⑱60秒指導部屬	周蓮芬編譯	150元
⑲精銳女推銷員特訓	李玉瓊編譯	130元
⑳企劃、提案、報告圖表的技巧	鄭　汶　譯	180元
㉑海外不動產投資	許達守編譯	150元
㉒八百件的世界策略	李玉瓊譯	150元
㉓服務業品質管理	吳宜芬譯	180元
㉔零庫存銷售	黃東謙編譯	150元
㉕三分鐘推銷管理	劉名揚編譯	150元
㉖推銷大王奮鬥史	原一平著	150元
㉗豐田汽車的生產管理	林谷燁編譯	150元

・成功寶庫・電腦編號 02

①上班族交際術	江森滋著	100元
②拍馬屁訣竅	廖玉山編譯	110元
④聽話的藝術	歐陽輝編譯	110元
⑨求職轉業成功術	陳　義編著	110元
⑩上班族禮儀	廖玉山編著	120元
⑪接近心理學	李玉瓊編著	100元
⑫創造自信的新人生	廖松濤編著	120元
⑭上班族如何出人頭地	廖松濤編著	100元
⑮神奇瞬間瞑想法	廖松濤編譯	100元
⑯人生成功之鑰	楊意苓編著	150元
⑱潛在心理術	多湖輝　著	100元
⑲給企業人的諍言	鐘文訓編著	120元
⑳企業家自律訓練法	陳　義編譯	100元
㉑上班族妖怪學	廖松濤編著	100元
㉒猶太人縱橫世界的奇蹟	孟佑政編著	110元
㉓訪問推銷術	黃静香編著	130元
㉕你是上班族中強者	嚴思圖編著	100元
㉖向失敗挑戰	黃静香編著	100元
㉙機智應對術	李玉瓊編著	130元
㉚成功頓悟100則	蕭京凌編譯	130元
㉛掌握好運100則	蕭京凌編譯	110元
㉜知性幽默	李玉瓊編譯	130元
㉝熟記對方絕招	黃静香編譯	100元
㉞男性成功秘訣	陳蒼杰編譯	130元
㊱業務員成功秘方	李玉瓊編著	120元
㊲察言觀色的技巧	劉華亭編著	130元

㊳一流領導力	施義彥編譯	120元
㊴一流說服力	李玉瓊編著	130元
㊵30秒鐘推銷術	廖松濤編譯	150元
㊶猶太成功商法	周蓮芬編譯	120元
㊷尖端時代行銷策略	陳蒼杰編著	100元
㊸顧客管理學	廖松濤編著	100元
㊹如何使對方說Yes	程　羲編著	150元
㊺如何提高工作效率	劉華亭編著	150元
㊼上班族口才學	楊鴻儒譯	120元
㊽上班族新鮮人須知	程　羲編著	120元
㊾如何左右逢源	程　羲編著	130元
㊿語言的心理戰	多湖輝著	130元
51扣人心弦演說術	劉名揚編著	120元
53如何增進記憶力、集中力	廖松濤譯	130元
55性惡企業管理學	陳蒼杰譯	130元
56自我啟發200招	楊鴻儒編著	150元
57做個傑出女職員	劉名揚編著	130元
58靈活的集團營運術	楊鴻儒編著	120元
60個案研究活用法	楊鴻儒編著	130元
61企業教育訓練遊戲	楊鴻儒編著	120元
62管理者的智慧	程　義編譯	130元
63做個佼佼管理者	馬筱莉編譯	130元
64智慧型說話技巧	沈永嘉編譯	130元
66活用佛學於經營	松濤弘道著	150元
67活用禪學於企業	柯素娥編譯	130元
68詭辯的智慧	沈永嘉編譯	150元
69幽默詭辯術	廖玉山編譯	150元
70拿破崙智慧箴言	柯素娥編譯	130元
71自我培育・超越	蕭京凌編譯	150元
73深層語言術	多湖輝著	130元
74時間即一切	沈永嘉編譯	130元
75自我脫胎換骨	柯素娥譯	150元
76贏在起跑點—人才培育鐵則	楊鴻儒編譯	150元
77做一枚活棋	李玉瓊編譯	130元
78面試成功戰略	柯素娥編譯	130元
79自我介紹與社交禮儀	柯素娥編譯	150元
80說NO的技巧	廖玉山編譯	130元
81瞬間攻破心防法	廖玉山編譯	120元
82改變一生的名言	李玉瓊編譯	130元
83性格性向創前程	楊鴻儒編譯	130元
84訪問行銷新竅門	廖玉山編譯	150元

㉘無所不達的推銷話術	李玉瓊編譯	150元

・處世智慧・電腦編號 03

①如何改變你自己	陸明編譯	120元
②人性心理陷阱	多湖輝著	90元
④幽默說話術	林振輝編譯	120元
⑤讀書36計	黃柏松編譯	120元
⑥靈感成功術	譚繼山編譯	80元
⑧扭轉一生的五分鐘	黃柏松編譯	100元
⑨知人、知面、知其心	林振輝譯	110元
⑩現代人的詭計	林振輝譯	100元
⑫如何利用你的時間	蘇遠謀譯	80元
⑬口才必勝術	黃柏松編譯	120元
⑭女性的智慧	譚繼山編譯	90元
⑮如何突破孤獨	張文志編譯	80元
⑯人生的體驗	陸明編譯	80元
⑰微笑社交術	張芳明譯	90元
⑱幽默吹牛術	金子登著	90元
⑲攻心說服術	多湖輝著	100元
⑳當機立斷	陸明編譯	70元
㉑勝利者的戰略	宋恩臨編譯	80元
㉒如何交朋友	安紀芳編著	70元
㉓鬥智奇謀（諸葛孔明兵法）	陳炳崑著	70元
㉔慧心良言	亦　奇著	80元
㉕名家慧語	蔡逸鴻主編	90元
㉗稱霸者啟示金言	黃柏松編譯	90元
㉘如何發揮你的潛能	陸明編譯	90元
㉙女人身態語言學	李常傳譯	130元
㉚摸透女人心	張文志譯	90元
㉛現代戀愛秘訣	王家成譯	70元
㉜給女人的悄悄話	妮倩編譯	90元
㉞如何開拓快樂人生	陸明編譯	90元
㉟驚人時間活用法	鐘文訓譯	80元
㊱成功的捷徑	鐘文訓譯	70元
㊲幽默逗笑術	林振輝著	120元
㊳活用血型讀書法	陳炳崑譯	80元
㊴心　燈	葉于模著	100元
㊵當心受騙	林顯茂譯	90元
㊶心・體・命運	蘇燕謀譯	70元
㊷如何使頭腦更敏銳	陸明編譯	70元

㊸宮本武藏五輪書金言錄	宮本武藏著	100元
㊺勇者的智慧	黃柏松編譯	80元
㊼成熟的愛	林振輝譯	120元
㊽現代女性駕馭術	蔡德華著	90元
㊾禁忌遊戲	酒井潔著	90元
(52)摸透男人心	劉華亭編譯	80元
(53)如何達成願望	謝世輝著	90元
(54)創造奇蹟的「想念法」	謝世輝著	90元
(55)創造成功奇蹟	謝世輝著	90元
(56)男女幽默趣典	劉華亭譯	90元
(57)幻想與成功	廖松濤譯	80元
(58)反派角色的啟示	廖松濤編譯	70元
(59)現代女性須知	劉華亭編著	75元
(61)機智說話術	劉華亭編譯	100元
(62)如何突破內向	姜倩怡編譯	110元
(64)讀心術入門	王家成編譯	100元
(65)如何解除內心壓力	林美羽編著	110元
(66)取信於人的技巧	多湖輝著	110元
(67)如何培養堅強的自我	林美羽編著	90元
(68)自我能力的開拓	卓一凡編著	110元
(70)縱橫交涉術	嚴思圖編著	90元
(71)如何培養妳的魅力	劉文珊編著	90元
(72)魅力的力量	姜倩怡編著	90元
(73)金錢心理學	多湖輝著	100元
(74)語言的圈套	多湖輝著	110元
(75)個性膽怯者的成功術	廖松濤編譯	100元
(76)人性的光輝	文可式編著	90元
(78)驚人的速讀術	鐘文訓編譯	90元
(79)培養靈敏頭腦秘訣	廖玉山編著	90元
(80)夜晚心理術	鄭秀美編譯	80元
(81)如何做個成熟的女性	李玉瓊編著	80元
(82)現代女性成功術	劉文珊編著	90元
(83)成功說話技巧	梁惠珠編譯	100元
(84)人生的真諦	鐘文訓編譯	100元
(85)妳是人見人愛的女孩	廖松濤編著	120元
(87)指尖・頭腦體操	蕭京凌編譯	90元
(88)電話應對禮儀	蕭京凌編著	120元
(89)自我表現的威力	廖松濤編譯	100元
(90)名人名語啟示錄	喬家楓編著	100元
(91)男與女的哲思	程鐘梅編譯	110元
(92)靈思慧語	牧　風著	110元

⑨③心靈夜語	牧　風著	100元
⑨④激盪腦力訓練	廖松濤編譯	100元
⑨⑤三分鐘頭腦活性法	廖玉山編譯	110元
⑨⑥星期一的智慧	廖玉山編譯	100元
⑨⑦溝通說服術	賴文琇編譯	100元
⑨⑧超速讀超記憶法	廖松濤編譯	120元

・健康與美容・電腦編號 04

①B型肝炎預防與治療	曾慧琪譯	130元
③媚酒傳（中國王朝秘酒）	陸明主編	120元
④藥酒與健康果菜汁	成玉主編	150元
⑤中國回春健康術	蔡一藩著	100元
⑥奇蹟的斷食療法	蘇燕謀譯	110元
⑧健美食物法	陳炳崑譯	120元
⑨驚異的漢方療法	唐龍編著	90元
⑩不老強精食	唐龍編著	100元
⑪經脈美容法	月乃桂子著	90元
⑫五分鐘跳繩健身法	蘇明達譯	100元
⑬睡眠健康法	王家成譯	80元
⑭你就是名醫	張芳明譯	90元
⑮如何保護你的眼睛	蘇燕謀譯	70元
⑯自我指壓術	今井義睛著	120元
⑰室內身體鍛鍊法	陳炳崑譯	100元
⑲釋迦長壽健康法	譚繼山譯	90元
⑳腳部按摩健康法	譚繼山譯	120元
㉑自律健康法	蘇明達譯	90元
㉓身心保健座右銘	張仁福著	160元
㉔腦中風家庭看護與運動治療	林振輝譯	100元
㉕秘傳醫學人相術	成玉主編	120元
㉖導引術入門⑴治療慢性病	成玉主編	110元
㉗導引術入門⑵健康・美容	成玉主編	110元
㉘導引術入門⑶身心健康法	成玉主編	110元
㉙妙用靈藥・蘆薈	李常傳譯	150元
㉚萬病回春百科	吳通華著	150元
㉛初次懷孕的10個月	成玉編譯	130元
㉜中國秘傳氣功治百病	陳炳崑編譯	130元
㉞仙人成仙術	陸明編譯	100元
㉟仙人長生不老學	陸明編譯	100元
㊱釋迦秘傳米粒刺激法	鐘文訓譯	120元
㊲痔・治療與預防	陸明編譯	130元

㊳自我防身絕技	陳炳崑編譯	120元
㊴運動不足時疲勞消除法	廖松濤譯	110元
㊵三溫暖健康法	鐘文訓編譯	90元
㊷維他命C新效果	鐘文訓譯	90元
㊸維他命與健康	鐘文訓譯	150元
㊺森林浴—綠的健康法	劉華亭編譯	80元
㊼導引術入門(4)酒浴健康法	成玉主編	90元
㊽導引術入門(5)不老回春法	成玉主編	90元
㊾山白竹（劍竹）健康法	鐘文訓譯	90元
㊿解救你的心臟	鐘文訓編譯	100元
51牙齒保健法	廖玉山譯	90元
52超人氣功法	陸明編譯	110元
53超能力秘密開發法	廖松濤譯	80元
54借力的奇蹟(1)	力拔山著	100元
55借力的奇蹟(2)	力拔山著	100元
56五分鐘小睡健康法	呂添發撰	120元
57禿髮、白髮預防與治療	陳炳崑撰	120元
58吃出健康藥膳	劉大器著	100元
59艾草健康法	張汝明編譯	90元
60一分鐘健康診斷	蕭京凌編譯	90元
61念術入門	黃静香編譯	90元
62念術健康法	黃静香編譯	90元
63健身回春法	梁惠珠編譯	100元
64姿勢養生法	黃秀娟編譯	90元
65仙人瞑想法	鐘文訓譯	120元
66人蔘的神效	林慶旺譯	100元
67奇穴治百病	吳通華著	120元
68中國傳統健康法	靳海東著	100元
69下半身減肥法	納他夏・史達賓著	110元
70使妳的肌膚更亮麗	楊　皓編譯	100元
71酵素健康法	楊　皓編譯	120元
73腰痛預防與治療	五味雅吉著	100元
74如何預防心臟病・腦中風	譚定長等著	100元
75少女的生理秘密	蕭京凌譯	120元
76頭部按摩與針灸	楊鴻儒譯	100元
77雙極療術入門	林聖道著	100元
78氣功自療法	梁景蓮著	120元
79大蒜健康法	李玉瓊編譯	100元
80紅蘿蔔汁斷食療法	李玉瓊譯	120元
81健胸美容秘訣	黃靜香譯	100元
82鍺奇蹟療效	林宏儒譯	120元

⑧③三分鐘健身運動 廖玉山譯 120元
⑧④尿療法的奇蹟 廖玉山譯 120元
⑧⑤神奇的聚積療法 廖玉山譯 120元
⑧⑥預防運動傷害伸展體操 楊鴻儒編譯 120元
⑧⑦糖尿病預防與治療 石莉涓譯 150元
⑧⑧五日就能改變你 柯素娥譯 110元
⑧⑨三分鐘氣功健康法 陳美華譯 120元
⑨⓪痛風劇痛消除法 余昇凌譯 120元
⑨①道家氣功術 早島正雄著 130元
⑨②氣功減肥術 早島正雄著 120元
⑨③超能力氣功法 柯素娥譯 130元
⑨④氣的瞑想法 早島正雄著 120元

・家 庭 ／ 生 活・電腦編號 05

①單身女郎生活經驗談 廖玉山編著 100元
②血型・人際關係 黃靜編著 120元
③血型・妻子 黃靜編著 110元
④血型・丈夫 廖玉山編譯 130元
⑤血型・升學考試 沈永嘉編譯 120元
⑥血型・臉型・愛情 鐘文訓編譯 120元
⑦現代社交須知 廖松濤編譯 100元
⑧簡易家庭按摩 鐘文訓編譯 150元
⑨圖解家庭看護 廖玉山編譯 120元
⑩生男育女隨心所欲 岡正基編著 120元
⑪家庭急救治療法 鐘文訓編著 100元
⑫新孕婦體操 林曉鐘譯 120元
⑬從食物改變個性 廖玉山編譯 100元
⑭藥草的自然療法 東城百合子著 200元
⑮糙米菜食與健康料理 東城百合子著 180元
⑯現代人的婚姻危機 黃 靜編著 90元
⑰親子遊戲 0歲 林慶旺編譯 100元
⑱親子遊戲 1～2歲 林慶旺編譯 110元
⑲親子遊戲 3歲 林慶旺編譯 100元
⑳女性醫學新知 林曉鐘編譯 130元
㉑媽媽與嬰兒 張汝明編譯 150元
㉒生活智慧百科 黃 靜編譯 100元
㉓手相・健康・你 林曉鐘編譯 120元
㉔菜食與健康 張汝明編譯 110元
㉕家庭素食料理 陳東達著 140元
㉖性能力活用秘法 米開・尼里著 150元

㉗兩性之間	林慶旺編譯	120元
㉘性感經穴健康法	蕭京凌編譯	110元
㉙幼兒推拿健康法	蕭京凌編譯	100元
㉚談中國料理	丁秀山編著	100元
㉛舌技入門	增田豐 著	130元
㉜預防癌症的飲食法	黃靜香編譯	150元
㉝性與健康寶典	黃靜香編譯	180元
㉞正確避孕法	蕭京凌編譯	130元
㉟吃的更漂亮美容食譜	楊萬里著	120元
㊱圖解交際舞速成	鐘文訓編譯	150元
㊲觀相導引術	沈永嘉譯	130元
㊳初為人母12個月	陳義譯	130元
㊴圖解麻將入門	顧安行編譯	130元
㊵麻將必勝秘訣	石利夫編譯	130元
㊶女性一生與漢方	蕭京凌編譯	100元
㊷家電的使用與修護	鐘文訓編譯	130元
㊸錯誤的家庭醫療法	鐘文訓編譯	100元
㊹簡易防身術	陳慧珍編譯	130元
㊺茶健康法	鐘文訓編譯	130元
㊻雞尾酒大全	劉雪卿譯	180元
㊼生活的藝術	沈永嘉編著	120元
㊽雜草雜果健康法	沈永嘉編著	120元
㊾如何選擇理想妻子	荒谷慈著	110元
㊿如何選擇理想丈夫	荒谷慈著	110元
51中國食與性的智慧	根本光人著	150元
52開運法話	陳宏男譯	100元
53禪語經典＜上＞	平田精耕著	150元
54禪語經典＜下＞	平田精耕著	150元
55手掌按摩健康法	鐘文訓譯	150元
56腳底按摩健康法	鐘文訓譯	150元
57仙道運氣健身法	高藤聰一郎著	150元
58健心、健體呼吸法	蕭京凌譯	120元
59自彊術入門	蕭京凌譯	120元
60指技入門	增田豐著	130元
61下半身鍛鍊法	增田豐著	180元
62表象式學舞法	黃靜香編譯	180元
63圖解家庭瑜伽	鐘文訓譯	130元
64食物治療寶典	黃靜香編譯	130元
65智障兒保育入門	楊鴻儒譯	130元
66自閉兒童指導入門	楊鴻儒譯	150元
67乳癌發現與治療	黃靜香譯	130元

㊳盆栽培養與欣賞	廖啟新編譯	150元
㊴世界手語入門	蕭京凌編譯	150元
⑰賽馬必勝法	李錦雀編譯	200元
⑰中藥健康粥	蕭京凌編譯	120元
⑰健康食品指南	劉文珊編譯	130元
⑰健康長壽飲食法	鐘文訓編譯	150元
⑰夜生活規則	增田豐著	120元
⑰自製家庭食品	鐘文訓編譯	200元
⑰仙道帝王招財術	廖玉山譯	130元
⑰「氣」的蓄財術	劉名揚譯	130元
⑰佛教健康法入門	劉名揚譯	130元
⑰男女健康醫學	郭汝蘭譯	150元
⑱成功的果樹培育法	張煌編譯	130元
⑱實用家庭菜園	孔翔儀編譯	130元
⑱氣與中國飲食法	柯素娥編譯	130元
⑱世界生活趣譚	林其英著	160元
⑱胎教二八〇天	鄭淑美譯	180元
⑱酒自己動手釀	柯素娥編著	160元
⑱自己動「手」健康法	手嶋舁著	150元

·命理與預言·電腦編號06

①星座算命術	張文志譯	120元
③圖解命運學	陸明編著	100元
④中國秘傳面相術	陳炳崑編著	110元
⑤輪迴法則（生命轉生的秘密）	五島勉著	80元
⑥命名彙典	水雲居士編著	100元
⑦簡明紫微斗術命運學	唐龍編著	130元
⑧住宅風水吉凶判斷法	琪輝編譯	120元
⑨鬼谷算命秘術	鬼谷子著	150元
⑫簡明四柱推命學	李常傳編譯	150元
⑭十二支命相學	王家成譯	80元
⑮啟示錄中的世界末日	蘇燕謀編譯	80元
⑯簡明易占學	黃小娥著	100元
⑰指紋算命學	邱夢蕾譯	90元
⑱樸克牌占卜入門	王家成譯	100元
⑲A血型與十二生肖	鄒雲英編譯	90元
⑳B血型與十二生肖	鄒雲英編譯	90元
㉑O血型與十二生肖	鄒雲英編譯	100元
㉒AB血型與十二生肖	鄒雲英編譯	90元
㉓筆跡占卜學	周子敬著	120元

㉔神秘消失的人類	林達中譯	80元
㉕世界之謎與怪談	陳炳崑譯	80元
㉖符咒術入門	柳玉山人編	150元
㉗神奇的白符咒	柳玉山人編	160元
㉘神奇的紫符咒	柳玉山人編	120元
㉙秘咒魔法開運術	吳慧鈴編譯	180元
㉚中國式面相學入門	蕭京凌編著	90元
㉛改變命運的手相術	鐘文訓編著	120元
㉜黃帝手相占術	鮑黎明著	130元
㉝惡魔的咒法	杜美芳譯	150元
㉞脚相開運術	王瑞禎譯	130元
㉟面相開運術	許麗玲譯	150元
㊱房屋風水與運勢	邱震睿編譯	160元
㊲商店風水與運勢	邱震睿編譯	130元
㊳諸葛流天文遁甲	巫立華譯	150元
㊴聖帝五龍占術	廖玉山譯	180元
㊵萬能神算	張助馨編著	120元
㊶神秘的前世占卜	劉名揚譯	150元
㊷諸葛流奇門遁甲	巫立華譯	150元
㊸諸葛流四柱推命	巫立華譯	180元

•教養特輯•電腦編號07

①管教子女絕招	多湖輝著	70元
⑤如何教育幼兒	林振輝譯	80元
⑥看圖學英文	陳炳崑編著	90元
⑦關心孩子的眼睛	陸明編	70元
⑧如何生育優秀下一代	邱夢蕾編著	100元
⑨父母如何與子女相處	安紀芳編譯	80元
⑩現代育兒指南	劉華亭編譯	90元
⑫如何培養自立的下一代	黃静香編譯	80元
⑬使用雙手增強腦力	沈永嘉編譯	70元
⑭教養孩子的母親暗示法	多湖輝著	90元
⑮奇蹟教養法	鐘文訓編譯	90元
⑯慈父嚴母的時代	多湖輝著	90元
⑰如何發現問題兒童的才智	林慶旺譯	100元
⑱再見！夜尿症	黃静香編譯	90元
⑲育兒新智慧	黃静編譯	90元
⑳長子培育術	劉華亭編譯	80元
㉑親子運動遊戲	蕭京凌編譯	90元
㉒一分鐘刺激會話法	鐘文訓編著	90元

國立中央圖書館出版品預行編目資料

自己動「手」健康法／手嶋昇著；劉雪卿譯；
一初版，一臺北市；大展，民84
面；　公分，一（家庭／生活；86）
譯自；手のひら健康法
ISBN 957-557-522-9（平裝）

1. 按摩

413.92　　84005319

TE NO HIRA KENKOU HOU
©NOBORU TEJIMA 1993
Originally published in Japan in 1993 by Fumaido Publishing Co.,Ltd..
Chinese translation rights arranged through TOHAN CORPORATION,TOKYO
and KEIO Cultural Enterprise CO.,LTD

ISBN 957-557-522-9

自己動「手」健康法

原著者／手　嶋　昇
編譯者／劉　雪　卿
發行人／蔡　森　明
出版者／大展出版社有限公司
社　址／台北市北投區（石牌）
致遠一路二段12巷1號
電　話／(02) 8236031・8236033
傳　眞／(02) 8272069
郵政劃撥／0166955－1
登記證／局版臺業字第2171號
承印者／高星企業有限公司
裝　訂／日新裝訂所
排版者／千賓電腦打字有限公司
電　話／（02）8836052
初　版／1995年（民84年）7月
定　價／160元

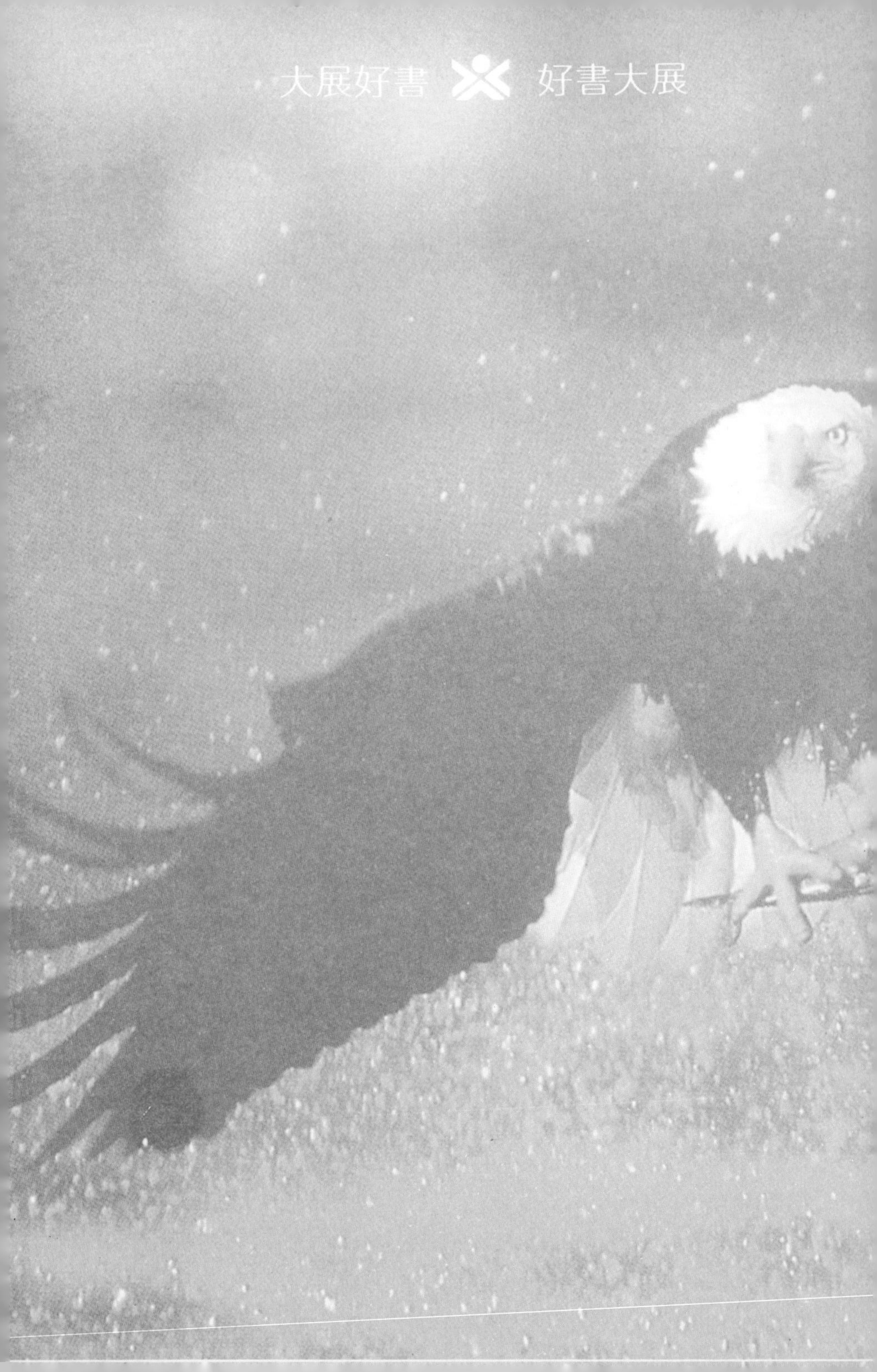
大展好書 好書大展

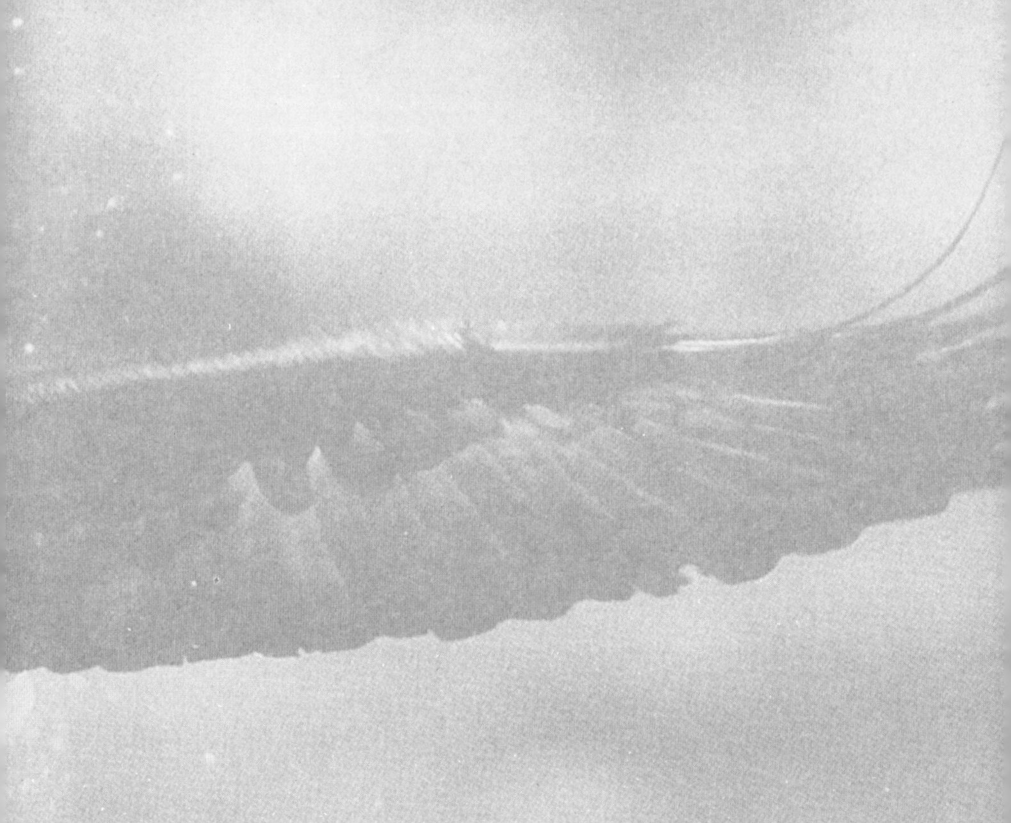